"101计划"核心教材
基础医学领域

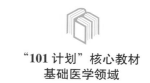

"人体形态与功能"课程群

呼 吸 系 统

主　编　罗自强　胡清华

副 主 编　韩安家　田新霞　向　阳

编　委　（按姓名汉语拼音排序）

陈　旦（中南大学）	唐可京（中山大学）
方　璇（北京大学）	田新霞（北京大学）
付　毅（北京大学）	王　华（北京大学）
韩安家（中山大学）	王瑾瑜（北京大学）
韩　仰（中南大学）	魏潇凡（北京大学）
贺　明（上海交通大学）	吴鹏飞（华中科技大学）
胡清华（华中科技大学）	向若兰（北京大学）
蒋莉莉（四川大学）	向　阳（中南大学）
李　媛（复旦大学）	徐国恒（北京大学）
刘　琼（复旦大学）	杨宝学（北京大学）
刘　杨（北京大学）	杨素荣（复旦大学）
罗自强（中南大学）	袁东志（四川大学）
毛一卿（北京大学）	朱莉萍（华中科技大学）
裴　斐（北京大学）	朱　翔（北京大学）

编写秘书　韩　仰

北京大学医学出版社

图书在版编目（CIP）数据

呼吸系统 / 罗自强，胡清华主编. -- 北京 ：北京
大学医学出版社，2024. 7. -- ISBN 978-7-5659-3214-4

Ⅰ．R322.3

中国国家版本馆 CIP 数据核字第 20243LX051 号

呼吸系统

主　　编：罗自强　胡清华

出版发行：北京大学医学出版社

地　　址：（100191）北京市海淀区学院路 38 号　北京大学医学部院内

电　　话：发行部 010-82802230；图书邮购 010-82802495

网　　址：http：//www.pumpress.com.cn

E-mail：booksale@bjmu.edu.cn

印　　刷：北京信彩瑞禾印刷厂

经　　销：新华书店

责任编辑：郭　颖　　责任校对：靳新强　　责任印制：李　啸

开　　本：889 mm×1194 mm　1/16　印张：16.25　字数：468 千字

版　　次：2024 年 7 月第 1 版　2024 年 7 月第 1 次印刷

书　　号：ISBN 978-7-5659-3214-4

定　　价：68.00 元

内容提要

本书是根据教育部基础医学"101计划"核心教材建设要求编写的关于呼吸系统的器官系统整合教材。全书按照从结构到功能、从正常到疾病、从病理病生到药物治疗原理的逻辑主线，涵盖人体解剖学、组织胚胎学、医学生理学、病理生理学、病理学、药理学中呼吸系统相关的知识内容，主要包括呼吸系统的大体结构和显微形态、呼吸系统的发生、呼吸系统的生理功能、呼吸系统疾病的病理生理过程、呼吸系统疾病的病理变化以及呼吸系统疾病的药物治疗原理。本书主要面向基础医学类专业及临床医学类专业的医学生，为他们进入后续课程学习和未来从事医学研究与临床实践打下坚实的基础。

序

基础医学是一门研究人体生命现象和疾病规律的科学，是连接生命科学与临床医学、预防医学的桥梁。回望历史，现代医学的产生和发展都基于基础医学的重大发现，基础医学可谓现代医学的基石。

进入 20 世纪以来，生命科学取得了突飞猛进的发展。随着 DNA 双螺旋结构的发现、分子生物学的诞生以及人类基因组计划的完成，基础医学需要采用生命科学在分子层面的研究成果来探索疾病的发生机制并应用到诊断、治疗和预防中来，可以说基础医学的内涵和研究手段发生了重大变革。然而，基础医学人才的培养却未能同步跟上，面临诸多挑战，例如生命科学基础薄弱、与临床需求脱节、缺乏跨学科意识、原创性不足等。

我们期望培养的基础医学人才是科研的领跑者而非跟随者；他们应能实现从无到有的突破，而不仅仅是从有到多的积累；他们不仅能站稳在学科的高原，还应具备攀登学科高峰的潜力；他们不仅需要具备科学精神和创新能力，还要富有人文情怀。

教育部推出的基础学科拔尖学生培养计划 2.0 和基础学科系列"101 计划"正是为培养此类拔尖创新人才设计的中国方案。基础医学"101 计划"围绕"拔尖、创新、卓越"，致力于加强基础医学与临床医学、预防医学、医学人文及理学、工学和信息学等学科的交叉融合，提出"基础医学 + X"跨学科融合课程体系。

基础医学"101 计划"的核心教材是基于上述课程体系编撰的配套教材。这套教材的编写力求契合高标准人才培养目标，强调加强生命科学基础与临床的紧密结合，突出学科交叉。教材把原基础医学十三门以学科为基础的教材整合为医学分子细胞遗传基础、医学病原与免疫基础、人体形态与功能三个跨学科的教材群，并首次将理学、工学、信息学纳入基础医学专业学生的培养方案中，引发学生对重大医学问题及前沿科技的兴趣和创新志向。此外，这套教材还力争跳出传统医学教材的窠臼，努力把"教材"转变为学生自主学习的"学材"。

我期盼这套教材能受到大家的欢迎和喜爱，并在实践中不断修改完善，最后成为经典，为我国基础医学拔尖人才培养做出应有的贡献。

2024 年 7 月

出版说明

　　基础医学作为连接基础研究与临床应用的桥梁，被视为医学发展的创新基石、医学变革的动力之源。基础医学史上的每一次重大发现都推动了医学发展的变革和突破。而从医学发展趋势和国家对人才培养的战略需求出发去探索，又要打破基础医学的边界，把它作为推动新趋势、新理论、新技术、新方法的形成和发展的强劲动力，打牢系统医学、转化医学、精准医学发展的根基。基础医学在医学创新中处于重要的枢纽地位，它向上承接临床、护理和预防的基本需求，并通过整合多学科理论、技术、方法来实现医学进一步的创新和发展。与此同时，医学模式一直伴随社会和科技的发展，不断演变和革新，从神道医学到"医学+X"、交叉医学模式的演变过程中，医生的职能也在发生着改变，从以治病为主逐渐变为全面的健康管理。此外，现代医学也正面临一系列挑战。受人口老龄化和人口迁移的影响，疾病谱正在发生显著变化。同时，互联网时代的信息爆炸和快速的知识更新，加上 ChatGPT 等人工智能技术的出现，正在改变学生获取知识和学习的方式。随着诊断和治疗技术的不断进步，人的寿命得以延长。在这一背景下，如何提升生存质量成为重要任务。与此同时，人们对医疗的期望值也不断提高，越来越多的人希望能够在生命的各个阶段获得全面的健康保障。

　　综上所述，当今社会发展和民众需求都对医学提出了更高的要求。医学的任务不再仅限于疾病诊疗，而是要综合疾病发生前的"预防"及疾病发生后的"治疗"和"康养"，为人们提供"生命全周期，健康全过程"的医疗服务。时代发展对医学专业人才培养提出了更高的要求。未来的基础医学人才不能再满足于记忆知识、理解知识，而是要更好地利用知识，甚至创造知识，主动探索前沿，推动学科交叉和学术创新。在沿袭上百年的医学课程体系中，由"学科"引领课程，诸如人体解剖学、生理学、组织胚胎学、病理生理学、病理解剖学和药理学等，学科割裂现象显著，课程之间界限分明。学生需要学习的课程门数多，学时长，并且由于不同课程由不同学科、学系管理，学生形成"科目"指导下的碎片化思维模式，比如解剖学以结构讲解为主，不甚关注功能，而生理学以功能阐述为主，不甚关注结构。学生通过一门课程的学习大概能窥探某一器官系统的某一方面，有如盲人摸象般单点看问题。具体到"某器官系统"的学习，学生需要从多门课程分别学习该器官系统相关的结构、功能、疾病或药物相关内容（图1），自己从思维上逐步"整合"，形成一体化认识。这种以学科为中心的课程体系显然已不能适应当今创新型医学人才培养的需求。

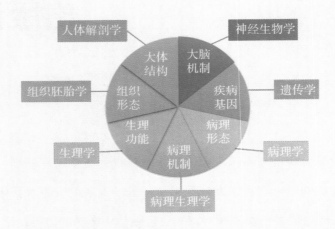

图 1   以学科为中心的课程模式

基于上述背景，基础医学拔尖人才培养课程体系打破了传统的以学科为主的模式，并依据各学科的特点进行整合与融合，构建了跨学科的融合课程体系。首次将理学、工学和信息学纳入其中，形成了五个融合课程群。"人体形态与功能"课程群将原先按照传统模式授课的生理学、神经生物学、人体解剖学、组织学与胚胎学、药理学、病理学和病理生理学 7 门课程，按照从结构到功能、从正常到异常的理念进行组织，形成总论、运动系统、神经系统、循环系统、呼吸系统、消化系统、内分泌系统、生殖系统和泌尿系统共 9 门核心融合课程。同样，从基因、分子和细胞水平将生物化学、细胞生物和医学遗传学整合为"医学分子细胞遗传基础"课程群；病原生物学与免疫学整合为"医学病原与免疫基础"课程群；并设立了与之相匹配的"基础医学核心实践与创新研究"课程群（图 2）。

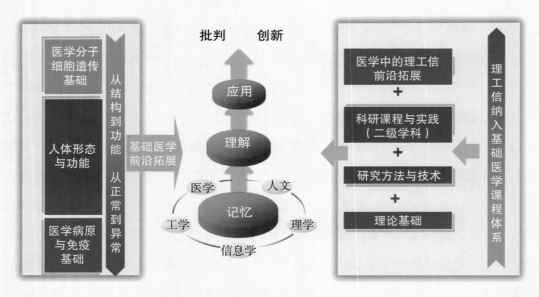

图 2   人体形态与功能、医学分子细胞遗传基础、医学病原与免疫基础、基础医学核心实践与创新研究及医学中的理工信五大课程群内容框架

"人体形态与功能""医学分子细胞遗传基础""医学病原与免疫基础"及"基础医学核心实践与创新研究"四大课程群构建了以学生为中心，以能力培养为导向，包括理论教学、实验教学、标本实习和基于问题学习（PBL）的小班讨论的多元课程模块，从知识、技能和素养多个层面提升学生的自主学习和终身学习能力（图3）。

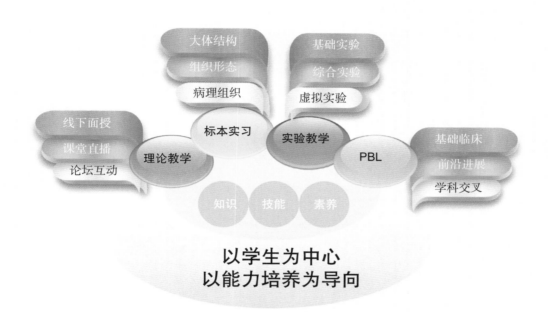

图3　以学生为中心、以能力培养为导向的多元课程模块

　　"医学中的理工信"课程群整合生物技术、生物统计、生物物理、生物信息和仪器分析等课程，包括基于理工信的人体系统仿真与功能检测及基于理工信的医学数据采集与分析等内容，将基础医学与理学、工学和信息学，从理论到应用，从实践到创新进行交叉融合。

　　由北京大学牵头，成立了以韩启德院士为编审委员会名誉主任委员，以乔杰院士为主任委员，北京大学、复旦大学、上海交通大学、华中科技大学、中山大学、四川大学、浙江大学、中南大学、南方医科大学、西安交通大学和南京医科大学11所获批教育部基础医学拔尖学生培养计划2.0基地的高校专家依据建设目标组建的编写团队，按照上述五个课程群编写出版了14部教材。

　　教材编写立足国际前沿，以培养未来能够引领我国医药卫生事业和高等医学教育事业发展的拔尖人才为目标，充分体现交叉融合。各章节的导学目标分为基本目标和发展目标，体现本科阶段人才培养目标，以及与下一培养阶段衔接所需达到的要求，兼具知识、技能、思维培养和价值观引领。正文前以案例引入，自然融入基础知识点，探索医学问题背后的基础科学原理，既体现了基础医学和疾病的关联，又能启发学生自主思考，提升学习兴趣，同时培养其转化医学思维和解决医学难题的能力。正文围绕基本概念、核心知识点和基础理论等展开，结构主线清晰，其中穿插"知识框"并以数字资源方式，融入前沿进展与学科发展趋势、先进技术和重大科研成果等，体现教材内容的先进性以及价值观引领和情感塑造。此外，在相关知识点处设置"小测试"模块，考查学生对知识点的理解和应用，启发思考，同时促进学生的自我评价。正文最后以简短的小结形式进行整体概括，高度凝练，升华理解，拔高思维水平。章节末尾的"整合思考题"结合疾病或研究等不同情境，考查学生综合分析和应用实践等高阶能力，同时在题目中融入前沿进展和价值引领等内容。

　　系列教材将依据课程群内容，着力于立德树人，突出融合，加强创新，打造一流的课程和教材。

主编简介

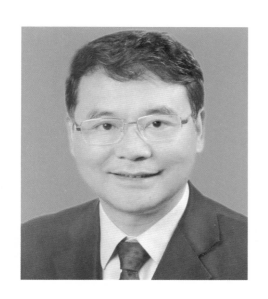

　　罗自强，中南大学基础医学院教授，博士生导师，教育部课程思政教学名师。现任中国生理学会副监事长，教育部高等学校基础医学类教学指导委员会委员，教育部本科教育教学审核评估专家，教育部临床医学专业认证专家，国际生理科学联合会（IUPS）教育工作委员会委员，亚大地区生理学会联合会（FAOPS）教育工作委员会委员。曾任中国生理学会副理事长、中国生理学会教育工作委员会主任委员和中国生理学会呼吸生理专业委员会主任委员。

　　承担生理学课程本科教学近 40 年，"生理学"国家级精品课程、精品资源共享课、精品视频公开课、国家级精品在线开放课程、线上线下混合式一流课程负责人。主要从事急性肺损伤防治及肺纤维化发生机制的研究，先后主持国家自然科学基金项目 9 项。主编《生理学》（第 10 版）、《麻醉生理学》（第 3 版、第 4 版）等国家级规划教材 4 部。获国家级教学成果奖二等奖 2 项，省级教学成果奖一等奖 2 项。获霍英东教育基金会高等院校青年教师奖和宝钢优秀教师奖。

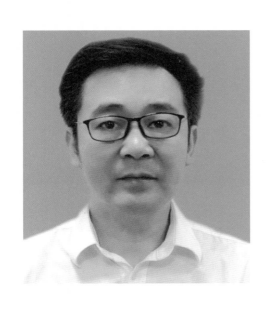

　　胡清华，华中科技大学特聘教授、二级教授，病理生理学系主任，国家卫生健康委员会呼吸系统疾病重点实验室副主任，中国病理生理学会常务理事，中国病理生理学会缺氧和呼吸专业委员会主任委员，中国病理生理学会受体专业委员会副主任委员，武汉病理生理学会理事长，担任《中国病理生理杂志》常务编委，华中科技大学医学整合课程——呼吸系统整合教学团队 PI。

　　从事基础医学教学和科研工作 30 余年。主要从事呼吸与循环系统疾病基础与转化研究，研究成果发表在 *The Lancet*，*Circulation*，*Circulation Research* 等期刊。主持国家自然科学基金重点、重点专项、国际合作等多项研究。

前　言

　　基础医学是研究人的生命和疾病现象的本质及其规律的自然科学，是临床医学乃至整个现代医学发展的源泉。教育部启动的"101计划"的重点任务是推进"四个一流"建设，也就是一流核心课程、一流核心教材、一流核心教师团队、一流核心实践项目的建设。2023年7月12日，教育部基础医学"101计划"核心教材主编人会议在北京举行，正式启动核心教材和核心课程建设工作。《呼吸系统》是"人体形态与功能"课程群核心教材的重要组成。

　　本教材是以器官系统为核心整合的教材，遵循"101计划"建设一批反映国际学术前沿、具有中国特色的一流核心教材的任务要求和"新医科"对"医学+X"多学科背景的复合型拔尖创新人才的需求，以及"基础医学+X"学科交叉融合的编写思路。本教材的编者均为来自教育部基础医学拔尖人才培养计划2.0基地高校的人体解剖学、组织胚胎学、医学生理学、病理生理学、病理学、药理学专业资深教师及相关临床专家。

　　本教材编写按照从结构到功能、从正常到疾病、从病理病生到药物治疗原理的逻辑主线，并力求做到"五个注重"：注重各学科呼吸系统知识的有机整合，将分散在不同基础医学学科中的相关知识相互联结，强化对综合应用知识解决复杂问题能力的培养；注重医理工信多学科适度交叉融合，以理化公式定律的应用强化理科思维，以设备发明引导将原理转化为产品的意识，以生物信息技术的应用增强对信息技术的认知；注重以临床案例激发兴趣、引导思考，在章或节的开篇采用临床案例导入，以异常变化强化对正常结构和功能的认识，以临床症状和体征引导学生应用所学知识解释、解决临床问题；注重将科学思维与创新精神的培养贯穿始终，以科学史案例启迪科学思维，以前沿评述拓展学生的学术视野，以呼吸系统常见疾病动物模型的构建与评价，加强科研方法的培养；注重价值塑造、能力培养、知识传授"三位一体"，注意展现教材内容中的德育元素，强化新时代高素质拔尖创新人才的培养。

　　本教材还通过框和二维码的形式为读者提供了丰富多样的拓展学习资源，展现中国科学家的卓越贡献，还原重大科学发现的创新思维过程，评述呼吸系统基础医学研究热点，拓展呼吸系统疾病诊治的新技术、新方法，简介呼吸系统常见疾病的动物模型构建，进行临床案例和整合思考题的解析等，以拓展学生的知识边界和国际视野，引发学生对尖端前沿科技的兴趣，培养学生攀登医学高峰的责任与担当精神。

　　感谢北京大学基础医学院同行提供了宝贵的前期工作基础和成果，感谢参与本次编写工作的全体编委的大力支持和通力合作。在编写过程中，各位编委集思广益、取长补短，体现了我国医学教育工作者的敬业精神和严谨治学的优良学风，也保证了教材编写工作的高质量完成。此外，还要感谢韩仰老师为本书的编写承担了大量的编务秘书工作，付出了辛勤的劳动。正是通过编写委员会全体同仁的不懈努力，本教材的编写才得以顺利完成，如期付梓。

尽管在本书的编写过程中，编者们已尽到最大的努力，但错漏和瑕疵仍在所难免，恳请广大师生和读者不吝批评指正！

罗自强　胡清华

2024 年 5 月

目　录

第一章 绪 论

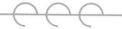导学目标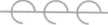

通过本章内容的学习，学生应能够：

※ **基本目标**

1. 说出呼吸的概念、呼吸的基本过程及呼吸的意义。
2. 列举呼吸系统常见急性和慢性疾病对人类健康的危害。

※ **发展目标**

列举呼吸系统与疾病研究的热点领域，举例说明基础医学发展对呼吸医学的促进作用。

呼吸系统的主要功能是为机体新陈代谢提供所需要的 O_2 和排出新陈代谢过程中所产生的 CO_2，是机体维持正常新陈代谢和生命活动所必需的基本功能之一。呼吸一旦停止，生命便将终止。呼吸系统疾病是危害我国人民健康的常见疾病，多呈慢性病程，肺功能逐渐损害，最终使患者致残甚至危及生命，严重损害人类健康和社会经济发展。全面掌握呼吸系统的解剖大体结构、组织微细结构、胚胎发生、生理功能以及疾病的病理生理学机制、病理学变化特点和药物治疗的原理，是深刻理解呼吸系统疾病的临床诊断和防治原则、未来开展呼吸系统疾病研究和造福人类健康的坚实基础。

一、呼吸的概念和意义

（一）呼吸的概念

机体与外界环境之间的气体交换过程称为呼吸（respiration）。人体所处外界环境为空气，空气中的主要成分为 N_2（78.08%）、O_2（20.95%）、CO_2（0.03%）。在细胞的生物氧化代谢过程中，要不断地消耗 O_2，并产生 CO_2，而其他气体成分含量并不发生明显变化。因此，医学中所谓气体交换通常是指与细胞代谢直接相关的 O_2 和 CO_2 的交换。

生命起源于海洋。单细胞生物及一些小型动物（如原生动物等）通过细胞或体表直接与水环境进行气体交换。随着动物进化，呼吸逐渐由体表转移入体内，形成了能够进行气体交换的呼吸器官。水生动物除了利用皮肤与水环境进行气体交换实现呼吸外，还逐渐形成特殊的呼吸器官——鳃。随着动物登陆，出现了可适应呼吸空气的器官——肺。鱼类和两栖动物的幼体以鳃作为主要呼吸器官，而从两栖动物成体开始改以肺呼吸为主，并利用皮肤作为辅助呼吸器官。哺乳动物的呼吸道及肺发育更完善，不仅有广阔的气体交换面积，还有精细的通气活动结构，使其更能适应空气呼吸。由于动物机体的绝大多数细胞并不能直接与外界环境进行气体交换，因此在体内呼吸系统必须依赖血液循环的协同配合才能完成气体交换功能。

在人类等高等动物体内，呼吸过程十分复杂，由肺通气、肺换气、气体运输、组织换气和细胞内的氧化代谢等多个环节组成。肺与外界环境之间的气体交换过程称为肺通气（pulmonary ventilation）。肺泡与肺毛细血管血液之间的气体交换过程称为肺换气（gas exchange in lung）。由循环血液将 O_2 从肺运输到组织以及将 CO_2 从组织运输到肺的过程称为气体运输（transport of gas）。组织毛细血管血液与组织、细胞之间的气体交换过程称为组织换气（gas exchange in tissue）。细胞的生物氧化（biological oxidation）通常是指糖等营养物质在细胞内氧化分解生成 CO_2 和 H_2O，并释放能量的过程。在生物氧化过程中，细胞要摄取 O_2 并释放 CO_2，故生物氧化又称为细胞呼吸（cellular respiration）。通常将肺通气和肺换气合称为外呼吸（external respiration），将组织换气和细胞呼吸合称为内呼吸（internal respiration）。因此，呼吸可分为外呼吸、气体运输和内呼吸 3 个相互联系的环节，其中，肺通气是整个呼吸过程的基础。当肺通气发生变化时，其他各个环节都会受到影响。而肺通气的动力来源于呼吸运动，即由呼吸肌收缩和舒张所引起的胸廓节律性的扩大和缩小。因此，狭义的呼吸通常仅指呼吸运动或肺通气（图 1-1）。

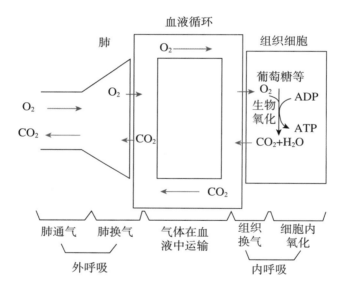

图 1-1 呼吸全过程示意图

（二）呼吸的意义

腺苷三磷酸（adenosine triphosphate，ATP）是生物体内最直接的能量来源。ATP 主要来源于生物体内线粒体呼吸链氧化磷酸化过程，O_2 是该过程的重要参与分子。为保证生物氧化的正常进行和细胞正常生命活动所需要的 ATP 供应，机体必须通过呼吸不断由外界摄取 O_2，也必须通过呼吸不断将 CO_2 排出体外。人体内贮存的 O_2 量非常有限，一个体重 70 kg 的人所贮备的 O_2 量仅约 1550 ml，在基础状态下，其耗 O_2 量约为 250 ml/min，即使将贮存的 O_2 全部释放出来供细胞利用，也只能维持大约 6 min 的机体生命活动。脑组织对缺氧最敏感，严重缺氧时脑是机体第一受累器官。因此，呼吸与生命息息相关，心肺复苏必须争分夺秒。此外，呼吸在维持机体酸碱平衡中也具有重要意义。同时，呼吸还参与体温调节。

二、呼吸系统概述

执行机体与环境之间气体交换的器官总称为呼吸系统（respiratory system）。随着动物的进化，尽管低等动物与高等动物的呼吸器官结构差异较大，但这些呼吸器官有着共同的特征：有较广阔的气体交换面积，表面湿润，从而提高了气体交换效率；有丰富的毛细血管，且血液中出现呼吸色素（respiratory pigment，如血红蛋白、血蓝蛋白、血绿蛋白、蚯蚓血红蛋白等），极大地提高了血液运输气体的能力。同时，循环系统也随之迅速发展，起到运输气体、促进气体交换的作用。人体呼吸系统由呼吸道（鼻、咽、喉、气管、支气管）和肺组成。呼吸系统的主要功能是进行气体交换，此外还有发音、嗅觉、神经内分泌、协助静脉回流入心和参与体内某些物质代谢等非呼吸功能。

值得指出的是，呼吸道的"咽"具有双重作用和属性。咽既作为食物通道而属于消化系统，也作为肺通气过程中气体进出肺的通道而属于呼吸系统。肺内既有呼吸部，也有导气部，其中，肺内的叶支气管、段支气管、小支气管、细支气管和终末细支气管主要起着气体通道作用，并不具有肺换气功能，组织学上称为肺的导气部（conductive portion）；而呼吸性细支气管、肺泡管、肺泡囊和肺泡才具有肺换气功能，组织学上称为肺的呼吸部（respiratory portion），是肺换气的结构基础。肺本身不具有主动的收缩和舒张功能，肺通气的动力来源于呼吸运动装置，即骨性胸廓和呼吸肌。尽管呼吸运动装置在解剖学上属于运动系统，而不属于呼吸系统，但仍是实现肺通气的解剖形态学基础，呼吸运动装置的活动控制着呼气、吸气的基本过程，也控制着呼吸运动的方式甚至咳嗽或打喷嚏等动作。鉴于此，由于肺通气动力来自呼吸运动装置，而且临床上通常也将呼吸运动装置视为呼吸系统的一部分，所以本书将其归为呼吸系统进行介绍。

为了实现和维持正常的呼吸功能，呼吸过程还受到精准的生理调控。呼吸节律的产生有赖于中枢神经系统中各级呼吸中枢的相互作用。各种化学性因素、机械性因素所引起的化学感受性呼吸反射、肺牵张反射、咳嗽反射及喷嚏反射是维持正常呼吸活动及呼吸道防御保护的重要机制。呼吸运动受大脑皮质的随意控制，以保证其他与呼吸相关的活动的完成，如讲话、唱歌、咳嗽和排便等。

此外，呼吸系统还具有非呼吸功能。例如，鼻有嗅觉功能，喉有发音功能，呼吸道有防御和保护功能，肺有滤过、代谢、内分泌、调节酸碱平衡及体温调节等功能。呼吸道对吸入的气体进行加温和加湿，可减少气体对气道的刺激；呼吸道还可通过咳嗽、黏液-纤毛转运系统、巨噬细胞吞噬、免疫防御等功能，将吸入的微生物、粉尘颗粒、异物等排出体外或在体内清除，使进入肺泡的气体几乎清洁无菌。肺还具有血液滤过功能，可将各器官形成的血栓截留在肺内，避免其进入体循环，造成心、脑、肾等重要器官的损伤。肺泡Ⅱ型上皮细胞可以通过合成、分泌肺表面活性物质，降低肺泡表面张力，减小吸气阻力，防止肺泡萎陷。血液流经肺循环时，可将血液中80%左右的血管紧张素Ⅰ转化为血管紧张素Ⅱ，后者有强烈的收缩血管功能，是维持血管紧张度的重要肽类激素；肺血管内皮细胞可释放前列环素（PGI_2）以及 NO、CO、H_2S 等气体信号分子，是循环血液中 PGI_2 的主要来源；呼吸系统还可通过调节 CO_2 的排出量参与机体酸碱平衡的调节。

三、呼吸系统疾病对人类健康的危害

呼吸系统是一个开放的系统，一个人每天要吸入 8000~12 000 L 的气体，故容易吸入细菌、病毒等致病微生物或有害理化物质而引起呼吸系统疾病。体循环的静脉血全部流经肺循环，由其他器官产生的炎症因子或肠道吸收的有害物质等均会首先进入肺，从而导致肺的急性或慢性损伤。因此，肺是机体中容易受到气源性和血源性损伤因子双重攻击的器官，这也使得呼吸系统疾病发病率高，且危害大。

急性呼吸窘迫综合征（acute respiratory distress syndrome，ARDS）是以进行性呼吸困难和难治性低氧血症为临床特征的急性呼吸衰竭综合征，为常见的呼吸急危重症，其发病率约为38.9/10万人，病死率高达40%~50%，有些报道甚至高达70%。ARDS的病因除原发于肺部的直接损伤因素（如肺部各种感染）外，还有继发于肺外的间接损伤因素（如脓毒症等引发ARDS）。2019年12月开始出现的新型冠状病毒感染（COVID-19）早期的重症患者中有17%~41.8%发生了ARDS。

慢性呼吸系统疾病（chronic respiratory disease，CRD）是指影响肺部和气管健康的一类疾病，包括慢性阻塞性肺疾病、哮喘、尘肺、间质性肺病和肺结节病等。2019年的研究数据显示，CRD是全球第三大死亡原因，仅次于心血管疾病和癌症，患病人数达4.5亿，导致近400万人死亡，其中，慢性阻塞性肺疾病（chronic obstructive pulmonary disease，COPD）是最主要的慢性呼吸系统疾病。COPD是一种常见的、以持续性气流受限为特征的疾病，与气道和肺对有毒颗粒或气体的慢性炎症反应增强有关，主要表现为慢性支气管炎及肺气肿，严重时将发展为肺心病、呼吸功能不全和呼吸衰竭。全球30岁以上人群COPD患病率为11.6%。《中国卫生健康统计年鉴（2022）》数据显示，2021年呼吸系统疾病（未包括肺癌、肺结核和肺源性心脏病）所引起的死亡居全国部分城市和农村死亡原因的第4位，其死亡率分别为54.49/10万和65.23/10万。支气管哮喘是一种常见的气道慢性疾病，主要特征包括气道慢性炎症、气道对多种刺激因素出现的高反应性以及可变的气流受限，随着病程延长，可导致气道结构改变，即气道重塑，临床表现为反复发作的喘息、气急，伴或不伴胸闷或咳嗽等症状。我国20岁及以上人群COPD和哮喘的患病率分别为8.6%和4.2%，患者总数分别高达9990万和4570万，造成严重的社会经济负担。

肺结核是严重危害人类健康的主要传染病之一。世界卫生组织发布的《2023年全球结核病报告》显示，2022年全球结核病估算发病率高达133/10万，估算发病患者达1060万例，约有130万患者死于结核病，是全球仅次于新型冠状病毒感染的第二大单一传染源死因。2022年我国结核病估算发病患者数为74.8万，估算发病率为52/10万，虽然低于2015年的65/10万，但结核病负担仍位列全球第三，距离终止结核病目标还有较大差距。

呼吸系统常见的肿瘤有肺癌、鼻咽癌、喉癌等。鼻咽癌是我国十大常见肿瘤之一，且与EB病毒关系密切。临床上，较多鼻咽癌患者就医的首发症状是出现颈部肿块，对肿块进行EB病毒检测对诊断鼻咽癌有很大的帮助。原发性支气管肺癌（简称肺癌）是全球最常见的恶性肿瘤之一，其发病率和死亡率均居全球各类恶性肿瘤之首。近年来，全球肺癌的发病率和死亡人数呈明显上升趋势。肺癌也是我国发病率和死亡率最高的恶性肿瘤。城市和农村居民肺癌死亡率分别为49.15/10万和45.14/10万。肺癌的发生与吸烟、空气污染、职业暴露（例如石棉、离子辐射）、遗传因素、慢性肺部疾病（例如慢性阻塞性肺疾病、肺间质纤维化）等因素有密切关系。肺癌起源于支气管黏膜上皮、腺体或肺泡上皮，有的来源于支气管黏膜内的嗜银细胞。

由于大气污染、吸烟、人口老龄化等因素，全球COPD、支气管哮喘、肺癌、肺间质纤维化以及肺部感染等疾病的发病率、死亡率均逐年上升。新发呼吸系统传染性疾病也在不断出现。2003年严重急性呼吸综合征（severe acute respiratory syndrome，SARS）疫情之后，我国又陆续出现H5N1、H1N1及H7N9禽流感和新型冠状病毒感染等疫情，使得呼吸系统疾病受到高度关注。在吸烟、大气污染、急性呼吸道传染病及更多的过敏原、理化因素的作用下，未来我国呼吸系统疾病流行状态与防治形势恐愈发严峻，对呼吸系统疾病的防治研究亟待加强。

四、呼吸系统与疾病的研究热点概述

肺是由40余种细胞构成的组织非常严密的功能系统。人类对肺细胞类型、功能以及细胞间的相互作用和分子机制等的认识尚不全面。近年来兴起的单细胞测序技术，通过对基因组、转录组及表观基因组水平进行测序分析，揭示了肺发育过程中的细胞群体差异和细胞发育谱系关系，帮助科学家鉴定出多种新型肺细胞，并全面描述其动态表型，对于更好地认识与肺部疾病发生、进展和治疗相关的细胞亚群和分子，具有重要的理论意义。

ARDS 病死率高达 40%~50%，是严重危害人类健康的全球性公共卫生问题，尤其是在 COVID-19 大流行及随后 ARDS 发病率的增加，使得 ARDS 发病机制及防治的研究一直是呼吸系统基础研究的活跃领域。肺损伤后的修复有赖于肺内各种肺干/祖细胞的增殖和分化。肺干/祖细胞在肺发育、再生中的作用和分子调控机制也是近年的研究热点领域之一。在肺损伤修复过程中，肺干/祖细胞的激活和局部微环境调控机制（包括不同细胞之间及细胞与基质的相互作用）远未阐明。采用肺干细胞治疗各种慢性肺部损伤性疾病将成为未来呼吸系统疾病防治研究的重要领域。

肺通过呼吸道与外部环境接触，其中藏匿着多种微生物，例如细菌、真菌和病毒等。正常情况下，人体的肺部微生物组与口腔微生物组、肠道微生物组相互作用，对维持内环境稳定以及肺部与肠道的生理平衡具有重要作用。肺部微生物可通过菌群紊乱、代谢产物、炎症反应、免疫反应等介导肺部损伤。随着微生物组测序技术的发展，肺部微生物组对 COPD 和肺癌发生发展的影响逐渐被大家认识，成为研究热点。肠道菌群及其产物是构成人体免疫系统的重要组成部分，肠道菌群紊乱以及肠源性内毒素的释放，均能直接或间接促进呼吸系统疾病的发生和发展。肠道菌群已被证实可导致慢性阻塞性肺疾病、哮喘加重以及急性肺损伤等。最近提出的肠-肺轴学说，有助于理解肠道菌群影响肺部免疫反应的机制，并为肺部疾病的预防和治疗提供新的靶点。

机体内各种细胞的生命活动都与物质代谢密切相关。研究发现，肺组织细胞的功能与糖酵解、脂质合成、磷酸戊糖途径、氨基酸代谢和氧化磷酸化等主要代谢途径息息相关，这些代谢发生改变可能与肺衰老和多种呼吸系统疾病有关。检测患者体液（包括血液、痰液、尿液、肺泡灌洗液等）中代谢产物的种类及水平，可以把握疾病发展的阶段及状态。随着对代谢网络、蛋白质和基因功能认识的不断完善和提高，代谢组学所提供的信息将有利于呼吸系统疾病发病机制的研究及疾病的早期诊断。

肺癌是全球最常见的恶性肿瘤，肺癌的发生主要与吸烟、空气污染、职业因素和遗传因素等密切相关，其机制涉及多个癌基因激活、抑癌基因失活、表观遗传学改变等多步骤过程。肺癌发生的分子机制、肺癌的筛查和早期诊断技术、肺癌的免疫治疗、肺癌分子靶向治疗靶点及相关靶向药物的研究是肺癌研究的热点领域。

小　结

　　呼吸系统课程是一门首先围绕人体呼吸系统的正常结构与功能，然后讲述常见疾病的病因、发病机制、病理与病理生理特点，将人体解剖学、组织胚胎学、生理学、病理学、病理生理学和药理学等相关知识进行深度融合的基础医学核心整合课程。机体与外界环境之间的气体交换过程称为呼吸。呼吸最基本的意义在于为机体代谢提供 O_2，并排出 CO_2。执行机体与环境之间气体交换的器官总称为呼吸系统，由呼吸道和肺组成，也包括呼吸运动装置。呼吸系统还具有非呼吸功能。呼吸系统疾病是严重危害人类健康的常见疾病。基础医学的进展对呼吸医学的发展具有重要的促进作用。

知识拓展：呼吸系统基础医学研究热点评述

（罗自强　田新霞　徐国恒）

第二章　呼吸系统的结构

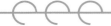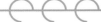

导学目标

通过本章内容的学习，学生应能够：

※ **基本目标**

1. 阐述呼吸系统的组成与基本功能。

2. 描述鼻旁窦的位置、开口，分析其功能及临床联系。

3. 描述喉软骨的形态、功能及软骨间的连结。

4. 分析喉肌的作用。

5. 描述气管的位置、形态结构特点，分析左、右主支气管的形态学区别及临床意义。

6. 总结肺的形态、位置和分叶。

7. 分析胸膜和肺的体表投影，理解其临床意义。

8. 概括纵隔的位置、分部，并了解其组成器官。

9. 概括呼吸系统主要器官的血液供应、神经支配及淋巴引流情况。

10. 阐述呼吸运动装置的组成，分析并理解呼吸运动过程。

11. 识别气管和主支气管的各层结构。

12. 归纳肺的各部分组织结构特点。

13. 总结肺泡两种上皮细胞的形态和功能差异。

14. 理解喉、气管和肺的发生。

※ **发展目标**

1. 综合环甲膜的位置和结构特点，分析结构与功能的逻辑关系及临床意义。

2. 根据喉的构造特点，分析喉的发音功能。

3. 根据胸膜的体表投影，分析肺部叩诊的临床意义。

4. 复述呼吸运动过程，分析呼吸肌损伤或胸腔疾病状态对呼吸运动的影响。

5. 分析肺各级结构损伤后的功能缺陷和临床表现。

6. 分析常见呼吸系统先天畸形的发病机制。

第一节　呼吸系统的解剖组成

案例 2-1

男，60 岁，因持续性咳嗽咳痰、咯血和左侧胸痛 3 个月余入院。3 个月前患者受凉后

Note

006

曾发热、头痛、咳嗽，自行服用抗生素后好转，但咳嗽持续不断，开始为干咳，后有少量痰液，并发现痰中带有血丝，近来咳嗽加剧，伴有左侧胸部疼痛、胸闷，低热，食欲缺乏，体重减轻。患者有长期吸烟史。查体：消瘦，体质虚弱，呼吸急促，T 37.9℃，P 90 次/分，左肺后下叶叩诊浊音，听诊该处呼吸音消失。患者双侧锁骨上均可触及大小不等的肿块，质硬，活动性差。肺部 CT 示左肺下叶可见一低密度影，支气管镜检查见左肺下叶支气管有一肿块，阻塞管腔。

案例 2-1 解析

问题：
1. 该患者最可能的诊断是什么？
2. 锁骨上触及的肿块最可能的性质和形成原因是什么？为何双侧均可触及肿块？

呼吸系统（respiratory system）由呼吸道和肺两部分组成。呼吸道包括鼻、咽、喉、气管和各级支气管。临床上通常将鼻、咽、喉称为上呼吸道，将气管和各级支气管称为下呼吸道。肺由肺实质（支气管和肺泡）以及肺间质（血管、淋巴管、淋巴结、神经和结缔组织等）组成。肺表面被覆有胸膜（图 2-1）。呼吸系统的主要功能是吸入氧，呼出二氧化碳，进行气体交换。同时，鼻又是嗅觉器官，喉还有发音功能，支气管与肺泡上皮内还存在内分泌细胞，使肺兼具内分泌功能。此外，呼吸系统还具有免疫防御、协助静脉血回流入心脏等功能。

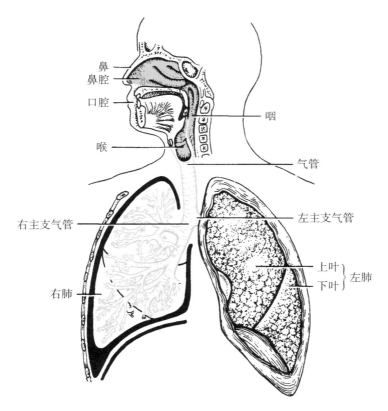

图 2-1　呼吸系统模式图

呼吸系统的气管、主支气管走行于纵隔内，肺表面和容纳肺的胸腔内表面均有胸膜覆盖，与呼吸系统关系密切。肺通气的动力来自由骨性胸廓和呼吸肌组成的呼吸运动装置，临床上通常也将呼吸运动装置视为呼吸系统的一部分。因此本节还将对纵隔、胸膜及呼吸运动装置进行介绍，为后续呼吸生理学习奠定结构基础。

一、呼吸器官

（一）鼻

鼻（nose）是呼吸道的起始部分，也是嗅觉器官，并辅助发音。分为外鼻、鼻腔和鼻旁窦三部分。

1. 外鼻　外鼻（external nose）位于面部中央，呈三棱锥体形，以鼻骨和鼻软骨为支架，被覆皮肤和少量结缔组织。

外鼻上部位于两眼之间的部分称为鼻根，向下延续成鼻背，末端突出部分称为鼻尖，鼻尖两侧向外下呈弧形隆突的部分称为鼻翼，当呼吸困难时，可见鼻翼翕动。从鼻翼向外下方到口角有鼻唇沟。

外鼻血供丰富，可由眼动脉、面动脉、上颌动脉等发出分支供血。外鼻的静脉与动脉伴行，向上可经内眦静脉、眼静脉回流海绵窦，向外经面深静脉、翼静脉丛回流海绵窦，向下经面静脉回流颈内静脉和颈外静脉（图2-2）。临床上将鼻根与两侧口角围成的三角区称为"危险三角"，该区静脉无静脉瓣，外鼻感染处理不当时可经面静脉、眼静脉或面深静脉、翼静脉丛至海绵窦，导致颅内感染。

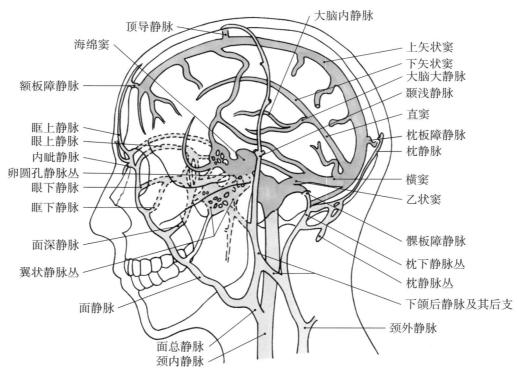

图 2-2　面部的静脉及其交通

2. 鼻腔　鼻腔（nasal cavity）以面颅中部骨和鼻软骨为基础，内面覆以黏膜和皮肤，被鼻中隔分为左、右两腔。每侧鼻腔向前通过鼻孔与外界相通，向后通过鼻后孔通鼻咽。鼻腔外侧壁靠近鼻孔处有一弧形隆起，称为鼻阈（limen nasi），将鼻腔分为前部的鼻前庭和后部的固有鼻腔（图2-3）。

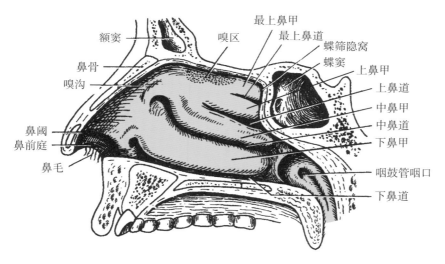

图 2-3 鼻腔外侧壁（右侧）

鼻前庭（nasal vestibule）是鼻腔前下方鼻翼内面较宽大的部分，前界为鼻孔，后界为鼻阈。鼻阈是皮肤与鼻黏膜的分界处。鼻前庭内衬皮肤，生有鼻毛，借以滤过、净化空气。

固有鼻腔（proper nasal cavity）是鼻腔的主要部分，常简称为鼻腔，每侧鼻腔有顶、底和内、外侧壁。鼻腔顶自前向后由鼻骨、额骨、筛骨筛板和蝶骨体下面构成，向上与颅前窝相邻，外伤造成筛板骨折时，脑脊液和血液可经鼻腔漏出。鼻腔底即口腔顶，即由上颌骨腭突和腭骨水平板形成的硬腭。

鼻中隔（nasal septum）由筛骨垂直板、犁骨和鼻中隔软骨构成，被覆黏膜（图 2-4）。鼻中隔通常略偏向一侧，并非完全居正中矢状位。

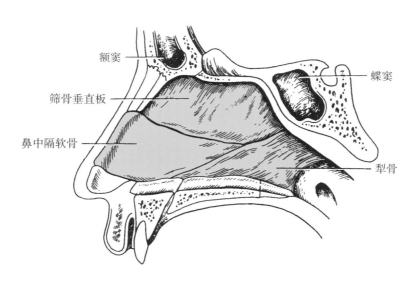

图 2-4 鼻中隔

鼻腔外侧壁的形态复杂，由泪骨、上颌骨、筛骨迷路、下鼻甲、腭骨垂直板、蝶骨翼突等被覆黏膜构成。自上而下有 3 个鼻甲突向鼻腔，分别称为上鼻甲（superior nasal concha）、中鼻甲（middle nasal concha）和下鼻甲（inferior nasal concha）。3 个鼻甲的下方各有一裂隙，分别称为上鼻道（superior nasal meatus）、中鼻道（middle nasal meatus）和下鼻道（inferior nasal meatus）。在上鼻甲后上方有时可有最上鼻甲（supreme nasal concha）和相应的最上鼻道（supreme nasal meatus）。各鼻甲与鼻中隔之间的腔隙称为总鼻道。上鼻甲或最上鼻甲后上方与蝶骨之间的凹陷称为蝶筛隐窝（sphenoethmoidal recess），其后壁有蝶窦开口。中鼻道中部有一弧形裂隙称为半月裂孔（semilunar hiatus），半月裂孔上为上颌窦开口，其前份有筛漏斗（ethmoidal infundibulum）通额窦。下鼻道前份有鼻泪管开口（图 2-3，图 2-5）。

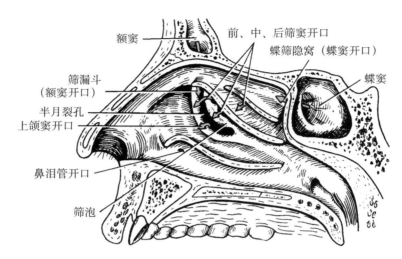

图 2-5　鼻腔外侧壁（右侧，切除鼻甲示鼻道）

　　鼻黏膜按其生理功能分为呼吸区和嗅区。嗅区包括上鼻甲内侧面、与上鼻甲相对应的鼻中隔部分及二者上方鼻腔顶部的鼻黏膜，内含嗅细胞，能感受嗅觉刺激，嗅细胞的中枢突构成嗅神经，穿筛板筛孔入颅与嗅球相接，传递嗅觉。呼吸区即除嗅区以外的鼻黏膜，范围较大，与各鼻旁窦的黏膜相延续，对吸入的空气有加温、湿润和净化作用。

　　营养鼻腔的动脉主要来自眼动脉和上颌动脉的分支。眼动脉发出筛前动脉供应鼻腔外侧壁的前上部和鼻中隔的前上部，发出筛后动脉供应鼻腔外侧壁后上部和鼻中隔后上部。上颌动脉发出蝶腭动脉，其分支后外侧动脉和鼻后中隔动脉，前者供应鼻腔外侧壁的后部、下部及鼻腔底，后者供应鼻中隔的后部及下部。多来源的鼻中隔营养动脉在鼻中隔前下部黏膜的浅层形成丰富的吻合，此处血管易受外伤或干燥空气等刺激破裂出血，为鼻的易出血区（Little 区），约 90% 的鼻出血发生于此。鼻腔的静脉大致与动脉伴行，分别经内眦静脉、筛静脉、蝶腭静脉和面静脉汇入颈内静脉和颈外静脉。

　　3. 鼻旁窦　鼻旁窦（paranasal sinuses）是鼻腔周围颅骨内的含气腔，内衬黏膜，开口于鼻腔，共 4 对，依其所在颅骨的位置分别称为上颌窦、额窦、蝶窦和筛窦（图 2-5，图 2-6）。鼻旁窦具有温暖、湿润空气的作用，也是声音共鸣腔的重要组成部分。鼻旁窦黏膜与鼻黏膜相互移行，因此鼻腔与鼻旁窦的炎症可相互蔓延。

　　（1）上颌窦：上颌窦（maxillary sinus）位于上颌骨体内，是鼻旁窦中最大的一对。该窦呈锥体形，一般可分为前、后、内侧、上、下 5 个壁。前壁即上颌骨体前面的尖牙窝，骨质较薄，上颌窦手术常经此处凿入。后壁较厚，与翼腭窝相邻。内侧壁是鼻腔外侧壁的一部分，此壁后上方的裂孔即中鼻道的半月裂孔，为上颌窦开口，此口高于窦底，窦内分泌物不易排出，故感染时易发生窦内积脓。内侧壁在下鼻甲附着处下方，骨质最薄，是上颌窦穿刺的进针位置。上壁为眶底，较薄弱。下壁为上颌骨的牙槽突，邻近上颌磨牙牙根，牙根感染极易侵入窦内，引起牙源性上颌窦炎。

　　（2）额窦：额窦（frontal sinus）位于眉弓深面，筛窦的前上方，左右各一，多不对称，呈底向下、尖向上的三棱锥形。额窦前壁是额骨外板，较厚，含有骨髓。后壁为额骨内板，骨质较薄。额窦底部是眶的内上角，骨质很薄，急性额窦炎时此处有明显压痛，窦口向后下开口于中鼻道的筛漏斗。

（3）筛窦：筛窦（ethmoid sinus）是位于筛骨迷路内的许多含气小房，每侧可分为前、中、后3组。前、中组开口于中鼻道的筛漏斗，后组开口于上鼻道。

（4）蝶窦：蝶窦（sphenoidal sinus）位于蝶骨体内，左右各一，其前壁上部有蝶窦口，开口于鼻腔的蝶筛隐窝。

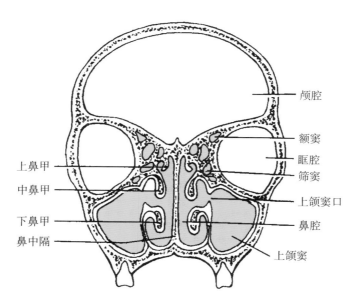

图 2-6 鼻旁窦及鼻腔冠状切面

（二）咽

咽（pharynx）是消化管与呼吸道的共同通道，为上宽下窄、前后略扁的漏斗形肌性管道，长约 12 cm。咽位于第 1 ～ 6 颈椎前方，上端起于颅底，下端约在第 6 颈椎下缘或环状软骨水平续食管。咽后壁平坦，借疏松结缔组织连于上 6 个颈椎体前面的椎前筋膜。咽的两侧壁与颈部大血管和甲状腺侧叶等相毗邻。咽的前壁不完整，自上向下有通向鼻腔、口腔和喉腔的开口（图 2-7，图 2-8）。按照咽前方的毗邻，咽可分别以腭帆游离缘和会厌上缘平面为界，分为鼻咽、口咽和喉咽 3 部。

1. 鼻咽 鼻咽（nasopharynx，图 2-7，图 2-8）是咽的上部，介于颅底与腭帆游离缘平面之间，向前经鼻后孔通鼻腔，向下续口咽部。在鼻咽部的两侧壁上，距下鼻甲后方约 1 cm 处有咽鼓管咽口（pharyngeal opening of auditory tube），鼻咽经此口通过咽鼓管与中耳的鼓室相通。咽鼓管咽口通常处于关闭状态，当吞咽或用力张口如打哈欠时，口打开，空气可通过咽鼓管进入鼓室，以维持鼓膜两侧的气压平衡。咽部感染时，炎症可经咽鼓管蔓延至中耳，引起中耳炎。小儿的咽鼓管较短而宽，且略呈水平位，故儿童患急性中耳炎的比例远较成人高。咽鼓管咽口上、后方的弧形隆起称为咽鼓管圆枕（tubal torus），是寻找咽鼓管咽口的标志。咽鼓管圆枕后方与咽后壁之间的纵行深隐窝称为咽隐窝（pharyngeal recess），是鼻咽癌的好发部位。位于咽鼓管咽口附近黏膜内的淋巴组织称为咽鼓管扁桃体（tubal tonsil）。鼻咽部上壁后部的黏膜内也有丰富的淋巴组织，称为咽扁桃体（pharyngeal tonsil），幼儿时期较发达，6 ～ 7 岁时开始萎缩，约至 10 岁以后完全退化。有的儿童咽扁桃体可出现异常的增大，致使鼻咽腔变窄，影响呼吸，熟睡时表现为张口呼吸。

2. 口咽　口咽（oropharynx，图2-7，图2-8）位于腭帆游离缘与会厌上缘平面之间，上续鼻咽，下通喉咽，向前经咽峡通口腔。口咽前方毗邻舌根后部，此处有一矢状位的黏膜皱襞连于舌根后部正中与会厌之间，称为舌会厌正中襞（medianglossoepiglottic fold）。舌会厌正中襞两侧的深窝称为会厌谷（epigllotic vallecula），为异物易停留处。口咽的侧壁上有腭扁桃体（palatine tonsil），呈椭圆形，位于口咽部侧壁的扁桃体窝内，其内侧面朝向咽腔，表面覆以黏膜，并有许多深陷的小凹，称为扁桃体小窝，细菌易在此存留并繁殖成为感染病灶。腭扁桃体的外侧面及前、后面均被结缔组织形成的扁桃体囊包绕。此外，扁桃体窝上份未被扁桃体充满的空间称为扁桃体上窝，异物常易停留于此处。

咽后上方的咽扁桃体、两侧的咽鼓管扁桃体、腭扁桃体、舌根背面黏膜表面的舌扁桃体，均参与构成咽淋巴环，对消化道和呼吸道具有防御功能。

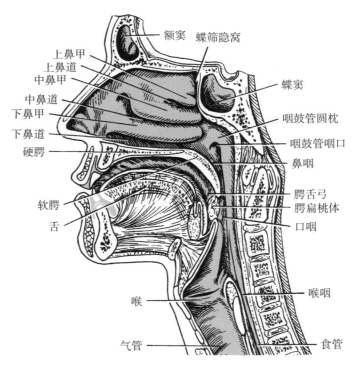

额窦　蝶筛隐窝
上鼻甲
上鼻道
中鼻甲
中鼻道
下鼻甲
下鼻道
硬腭
软腭
舌
蝶窦
咽鼓管圆枕
咽鼓管咽口
鼻咽
腭舌弓
腭扁桃体
口咽
喉
气管
喉咽
食管

图 2-7　鼻腔、口腔、咽和喉的正中矢状面

3. 喉咽　喉咽（laryngopharynx，图2-7，图2-8）是咽的最下部，稍狭窄，上起自会厌上缘平面，下至第6颈椎体下缘平面与食管相续。喉咽部的前壁上份有喉口通入喉腔，喉咽侧壁喉两侧各有一深窝称为梨状隐窝（piriform recess），为异物常滞留之处。

4. 咽肌　咽肌为骨骼肌，包括咽缩肌和咽提肌。咽缩肌包括上、中、下3部，呈叠瓦状排列，咽下缩肌覆盖于咽中缩肌下部，咽中缩肌覆盖于咽上缩肌下部。当吞咽时，各咽缩肌自上而下依次收缩，将食团由上至下向食管方向推送。咽提肌位于咽缩肌深部，肌纤维纵行，起自茎突（茎突咽肌）、咽鼓管软骨（咽鼓管咽肌）及腭骨（腭咽肌），止于咽壁及甲状软骨上缘（图2-9）。咽提肌收缩时，上提咽和喉，舌根后压，会厌封闭喉口，食团越过会厌，经喉咽进入食管。

（三）喉

喉（larynx）不仅是呼吸管道，也是发音器官。它以软骨为支架，借关节、韧带和喉肌连接而成。喉位于颈前部中份，上借甲状舌骨膜与舌骨相连，下借环状软骨气管韧带与气管相接，喉前面被舌骨下肌群覆盖，后方紧邻咽，两侧为颈部的大血管、神经和甲状腺侧叶等。

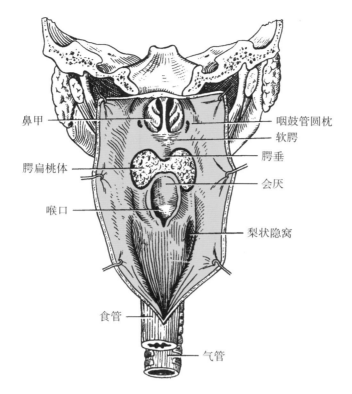

鼻甲

咽鼓管圆枕

软腭

腭扁桃体

腭垂

会厌

喉口

梨状隐窝

食管

气管

图 2-8　咽的后面观

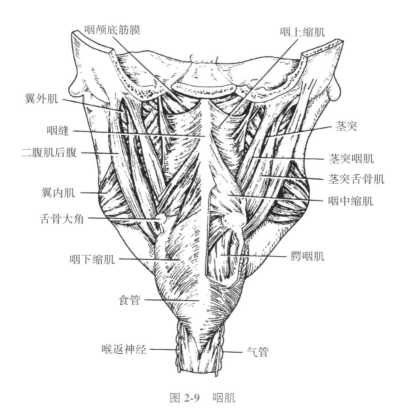

咽颅底筋膜

咽上缩肌

翼外肌

咽缝

二腹肌后腹

翼内肌

舌骨大角

咽下缩肌

食管

喉返神经

气管

茎突

茎突咽肌

茎突舌骨肌

咽中缩肌

腭咽肌

图 2-9　咽肌

1. **喉软骨** 喉软骨构成喉的支架，主要有不成对的甲状软骨、会厌软骨、环状软骨和成对的杓状软骨等（图2-10）。

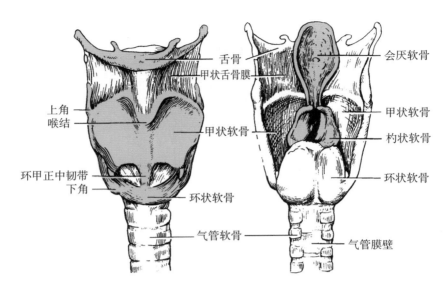

图 2-10 喉的软骨及连结

（1）甲状软骨：甲状软骨（thyroid cartilage）是喉软骨中最大的一块，形似盾牌，构成喉的前外侧壁，由左、右两块方形的软骨板合成。两板的前缘彼此融合，称为前角（anterior horn），其上端向前突出，称为喉结（laryngeal prominence）。喉结在成年男性特别明显，是男性第二性征之一。左、右板的后缘均有向上、向下发出的突起，称为上角（superior cornu）和下角（inferior cornu）。上角借韧带与舌骨大角相连，下角的内侧面有关节面，与环状软骨构成环甲关节。

框 2-1 喉结的性别差异

喉结突出是男性的性征之一，经过青春发育期以后的男性，由于雄激素的作用，一般都会发生喉结不同程度地向前突出。其实，喉结是人体甲状软骨前角的别称，女性也有喉结。但为什么男性的喉结更加突出呢？

胎儿在2个月时，喉软骨开始发育，直到出生后5～6年，每年仍在增长，但从5～6岁到青春期这一时期内，喉软骨生长基本停止。所以，男童和女童的甲状软骨没有区别。进入青春发育期后，由于雄激素的分泌增多，男性的两侧甲状软骨板逐渐发育成直角，因此侧面看喉结更加突出；而女性的两侧甲状软骨板约为120°，侧面看更为平缓。

部分女性也会出现喉结前突，应注意排除是否有内分泌功能紊乱等病理因素。

（2）环状软骨：环状软骨（cricoid cartilage）位于甲状软骨下方，向下接气管，形似戒指，是呼吸道软骨中唯一呈完整环形的软骨，对保持呼吸道畅通有极为重要的作用，损伤后易引起喉狭窄。前部低而窄，称为环状软骨弓，平对第6颈椎，是颈部的重要标志之一；后部高而宽，称为环状软骨板，构成喉腔后壁的大部分。环状软骨板的上缘两侧各有一长圆形的杓关节面与杓状软骨构成环杓关节，环状软骨弓与板交界处，两侧各有一个圆形的甲关节面与甲状软骨构成环甲关节。

（3）会厌软骨：会厌软骨（epiglottic cartilage）是会厌的基础，位于舌根后方，为弹性纤维软骨，上宽、下窄，形似叶状，上缘游离呈弧形，下端称为会厌软骨柄，借韧带连于甲状软骨前角的内面。当吞咽时，喉升高，会厌关闭喉口，可防止食物进入喉腔。

（4）杓状软骨：杓状软骨（arytenoid cartilage）成对，近似三棱锥形，位于环状软骨板杓关节面上方，并与之形成环杓关节。杓状软骨基底部有 2 个突起，向前方的突起有声韧带和声带肌附着，称为声带突（vocal process），向外侧的突起有多块喉肌附着，称为肌突（muscular process）。

2．喉的连结　喉的连结（laryngeal junction）包括喉软骨之间以及喉与舌骨、气管之间的连结。

（1）环甲关节：环甲关节（cricothyroid joint）由甲状软骨下角与环状软骨弓板交界处的甲关节面构成，左、右两侧的环甲关节构成一联合关节。前倾运动时，可使甲状软骨前角与杓状软骨之间的距离拉大，导致声带紧张；复位时，缩小两者之间的距离，使声带松弛。

（2）环杓关节：环杓关节（cricoarytenoid joint）由杓状软骨底与环状软骨板上缘的杓关节面构成。杓状软骨在此关节上可沿垂直轴做旋转运动，使声带突向内、外侧移动，因而能缩小或开大声门裂。

（3）弹性圆锥：弹性圆锥（conus elasticus，图 2-11）为弹性纤维组成的膜状结构，由左、右两部合成上窄、下宽的圆锥形，附于甲状软骨前角后面、杓状软骨声带突与环状软骨上缘之间。此膜上缘游离增厚，附于甲状软骨前角后面与杓状软骨声带突之间，称为声韧带（vocal ligament），是构成声带的基础。弹性圆锥前部较厚，张于甲状软骨下缘与环状软骨弓上缘之间，称为环甲正中韧带（median cricothyroid ligament），亦称为环甲膜，常为气管内注药的穿刺部位。急性喉阻塞时，可在此切开或穿刺，建立暂时的通气道。

知识拓展：环甲膜穿刺

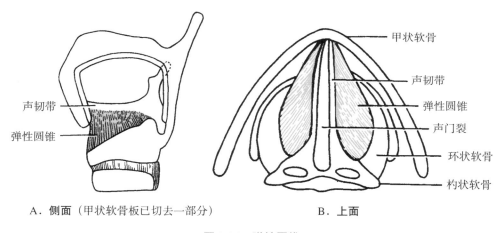

声韧带
弹性圆锥

A．侧面（甲状软骨板已切去一部分）

甲状软骨
声韧带
弹性圆锥
声门裂
环状软骨
杓状软骨

B．上面

图 2-11　弹性圆锥

（4）方形膜：方形膜（quadrangular membrane）为斜方形的弹性纤维膜，连于甲状软骨前角后面、会厌软骨侧缘与杓状软骨前缘之间，其下缘游离增厚，称为前庭韧带（vestibular ligament）。

3．喉肌　喉肌（laryngeal muscle）可分为附着于喉和邻近结构的喉外肌和附于喉软骨间的喉内肌。喉外肌的作用是使喉上升或下降，同时使喉固定（详见运动系统颈肌部分）。喉肌一般指喉内肌，除杓横肌外，均为成对的肌，主要作用是开大或缩小声门裂、紧张或松弛声带、缩小喉口等（图 2-12，表 2-1）。

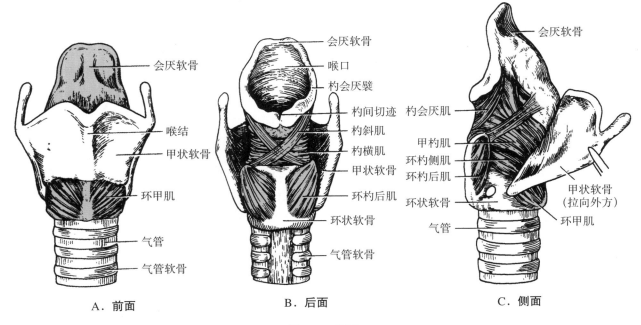

A. 前面　　　　　　　　　B. 后面　　　　　　　　　C. 侧面

图 2-12　喉肌

表 2-1　喉肌的名称、起止、作用和神经支配

名称	起点	止点	作用	神经支配
环杓后肌	环状软骨板后面	杓状软骨肌突	开大声门裂、紧张声带	喉返神经
环杓侧肌	环状软骨弓上缘和外侧面	杓状软骨肌突	缩小声门裂	喉返神经
杓横肌	一侧杓状软骨后面	另一侧杓状软骨后面	缩小声门裂	喉返神经
杓斜肌	一侧杓状软骨肌突	对侧杓状软骨尖	缩小喉口	喉返神经
环甲肌	环状软骨弓前外侧面	甲状软骨下缘和下角	紧张声带	喉上神经
甲杓肌（下部肌束称为声带肌）	甲状软骨前角后面	杓状软骨外侧面	松弛声带	喉返神经

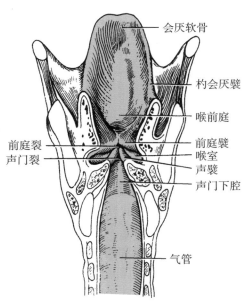

图 2-13　喉腔冠状断面

4. 喉腔　喉腔（laryngeal cavity）是喉内面的不规则腔隙，向上经喉口与喉咽部相通，向下通气管。小儿喉腔狭小，高龄老人喉黏膜萎缩变薄，喉腔宽大。喉腔黏膜与咽和气管黏膜相延续（图 2-13）。

喉腔中部有上、下两对由喉腔侧壁突入腔内的黏膜皱襞。上方的一对称为前庭襞（vestibular fold），由喉黏膜覆盖前庭韧带形成。两侧前庭襞之间的裂隙为前庭裂。下方的一对称为声襞（vocal fold），由喉黏膜覆盖声韧带形成，较前庭襞更突向喉腔。两侧声襞及杓状软骨底和声带突之间的裂隙称为声门裂，声门裂较前庭裂长而窄。喉腔借前庭襞和声襞分为喉前庭、喉中间腔和声门下腔 3 部分。

（1）喉前庭：喉前庭（laryngeal vestibule）是喉腔在喉口（由会厌上缘、杓会厌襞和杓间切迹围成）至前庭裂平面之间的部分，呈上宽、下窄的漏斗形。其

Note

前壁主要由会厌的喉面构成，前壁中央部相当于会厌软骨柄附着处上方，呈结节状隆起，称会厌结节。

（2）喉中间腔：喉中间腔（intermedial cavity of larynx）是喉腔在前庭裂和声门裂平面之间的部分，容积最小。在喉腔冠状断面上（图 2-13），前庭襞和声襞之间向外突出的椭圆形隐窝称为喉室，其前端向外上延伸形成一憩室，称为喉小囊。声襞与声韧带、声带肌一起构成声带。声带与声门裂合称为声门。

（3）声门下腔：声门下腔（infraglottic cavity）是喉腔自声门裂平面至环状软骨下缘之间的部分，上窄、下宽。此区黏膜下组织疏松，炎症时易发生水肿。尤其是婴幼儿喉腔较窄小，喉水肿容易引起喉阻塞，导致呼吸困难。

框 2-2　纤维喉镜

纤维喉镜是目前在耳鼻咽喉科应用最广泛的导光纤维内镜，利用透光玻璃纤维的可弯曲性、纤维光束亮度强和可向任何方向导光的特点，制成镜体细而软的喉镜，光源采用卤素灯冷光源。纤维喉镜检查系统由镜体、冷光源和附件 3 部分组成，因其可经前鼻孔插入而检查鼻咽、口咽、喉咽和喉部，故又称之为纤维鼻咽喉镜。纤维喉镜内具有管腔，能够放入钳子进行活检及手术，同时可利用管腔进行负压吸引或局部给药。纤维喉镜还可与摄像系统及计算机系统连接，利用计算机对记录的图像及视频进行处理。

5. 喉的血管、淋巴管和神经

（1）喉的血管：营养喉的动脉来自甲状腺上动脉和甲状腺下动脉的分支。喉上动脉由甲状腺上动脉发出，行于甲状舌骨肌的深面伴喉上神经内支穿甲状舌骨膜进入喉内。环甲动脉亦由甲状腺上动脉发出，与喉上神经外支伴行，经咽下缩肌、环甲肌至环甲膜穿入喉内。喉下动脉起自甲状腺下动脉，伴随喉返神经沿气管食管沟上行，于环甲关节后方入喉。喉的静脉与同名动脉伴行，喉上部的静脉血经甲状腺上、中静脉汇入颈内静脉，下部的静脉血经甲状腺下静脉直接汇入头臂静脉。

（2）喉的淋巴管：喉的淋巴管可分为黏膜内的浅层淋巴管和黏膜下的深层淋巴管两个部分。左、右侧的浅层淋巴管相互交通，但深层淋巴管几乎不相交通。喉上部的淋巴管多汇入颈外侧上深淋巴结群，喉下部的淋巴管多汇入喉前淋巴结、气管前淋巴结或气管旁淋巴结。声带几乎没有淋巴组织，故声带癌的转移率很低。环状软骨附近的淋巴管左右交通，因此声门下癌有向对侧转移的倾向。

（3）喉的神经：喉的神经主要来自迷走神经和交感神经的分支。喉上神经为迷走神经在颈部的分支，沿颈内动脉与咽侧壁之间下行，一般在舌骨大角处分为内、外两支。内支主要含感觉神经纤维，伴喉上动脉穿甲状舌骨膜入喉，分布于声门裂以上的喉黏膜；外支伴甲状腺上动脉行向前下方，在距甲状腺侧叶上极约 1 cm 处，与动脉分开，弯向内侧，支配环甲肌及咽下缩肌。喉下神经为喉返神经穿入喉内的部分。右喉返神经在右锁骨下动脉的前方自迷走神经发出，勾绕右锁骨下动脉；左喉返神经由迷走神经行于主动脉弓前方时发出，勾绕主动脉弓。左、右侧喉返神经均在气管食管沟内上行，至咽下缩肌下缘、环甲关节后方进入喉内，称为喉下神经。喉下神经一般分为前、后两支，前支支配环杓侧肌、甲杓肌、杓会厌肌及甲会厌肌；后支支配环杓后肌、杓横肌、杓斜肌，并发细小的感觉支分布于声门裂以下的喉黏膜。喉上神经和喉返神经与甲状腺上、下动脉关系密切，甲状腺手术时应注意保护。喉上神经受损时，声襞以上喉黏膜感觉丧失，由于环甲肌瘫痪，声带松弛，音调降低。单侧损伤喉返神经会出现声音嘶哑，双侧损伤则常导致严重的呼吸困难。喉的交感神经来自颈上神经节发出的咽喉支，经咽神经丛分布于喉黏膜的血管和腺体，其兴奋导致血管收缩和腺体分泌减少。

（四）气管和主支气管

1. 气管　气管（trachea）位于食管前方，上平第 6 颈椎体下缘起自环状软骨下缘，经颈部正中下行入胸腔，至胸骨角平面（平对第 4 胸椎体下缘）分为左、右主支气管。气管分叉处称为气管权（bifurcation of trachea），气管权内面有一向上突出的半月形纵嵴称为气管隆嵴（carina of trachea）（图 2-14），是支气管镜检查的定位标志。气管由 16 ～ 20 个缺口向后的"C"形气管软骨环以及连接各环之间的平滑肌和结缔组织构成，气管内面衬有黏膜。气管的后壁缺少软骨，由平滑肌和纤维结缔组织所封闭，称为膜壁。

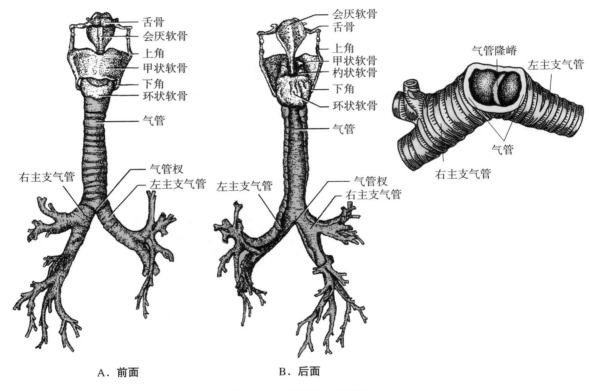

图 2-14　气管及主支气管

2. 主支气管　支气管指由气管分出的各级分支，其第一级分支即左、右主支气管。

（1）左主支气管：左主支气管（left principal bronchus）细而长，长度 4.5 ～ 5.2 cm，外径 0.9 ～ 1.4 cm。主支气管长轴延长线与气管中线的延长线之间的夹角称为嵴下角（subcarinal angle），左侧嵴下角为 35° ～ 36°。

（2）右主支气管：右主支气管（right principal bronchus）粗而短，长度 1.9 ～ 2.6 cm，外径 1.2 ～ 1.5 cm，右侧嵴下角为 22° ～ 25°，因此相较左主支气管，右主支气管走行较陡直，临床上气管内异物多堕入右主支气管。

（五）肺

1. 位置和形态　肺（lung，图 2-15）位于胸腔内，左、右两肺分居膈的上方和纵隔的两侧。

受肝的影响，膈的右侧较左侧高，且心的位置偏左，故右肺较宽短，左肺较狭长。

肺的表面有脏胸膜覆盖，光滑、润泽，透过脏胸膜可见多边形的肺小叶轮廓。幼儿肺呈淡红色，随着年龄增长，吸入空气中的尘埃沉积增多，肺的颜色逐渐变为灰暗或蓝黑色，部分可呈棕黑色，吸烟者尤为明显。肺实质软而轻，呈海绵状而富有弹性，内含空气，比重小于1，如入水将浮于水中。而未经呼吸的肺因不含空气，质实而重，比重大于1，入水则下沉。法医可据此判断新生儿是否为宫内死亡。

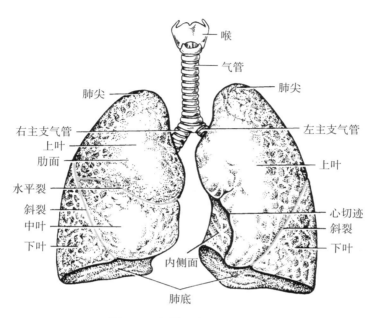

图 2-15　气管、主支气管和肺

肺形似圆锥形，具有一尖、一底、二面、三缘。肺尖圆钝，向上经胸廓上口突至颈根部，高出锁骨内侧 1/3 上方 2 ～ 3 cm，故肺尖部的听诊可在此处进行。肺底与膈相贴，又称膈面（diaphragmatic surface），凹向上。肺的肋面（costal surface）隆凸，与肋和肋间隙相邻。内侧面（medial surface）朝向纵隔，亦称为纵隔面（图 2-16），此面中部偏后有一呈长椭圆形的凹陷，称为肺门（hilum of lung），是主支气管、肺动脉、肺静脉、支气管动脉、支气管静脉、淋巴管和神经等进出肺之处。上述进出肺的结构被结缔组织包绕，称为肺根（root of lung）。两侧肺根内结构排列从前往后依次为上肺静脉、肺动脉、主支气管，从上往下的顺序在左、右侧有差异，左侧为左肺动脉、左主支气管、左下肺静脉，右侧为右肺上叶支气管、右肺动脉、右肺静脉。右肺门后方有食管压迹，上方有奇静脉沟。左肺门上方和后方有主动脉弓和胸主动脉的压迹。两肺门前下方均有心压迹，左肺尤为明显。肺的前缘薄锐，左肺前缘下部有一向外侧的凹陷，称为左肺心切迹，切迹下方向内下的突出部分称为左肺小舌。肺的后缘厚钝，与脊柱相邻。肺的下缘也较薄锐，伸入肋膈隐窝内。

左肺（图 2-16A）被自后上斜向前下的斜裂（oblique fissure）分为上、下两叶。右肺（图 2-16B）除有斜裂外，尚有一条起自斜裂后部，水平向前达右肺内侧面的水平裂（horizontal fissure），右肺被斜裂和水平裂分为上、中、下三叶。

2. 肺内支气管和支气管肺段　左、右主支气管（一级支气管）在肺门处分出肺叶支气管（二级支气管）进入肺叶，各肺叶支气管再分出数支肺段支气管（三级支气管），并在肺内反复分支，呈树枝状，称为支气管树（bronchial tree），最后连于肺泡。

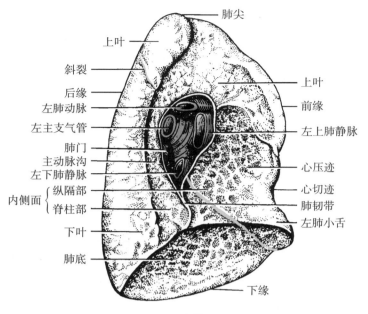

A．左肺

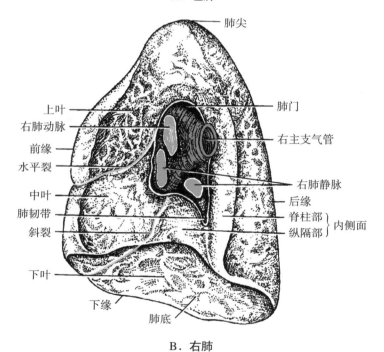

B．右肺

图 2-16　肺纵隔面

框 2-3　小气道

　　临床上通常将内径小于 2 mm 的小细支气管称为小气道，肺的气体交换主要在小气道进行。小气道已无软骨支持，具有气流阻力小、但易阻塞的特点。当小气道有炎症或痰液阻塞，或当气道外压大于气道内压时，很容易造成闭合、萎陷。阻塞性肺部疾病，如慢性支气管炎、肺气肿等，病变多从小气道开始。

每一肺段支气管及其所属的肺组织称为支气管肺段（bronchopulmonary segments），简称肺段。按照肺段支气管的分支及分布，左、右肺均可分为 10 个肺段，因为左肺上叶的尖段和后段支气管以及下叶内侧底段和前底段支气管常共干发出，此时左肺也可分为 8 个肺段。

框 2-4　肺段

左、右两肺肺段的名称和通用编号

肺左叶		肺右叶		
上叶	下叶	上叶	中叶	下叶
尖段（S Ⅰ）	上段（S Ⅵ）	尖段（S Ⅰ）	外侧段（S Ⅳ）	上段（S Ⅵ）
后段（S Ⅱ）	内侧底段（S Ⅶ）	后段（S Ⅱ）	内侧段（S Ⅴ）	内侧底段（S Ⅶ）
前段（S Ⅲ）	前底段（S Ⅷ）	前段（S Ⅲ）		前底段（S Ⅷ）
上舌段（S Ⅳ）	外侧底段（S Ⅸ）			外侧底段（S Ⅸ）
下舌段（S Ⅴ）	后底段（S Ⅹ）			后底段（S Ⅹ）

3. 支气管与肺的血管、淋巴管和神经

（1）支气管与肺的血管：肺内有两套血管系统，一套是构成肺循环的肺动脉（pulmonary artery）和肺静脉（pulmonary vein），将右心静脉血运至肺，进行血气交换后运回左心，是肺的功能性血管；另一套是属于体循环的支气管动脉（bronchial artery）和支气管静脉（bronchial vein），为支气管和肺组织提供营养，是肺的营养性血管。

1）肺动脉与肺静脉：肺动脉干（pulmonary trunk）起自右心室，在主动脉弓下方分为左、右肺动脉，经肺门入肺。右肺动脉较长，经升主动脉和上腔静脉的后方，奇静脉弓的下方进入肺门。左肺动脉较短，在胸主动脉前方和左主支气管前上方进入肺。肺动脉在肺内的分支多与支气管的分支伴行，最后终于肺泡的毛细血管网，并在此实现血气交换。肺静脉左、右各有 2 条，分别为上肺静脉和下肺静脉，由肺泡周围毛细血管网静脉端逐级汇聚而成。上肺静脉在主支气管和肺动脉下方行向内下，平第 3 肋软骨高度穿心包注入左心房；下肺静脉水平向前，平第 4 肋软骨高度注入左心房。

2）支气管动脉和支气管静脉：左支气管动脉多为 2 支，起自胸主动脉和主动脉弓。右支气管动脉一般为 1～2 支，多起自右侧第 3～5 肋间后动脉或左侧支气管动脉。在肺门处支气管动脉相互吻合，沿支气管壁入肺，随支气管分支而分支，在支气管壁的外膜层和黏膜下层分别形成动脉网。支气管动脉分支还分布于肺动静脉壁、肺淋巴结、小叶间隔和脏胸膜。支气管动脉与肺动脉的终末支存在吻合，一般在支气管入肺后第 4～8 级分支处，共同分布于肺泡壁。支气管动脉与肺动脉的吻合可实现体循环和肺循环的相互交通。支气管静脉分为浅、深两部分，深支气管静脉起自肺内细支气管的毛细血管网，与肺静脉吻合，注入肺静脉或左心房；浅支气管静脉一般每侧有 2 支，引流支气管、脏胸膜及肺门淋巴结的静脉血，右侧汇入奇静脉，左侧汇入半奇静脉或副半奇静脉。

（2）支气管与肺的淋巴管：肺的淋巴管丰富，可分为浅、深两组。浅淋巴管位于脏胸膜深面，深淋巴管位于肺小叶结缔组织内、各级支气管和肺血管的周围。肺泡壁无淋巴管。浅、深组淋巴管主要在肺门处吻合。肺的淋巴结包括位于肺内支气管周围的肺淋巴结和位于肺门处的支气管肺淋巴结。肺的淋巴依次由肺淋巴结、支气管肺淋巴结、气管支气管淋巴结和气管旁淋巴结引流。肺下叶下部的淋巴注入肺韧带处的淋巴结，经胸导管或腰淋巴结引流。

（3）支气管与肺的神经支配：支气管与肺的神经支配来自肺丛，位于肺根的前、后方，由迷走神经的支气管支和来源于胸交感干第 2～5 椎旁节的交感纤维组成，心丛也有部分纤维加入。肺丛的分支随支气管和肺血管的分支入肺并分别形成支气管周围丛和肺血管周围丛。肺丛内的副交感神经兴奋时，支气管平滑肌收缩，管腔缩小，腺体分泌增加；交感神经兴奋则作用相反。肺血管接受交感和副交感神经的双重支配，但以交感神经为主，交感神经兴奋使肺血管收缩。肺的内脏感觉纤维分布于脏胸膜、肺泡及各级支气管，纤维出肺后行于迷走神经内，将肺的感觉刺激传入呼吸中枢，参与呼吸运动调节。此外，呼吸道还受非肾上腺素能、非胆碱能神经支配。

（六）胸膜

案例 2-2 解析

案例 2-2

　　男，32 岁。因被工具刀刺伤急诊入院。患者主诉左侧胸部疼痛感明显，有憋气感。查体：伤口在左侧颈根部，锁骨内侧上方、胸锁乳突肌外侧。患者呼吸略急促，其他未见异常。胸部 X 线检查显示：左肺周围有气体和液体，左肺已缩小至一半体积。胸膜腔穿刺出血性液体（血气胸）。

　　问题：
　　1. 试从解剖学角度推测患者损伤的结构。
　　2. 患者体内的气体和液体积聚在何处？请解释以上症状出现的原因。

　　1. 胸腔、胸膜和胸膜腔　胸腔由胸廓和膈围成，上界是胸廓上口，与颈根部连通，下界是膈，借其与腹腔分隔。胸腔内容纳纵隔的所有器官和结构，左、右两侧的胸膜囊和肺。

　　胸膜（pleura）是覆于胸壁内面和肺表面的浆膜，薄而光滑，可分为脏、壁两层。脏胸膜（visceral pleura）贴于肺的表面，与肺紧密结合、不易分离，并伸入肺叶间裂内，壁胸膜（parietal pleura）贴于胸壁内面、膈上面和纵隔表面。脏胸膜与壁胸膜在肺根处互相移行，并在肺根下方前、后两层重叠形成一个三角形皱襞，称为肺韧带（pulmonary ligament），有固定肺的作用。

　　脏胸膜与壁胸膜围成的封闭腔隙，称为胸膜腔（pleural cavity），左右各一，互不相通。正常情况下，腔内为负压，含有少量浆液，可减少呼吸时的摩擦。由于胸膜腔内是负压，使脏、壁胸膜贴附在一起，所以胸膜腔实际上是两个潜在性的腔隙（图 2-17）。

　　2. 壁胸膜的分部　壁胸膜按其所在的部位可分为 4 部分：①覆盖于肋骨和肋间隙内面的为肋胸膜（costal pleura），此部分易与其浅面的胸内筋膜剥离；②覆盖于膈上面的为膈胸膜（diaphragmatic pleura），此部分与膈连接紧密，不易剥离；③衬贴于纵隔侧面的为纵隔胸膜（mediastinal pleura），此部分包绕肺根移行为脏胸膜；④肋胸膜与纵隔胸膜向上延至胸廓上口平面以上，形成穹隆状的胸膜顶（cupula of pleura），覆盖于肺尖上方。胸膜顶突出于胸廓上口，伸向颈根部，高出锁骨内侧 1/3 段上方 2～3 cm，有胸膜上膜固定。

　　3. 胸膜隐窝　壁胸膜相互移行转折之处的胸膜腔，即使在深吸气时肺缘也不能充满此空间，称为胸膜隐窝（胸膜窦）。重要的胸膜隐窝有：①肋膈隐窝（costodiaphragmatic recess）：为肋胸膜与膈胸膜转折处，呈半环形，是胸膜腔的最低点，胸膜腔积液首先聚积于此，此隐窝深度一般可达两个肋及其间隙；②肋纵隔隐窝（costomediastinal recess）：是肋胸膜与纵隔胸膜转折处，由于左肺前缘有心切迹存在，故左侧肋纵隔隐窝较大。

知识拓展：胸膜和肺的体表投影

（七）纵隔

　　纵隔（mediastinum）是两侧纵隔胸膜之间所有器官、结构和结缔组织的总称。其前界为胸骨，后界为脊柱胸段，两侧是纵隔胸膜，上达胸廓上口，下至膈（图 2-18）。

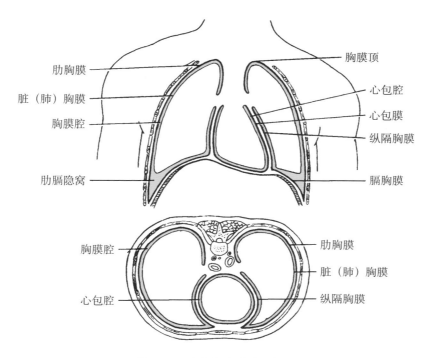

图 2-17　胸膜和胸膜腔示意图

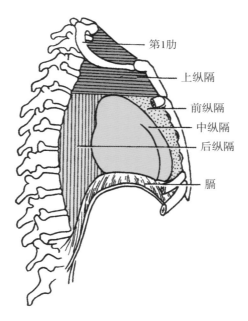

图 2-18　纵隔分区示意图

为描述方便，通常将纵隔以胸骨角平面（平对第 4 胸椎体下缘）分为上纵隔和下纵隔。

1. 上纵隔　上纵隔内主要有胸腺，左、右头臂静脉及上腔静脉，膈神经、迷走神经、左喉返神经，主动脉弓及其分支，食管、气管、胸导管及淋巴结等。

2. 下纵隔　下纵隔又以心包为界，分为前、中、后纵隔。

（1）前纵隔（anterior mediastinum）：位于胸骨与心包前壁之间，内有胸腺的下部、部分纵隔前淋巴结和疏松结缔组织。

（2）中纵隔（middle mediastinum）：位于心包前、后壁之间，内有心包、心和出入心的大血管根部、奇静脉弓、膈神经、心包膈血管及淋巴结等。

（3）后纵隔（posterior mediastinum）：位于心包后壁与脊柱之间，内有主支气管、食管、胸主动脉、胸导管、奇静脉、半奇静脉、副半奇静脉、迷走神经、胸交感干和淋巴结等。

二、呼吸运动装置

呼吸运动装置是呼吸运动的结构基础和肺通气的动力来源，由骨性胸廓和呼吸肌构成。

（一）骨性胸廓

1. 构成胸廓的骨　骨性胸廓由 12 块胸椎、12 对肋、1 块胸骨及它们之间的连结共同构成。

（1）胸椎：胸椎（thoracic vertebra）共 12 块，从上向下逐渐增大，构成脊柱胸段。每一块胸椎由前方的椎体和后方的椎弓组成（图 2-19）。椎体（vertebral body）是胸椎负重的主要部分，内部充满骨松质，表面为较薄的骨密质，上、下面皆粗糙，借椎间盘与相邻椎骨相接。胸椎椎体横断面呈心形，后面略微凹陷，与椎弓共同围成椎孔（vertebral foramen）。椎体后外侧上、下缘各有一肋凹，称为上、下肋凹，上一位椎体的下肋凹与下一位椎体的上肋凹共同构成肋头关节的关节窝。胸椎椎弓是弓形骨板，其紧连椎体的缩窄部分为椎弓根，根的上、下缘各有一切迹，相邻椎骨的上、下切迹共同围成椎间孔（intervertebral foramina），有脊神经和血管通过。两侧椎弓根向后内扩展变宽为椎弓板（lamina of vertebral arch），在中线会合。椎弓发出 7 个突起，包括 1 个棘突、1 对横突和 2 对关节突。棘突（spinous process）较长，伸向后下方，尖端可在体表扪及，胸椎的棘突呈叠瓦状排列。横突（transverse process）伸向两侧，末端的前面有横突肋凹与肋结节相关节。关节突（articular process）是位于椎弓根与椎弓板结合处的向上、下方突出的 2 对突起，分别称为上关节突和下关节突，分别与上一位椎骨的下关节突和下一位椎骨的上关节突形成关节突关节。胸椎关节突的关节面几乎呈冠状位，上关节突关节面朝后，下关节突关节面则朝前。

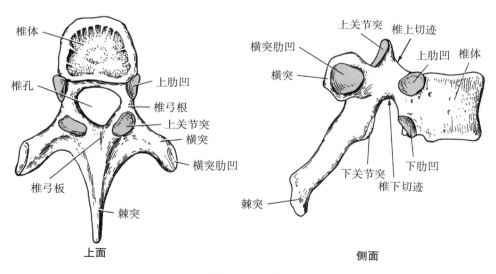

图 2-19　胸椎

（2）肋：肋（rib）由肋骨与肋软骨组成，共 12 对。肋骨（costal bone）属扁骨（图 2-20），其形态以第 3 ~ 10 肋骨最为典型，一般可分为体和前、后两端。后端膨大，称为肋头（costal head），与胸椎肋凹构成肋头关节。外侧稍细，称为肋颈（costal neck）。颈外侧粗糙突起称为肋结节（costal tubercle），与胸椎横突肋凹构成肋横突关节。肋体（shaft of rib）长而扁，分内、外两面和上、下两缘。内面近下缘处有肋沟（costal groove），其内有肋间神经、血管经过。肋体的后份急转处称为肋角（costal angle）。肋骨前端稍宽，与肋软骨相接。第1肋骨扁宽而短，无肋角和肋沟，因其接近水平位，故分为上、下面和内、外缘，内缘前份有前斜角肌结节，为前斜角肌腱附着处。结节的前、后方分别有锁骨下静脉和锁骨下动脉压迹（沟）。第2肋骨为过渡型。第11、12肋骨无肋结节、肋颈及肋角。第1～7对肋软骨前端与胸骨连接，称为真肋。第8～10对肋骨前端借肋软骨与上位肋软骨连接形成肋弓（costal arch），称为假肋。第11～12对肋前端游离于腹壁肌层中，称为浮肋。肋软骨位于各肋骨前端，由透明软骨构成。

（3）胸骨：胸骨（sternum）位于胸前壁正中，前凸、后凹，自上而下可分为胸骨柄、胸骨体和剑突3部分（图2-21）。胸骨柄（manubrium sterni）上宽、下窄，上缘中份为颈静脉切迹（jugular notch），两侧有锁切迹与锁骨相连结，外侧缘上份接第1肋。柄与体连接处微向前突，称为胸骨角（sternal angle），可在体表扪及，两侧平对第2肋，向后平对第4胸椎体下缘，是重要的体表标志。胸骨体（body of sternum）呈长方形，外侧缘接第2～7肋软骨。剑突（xiphoid process）扁而薄，形状变化较大，下端游离。

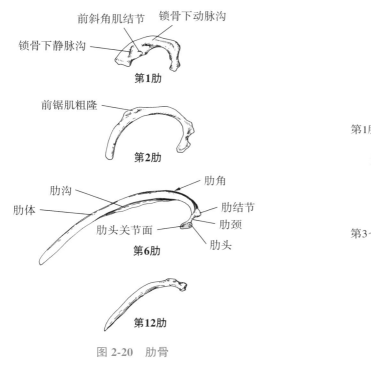

图 2-20　肋骨

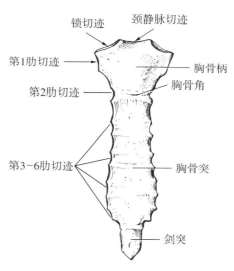

图 2-21　胸骨（前面）

2. 胸廓的骨连结　胸廓的骨连结包括肋椎关节、胸肋关节、胸椎间的连结。

（1）肋椎关节：肋椎关节为肋骨与胸椎之间的连结，包括肋头关节和肋横突关节（图2-22）。肋头关节由肋头的关节面与相邻胸椎椎体边缘的肋凹构成，有肋头辐状韧带和关节内韧带加强；肋横突关节由肋结节与相应胸椎的横突肋凹构成，有肋横突韧带、肋横突上韧带及肋横突外侧韧带等加强。肋椎关节为微动关节，运动时肋骨沿肋头至肋结节轴线旋转，使肋前部上升或下降、肋体外翻或回位，使胸廓前后径、左右径增大或缩小，从而改变胸腔容积，助肺通气。

（2）胸肋关节：胸肋关节由第2～7肋软骨与胸骨相应的肋切迹构成，属微动关节。第1肋与胸骨柄之间的连结是一种特殊的不动关节，第8～10肋软骨的前端不直接与胸骨相连，而是依次与上位肋软骨形成软骨连结，构成肋弓，第11和12肋的前端游离于腹壁肌肉之中。

（3）胸椎间的连结：可分为椎体间和椎弓间的连结（图2-23）。

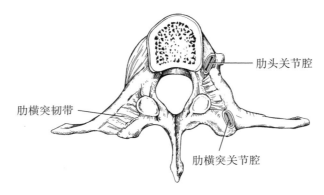

图 2-22 肋椎关节

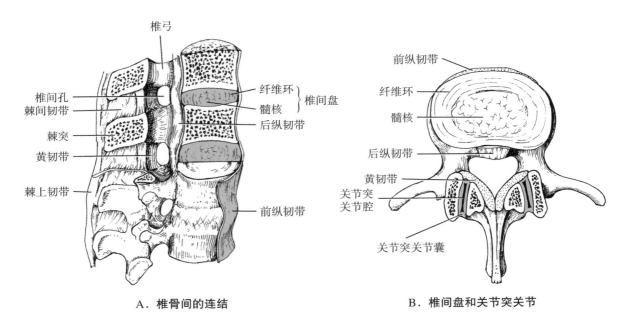

A. 椎骨间的连结

B. 椎间盘和关节突关节

图 2-23 椎骨间的连结

1）椎体间的连结：胸椎椎体之间借椎间盘、前纵韧带和后纵韧带相连。椎间盘（intervertebral disc）是连结相邻两个椎体的纤维软骨盘，由中央部的髓核和周围部的纤维环两部分构成。髓核是柔软而富有弹性的胶状物质，为胚胎时脊索的遗迹。纤维环由多层纤维软骨环以同心圆形式排列组成，牢固连结相邻椎体上、下面，保护髓核并限制髓核向周围膨出。椎间盘可缓冲外力对脊柱的震荡，亦可增加脊柱的运动幅度。脊柱胸部的椎间盘较颈部和腰部薄，因此胸椎活动度相对较小。前纵韧带（anterior longitudinal ligament）是紧贴椎体与椎间盘前面的纤维束，宽而坚韧，上起枕骨大孔前缘，下达第 1 或第 2 骶椎椎体，有防止脊柱过度后伸和椎间盘向前脱出的作用。后纵韧带（posterior longitudinal ligament）位于椎管内椎体的后面，窄而坚韧，起于枢椎，下达骶骨，有限制脊柱过度前屈的作用。

2）椎弓间的连结：包括椎弓板、棘突、横突间的韧带连结和上、下关节突关节。黄韧带（ligamenta fava）位于椎管内，连结相邻两椎弓板，协助围成椎管，并有限制脊柱过度前屈的作用。棘间韧带（interspinal ligament）是连结相邻棘突间的薄层纤维，附着于棘突根部到棘突尖，向前与黄韧带、向后与棘上韧带相移行。棘上韧带（supraspinal ligament）是连结胸腰椎各棘突尖之间的纵行韧带，向前与棘间韧带融合，二者都有限制脊柱前屈的作用。横突间韧带（intertransverse ligament）是位于相邻椎骨横突间的纤维索，部分与横突间肌混合。关节突关节（zygapophysial joint）由相邻椎骨的上、下关节突的关节面构成，属平面关节，可做轻微滑动运动。

3．骨性胸廓的整体观　成人骨性胸廓近似圆锥形，上窄、下宽，左右径大于前后径。胸廓有上、下两口和前、后、外侧壁。胸廓上口较小，是胸腔与颈部的通道，由胸骨柄上缘、第1肋和第1胸椎体围成。受第1肋向前下方倾斜的影响，胸廓上口平面亦向前下倾斜，因此胸骨柄上缘约平对第2胸椎体下缘。胸廓下口宽而不整，由剑突、两侧的肋弓、第11肋前端、第12肋下缘及第12胸椎围成。两侧肋弓在胸骨下端构成的交角称为胸骨下角。胸骨下角的尖部有剑突，剑突又将胸骨下角分成左、右剑肋角。剑突尖约平对第10胸椎体下缘。胸廓前壁最短，由胸骨、肋软骨及肋骨前端构成。后壁较长，由胸椎和肋角内侧的部分肋骨构成。外侧壁最长，由肋骨体构成。相邻两肋之间的间隙称为肋间隙（intercostal space）（图2-24）。

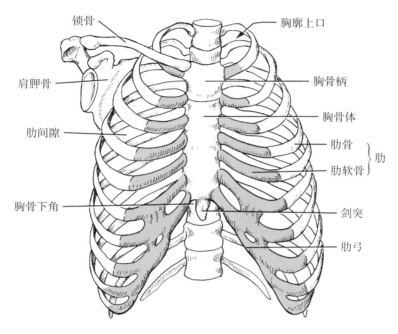

图 2-24　胸廓

胸廓的形状和大小与年龄、性别、健康状况和从事的职业等因素有关。新生儿的胸廓左右径较小，肋平举，呈桶状。随年龄的增长及呼吸运动的增强，肋逐渐下降，胸腔左右径逐渐增大。至13～15岁时，肋的外形与成人相似，胸廓开始出现性别差异。女性胸廓短而圆，胸骨较短，上口更为倾斜，胸廓容积较男性小。部分老人可因肋软骨钙化、弹性减小、运动减弱等，致胸廓下陷并变扁、变长。

（二）呼吸肌

呼吸肌由吸气肌和呼气肌构成。

1．吸气肌　使胸廓扩大产生吸气动作的肌为吸气肌，分为主要吸气肌和辅助吸气肌，前者包括膈和肋间外肌；后者包括胸大肌，胸小肌，锁骨下肌，前锯肌，胸锁乳突肌，前、中、后斜角肌以及肋提肌等。

（1）膈：膈（diaphragm）是分隔胸、腹腔的扁肌，呈穹隆形（图2-25）。膈的肌纤维分三部起自胸廓下口的周缘和腰椎前面：胸骨部起自剑突后面；肋部起自下6对肋骨和肋软骨；腰部以左、右两个膈脚起自上2～3个腰椎，以及腰大肌表面的腱性组织（内侧弓状韧带）和腰方肌表面的腱性组织（外侧弓状韧带）。各部肌纤维向中央移行于中心腱。膈上有3个裂孔：①第12胸椎前方，左右两膈脚与脊柱之间有主动脉裂孔，其内有主动脉和胸导管通过；②主动脉裂孔的左前上方，约平第 10 胸椎，有食管裂孔，其内有食管和迷走神经通过；③食管裂孔右前上方的中心腱内有腔静脉孔，约平第 8 胸椎，有下腔静脉通过。膈的起点之间通常留有三角形小区，无肌纤维，仅覆以结缔组织，为薄弱区。胸骨部与肋部起点之间的区域称为胸肋三角，肋部与腰部起点之间的区域称为腰肋三角，腹压增高时，腹腔脏器可能经这些薄弱区突入胸腔形成膈疝。

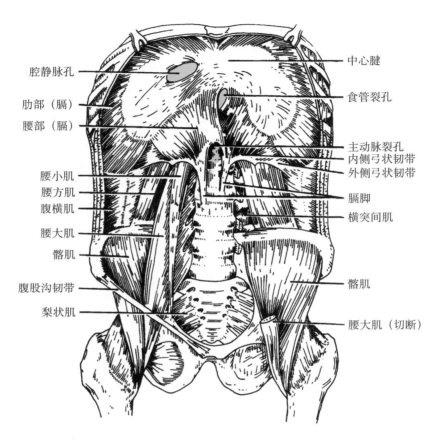

图 2-25　膈和腹后壁肌

膈为主要的吸气肌，收缩时膈穹窿下降，推动腹腔脏器下移，增大胸腔的上下径，使胸腔容积扩大，助吸气。当用力吸气至膈穹窿降低到达极限时（此时腹部脏器不能再下移），膈强有力的收缩可以膈穹隆为支点上抬胸廓，使胸腔前后径和左右径都增大，促进深吸气。

膈的运动受膈神经支配，颈、胸部手术损伤膈神经时，可致损伤侧膈瘫痪。若损伤双侧膈神经，将导致呼吸困难，甚至窒息。除膈神经外，少数人可能存在副膈神经，这种情况下，膈神经损伤导致的膈瘫痪将是不完全性的。

（2）肋间外肌：肋间外肌（intercostales externi）共 11 对，位于肋间隙浅层，起自上一肋下缘，肌束斜向前下，止于下一肋上缘（图 2-27，图 2-30）。其前部肌纤维仅达肋骨与肋软骨的结合处，在肋软骨间隙处移行为一片结缔组织膜，称为肋间外膜。肋间外肌收缩使肋的前部上提，增大胸腔的前后径，同时肋体外翻，增大胸腔左右径，助吸气。

（3）胸大肌：胸大肌（pectoralis major）位于胸壁浅层，是宽而厚的扁肌，起自锁骨的内侧半、胸骨和第 1～6 肋软骨等处，呈扇形覆盖于胸廓前壁的大部，各部肌束聚合向外以扁腱止于肱骨大结节嵴（图 2-26）。胸大肌可使肩关节内收、旋内和前屈。当上肢固定时，可上提肋，助深吸气。

（4）胸小肌：胸小肌（pectoralis minor）位于胸大肌深面，呈三角形，起自第 3～5 肋骨，向外上方止于肩胛骨喙突（图 2-26）。当肩胛骨固定时，可上提肋，助深吸气。

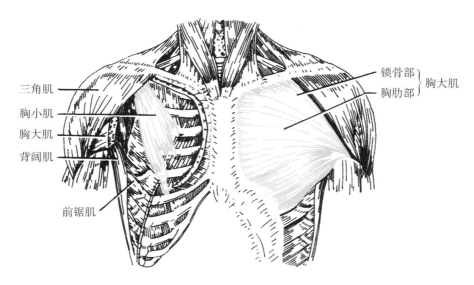

图 2-26　胸肌

（5）锁骨下肌：此肌在人类为一退化的小肌，位于锁骨的下面，起自第 1 肋及其肋软骨，肌纤维斜向外上方止于锁骨近肩峰端的下面，介于喙锁韧带及肋锁韧带止点处之间。当上肢带固定时，上提第 1 肋，助深吸气。

（6）前锯肌：前锯肌（serratus anterior）为宽大的扁肌，位于胸廓侧壁，以数个肌齿起自上 8 个或 9 个肋骨，肌束斜向后上内，经肩胛骨的前方，止于肩胛骨内侧缘和下角（图 2-27）。当肩胛骨固定时可上提肋骨，助深吸气。

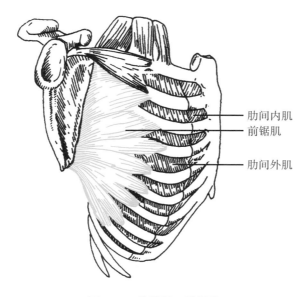

图 2-27　前锯肌、肋间肌

（7）胸锁乳突肌：胸锁乳突肌（sternocleidomastoid）位于颈部两侧，大部分为颈阔肌所覆盖，以两个头分别起自胸骨柄前面和锁骨的胸骨端，两头会合斜向后上方，止于颞骨乳突（图 2-28）。一侧胸锁乳突肌收缩使头向同侧倾斜，脸转向对侧；两侧收缩可使头后仰。当头部固定时，可上提胸骨，助深吸气。

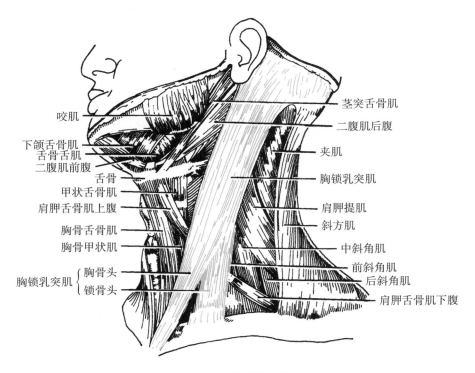

咬肌
下颌舌骨肌
舌骨舌肌
二腹肌前腹
舌骨
甲状舌骨肌
肩胛舌骨肌上腹
胸骨舌骨肌
胸骨甲状肌
胸锁乳突肌 { 胸骨头
　　　　　　锁骨头

茎突舌骨肌
二腹肌后腹
夹肌
胸锁乳突肌
肩胛提肌
斜方肌
中斜角肌
前斜角肌
后斜角肌
肩胛舌骨肌下腹

图 2-28　胸锁乳突肌

（8）前、中、后斜角肌：均起自颈椎横突，前、中斜角肌止于第 1 肋，后斜角肌止于第 2 肋（图 2-29）。当颈部固定时，两侧肌同时收缩可上提第 1、2 肋，助深吸气。

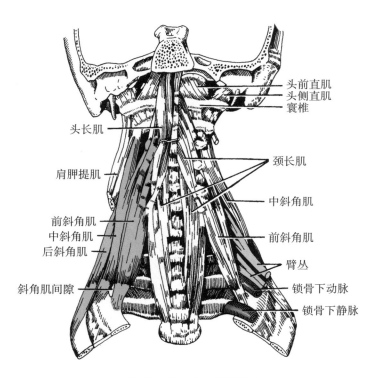

头长肌
肩胛提肌
前斜角肌
中斜角肌
后斜角肌
斜角肌间隙

头前直肌
头侧直肌
寰椎
颈长肌
中斜角肌
前斜角肌
臂丛
锁骨下动脉
锁骨下静脉

图 2-29　前、中、后斜角肌

（9）肋提肌：肋提肌呈三角形，位于脊柱的两侧，共 12 对。起自第 7 颈椎和第 1 至第 11 胸椎横突尖，肌纤维斜向外下方，止于下位肋肋结节外侧的肋上缘。其上 8 对肌称为肋短提肌；下

4 对肌的肌束较长，越过一个肋，止于下一个肋，称为肋长提肌。肋提肌收缩可提肋助吸气。

2. 呼气肌 使胸廓缩小产生呼气动作的肌为呼气肌，也有主要呼气肌和辅助呼气肌之分，前者包括肋间内肌、肋间最内肌、胸横肌和肋下肌，后者包括腹外斜肌、腹内斜肌、腹横肌、腹直肌等。

（1）肋间内肌：肋间内肌（intercostales interni）位于肋间外肌深面，起自下位肋的上缘，止于上位肋的下缘，肌束方向由后下行向前上，与肋间外肌纤维方向几乎垂直。该肌前部肌束达胸骨外侧缘，后部肌束只到肋角，自此向后移行为肋间内膜（图 2-27，图 2-30）。肋间内肌收缩时可降肋，助呼气。

（2）肋间最内肌：位于肋间内肌的深面，肌束方向和作用与肋间内肌相同。肋间最内肌仅存在于肋间隙中份，其收缩可降肋，助呼气。

（3）胸横肌：位于胸前壁的内面，起自胸骨下部，纤维向上外，止于第 2 ~ 6 肋的内面。胸横肌收缩时，拉肋骨向下，助呼气。

（4）肋下肌：位于胸廓后壁肋间内肌后内侧部的深面，数量极不恒定，肌纤维方向与肋间内肌相同，但肌纤维较后者长，常跨过一个或两个肋，其作用与肋间内肌相同，助呼气。

（5）腹外斜肌：为宽阔扁肌，位于腹前外侧壁的浅层，以 8 个齿起自下 8 个肋骨的外面，与前锯肌、背阔肌的肌齿交错，肌纤维斜向前下，后部肌束向下止于髂嵴前部，其余肌束向内移行为腱膜，经腹直肌的前面，并参与构成腹直肌鞘的前层，止于腹白线（图 2-30）。腹外斜肌腱膜的下缘卷曲增厚，连于髂前上棘与耻骨结节之间，称为腹股沟韧带（inguinal ligament）。腹外斜肌的作用是下拉肋，助呼气。

（6）腹内斜肌：位于腹外斜肌深面，起始于胸腰筋膜、髂嵴和腹股沟韧带的外侧 1/2，肌束呈扇形，后部肌束几乎垂直上升止于下位 3 个肋；大部分肌束向前方延为腱膜，在腹直肌外侧缘分为前、后两层包裹腹直肌，参与构成腹直肌鞘的前层及后层，终于腹白线；腹内斜肌下部起于腹股沟韧带的肌束行向前下，越过精索前面，延续为腱膜，与腹横肌腱膜会合形成腹股沟镰（inguinal falx）或称联合腱（conjoint tendon），止于耻骨梳内侧端及耻骨结节附近（图 2-30）。腹内斜肌的作用是下拉肋，助呼气。

（7）腹横肌：位于腹内斜肌深面，起自下 6 个肋软骨的内面、胸腰筋膜、髂嵴和腹股沟韧带的外侧 1/3，肌束横行向内延续为腱膜，腱膜参与组成腹直肌鞘后层，止于腹白线（图 2-30）。腹横肌收缩可下拉肋，助呼气。

（8）腹直肌：位于腹前壁正中线的两旁，居腹直肌鞘中，为上宽、下窄的带形多腹肌，起自耻骨联合和耻骨嵴，肌束向上止于胸骨剑突和第 5 ~ 7 肋软骨前面。肌的全长被 3 ~ 4 条横行的腱划分成几个肌腹（图 2-30）。腹直肌收缩时，下拉胸骨和肋，助呼气。

上述腹肌在用力呼气时除下拉肋或胸骨外，还可提高腹内压，使膈穹隆进一步上升，从而缩短胸廓的上下径。此外，腹肌、膈及关闭声门的喉肌协同收缩时，可同时增加胸内压和腹压，协助排便、呕吐、咳嗽、喷嚏及分娩等活动。

（三）呼吸运动

呼吸肌收缩和舒张所引起的胸廓节律性扩大和缩小称为呼吸运动（respiratory movement），其中扩大为吸气运动（inspiratory movement），缩小为呼气运动（expiratory movement）。平静呼吸时，吸气运动由膈和肋间外肌收缩来完成。膈收缩使膈穹隆降低，增大胸腔上下径；肋间外肌收缩使肋的前部上提、肋体外翻，增大胸腔的前后径和左右径。胸腔容积的扩大导致肺内压低于大气压，外界气体进入肺内，完成吸气。平静呼吸时，呼气运动由膈和肋间外肌舒张来完成。膈和肋间外肌舒张，胸廓和肺在肺的弹性回缩力作用下回缩，容积缩小，使肺内压高于大气压，肺内气体被呼出，完成呼气。所以，平静呼吸时呼气是被动的。

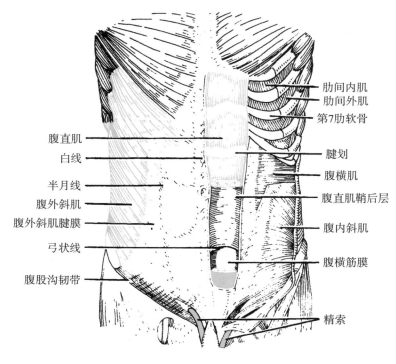

腹直肌
白线
半月线
腹外斜肌
腹外斜肌腱膜
弓状线
腹股沟韧带

肋间内肌
肋间外肌
第7肋软骨
腱划
腹横肌
腹直肌鞘后层
腹内斜肌
腹横筋膜
精索

图 2-30　腹前壁肌

（陈　旦　方　璇）

第二节　呼吸系统的组织结构

案例 2-3

刘某，男性，70 岁。主诉：秋冬季咳嗽、咳痰 12 年，加重 1 周，胸闷、气促入院。
现病史：患者有吸烟史 20 年，慢性咳嗽史 12 年，每年冬季咳嗽加重，晨起或夜间痰多。曾多次因咳嗽、气急、发热而住院，经 X 线检查诊断为"慢性支气管炎急性发作"，每次均经抗感染治疗而愈。1 周前感冒后咳嗽、气急加重，咳黄痰，不发热，精神和饮食欠佳。血象：白细胞 15×10^9/L，中性粒细胞 8.9×10^9/L，淋巴细胞 1.1×10^9/L。查体：桶状胸，双肺呼吸音粗，未闻及干、湿啰音。心脏查体无异常。

初步诊断：慢性支气管炎急性发作伴肺气肿。

问题：
请结合病历分析上述病变的结构基础以及出现上述临床症状的原因。

案例 2-3 解析

呼吸系统分为导气部和呼吸部。导气部包括从鼻腔到肺内的终末细支气管，可传导气体，具有防御和保持气道通畅的作用。呼吸部包括从肺内的呼吸性细支气管至末端的肺泡，是气体交换的场所。随着人体从胚胎发生发育到出生后的继续发育，再到成年和衰老，呼吸系统器官的组织结构也经历了分化发育和成熟乃至衰老等变化。

Note

一、鼻腔

鼻由骨和软骨作为支架，是呼吸道的起始部，其表面皮肤较厚。鼻腔分为鼻前庭和固有鼻腔两部分，鼻表面的皮肤较厚，皮下组织少。鼻腔由上皮和固有层构成，鼻腔的鼻中隔表面及外侧壁3个鼻甲的表面均覆以黏膜。

（一）鼻前庭

鼻前庭为由鼻翼所围成的腔隙，前部为有毛区，表面被覆角化的复层扁平上皮，有鼻毛、皮脂腺和汗腺，鼻毛能阻挡吸入空气中的尘粒，是过滤吸入空气的第一道屏障。鼻前庭的后部为无毛区，表面被覆未角化的复层扁平上皮。鼻前庭黏膜深层与软骨膜直接相贴，因其组织致密，在发生疖肿时疼痛剧烈。

（二）固有鼻腔

固有鼻腔由骨性和软骨性鼻腔构成，固有鼻腔较狭窄，内表面覆以黏膜，黏膜内富含血管丛，可以温暖和湿润吸入的空气，从而保护下呼吸道。黏膜表面的黏液可黏附空气中的异物颗粒，经上皮纤毛的定向摆动，将黏液和异物颗粒通过咽部排出；黏液还能吸附一部分可溶性气体，起一定的净化空气作用。根据黏膜的结构和功能特点，可将其分为呼吸部和嗅部。

1. 呼吸部　呼吸部（respiratory region）黏膜包括下鼻甲、中鼻甲、鼻道及鼻中隔中下部的黏膜，表面呈粉红色。黏膜上皮以假复层纤毛柱状上皮为主，由柱状细胞、杯状细胞和基细胞组成。柱状细胞呈高柱状，包括纤毛细胞和无纤毛细胞两种类型；杯状细胞较为分散，细胞形状不一，主要取决于胞质内的黏原颗粒数量、分布及分泌状况。固有层为疏松结缔组织，纤维较细，细胞种类较多，包括肥大细胞、嗜碱性粒细胞、嗜酸性粒细胞、浆细胞和淋巴细胞等。固有层内还有丰富的血管、神经和腺体，腺体包括浆液腺、黏液腺和混合腺，导管开口于黏膜表面。浆液腺分泌的浆液对吸入鼻腔内的空气起充分的湿润作用，从而保护呼吸道。腺分泌物与杯状细胞分泌物参与形成黏膜表面的黏液毯，后者覆盖于纤毛上，纤毛向咽部快速摆动，将黏液毯黏附的颗粒物推向咽部而被咳出。呼吸部黏膜的血液供应较丰富，静脉丛较发达，正常情况下的静脉丛呈收缩状态，可发生反射性扩张。呼吸部黏膜的血液供应和腺体分泌可对吸入空气起加温和湿润作用。交感神经和副交感神经控制并调节鼻黏膜的血管运动和腺体分泌，交感神经兴奋使血管收缩，副交感神经兴奋使血管扩张、鼻黏膜分泌物增多。鼻部过敏反应或炎症可使静脉丛异常充血，黏膜肿胀，鼻道变窄，最终限制气体的通过。

2. 嗅部　嗅部（olfactory region）黏膜位于鼻腔顶部，每侧面积约1 cm²，活体时呈棕黄色，与粉红色的呼吸黏膜区分明显。嗅黏膜由嗅上皮和固有层组成，嗅上皮被覆假复层柱状上皮，起源于外胚层的嗅基板，由嗅细胞、支持细胞和基细胞组成，基膜较薄。

（1）嗅细胞（olfactory cell）：位于支持细胞之间，是特化的双极神经元，是嗅觉传导通路中的第一级神经元，也是机体内唯一暴露于外界的神经元，能够感受嗅觉且具有再生能力。细胞呈梭形，镶嵌在支持细胞之间。细胞分三部分，即树突、胞体和轴突，细胞核位于细胞中部。树突从细胞体顶端伸出，伸至上皮表面的黏液层内，末端膨大成球状，称为嗅泡，从嗅泡伸出10～30根较长的静纤毛，称为嗅毛，每个嗅泡有10～30根嗅毛，嗅毛呈倒伏状，平行于嗅上皮表面，浸埋于嗅黏膜表面的黏液层内，由于嗅毛内的微管缺乏动力臂，故嗅毛无摆动性。嗅毛为嗅觉感受器，能接受不同化学物质的刺激，传入中枢，产生嗅觉。嗅细胞的基部向基膜方向伸出轴突进入固有层内，集合成束，被施万细胞包裹形成嗅丝，即嗅神经。嗅细胞中存在能与气味物质相结合的受体，每个细胞可能含一种或几种类型的受体。嗅觉的灵敏度称为嗅阈，不同物种或个体间嗅阈的差异较大，一般女性低于男性，成人低于儿童，感冒及长期吸烟可导致嗅觉灵敏度降低，缺乏对某种化学物质的嗅觉能力，称为嗅盲或嗅觉缺损。

（2）支持细胞（supporting cell）：呈高柱状，位于嗅细胞之间，其顶部宽大，基部较细，游离面有许多微绒毛。细胞核位于嗅上皮的浅部，染色较嗅细胞浅。胞质内含黄色色素颗粒，因而嗅黏膜呈黄色。支持细胞除了起支持、营养和分隔嗅细胞的作用外，还可将相邻的嗅细胞分隔开，使每个嗅细胞成为一个功能单位，并可引导新生嗅细胞的生长，对嗅细胞的活动起一定的调节作用。

（3）基细胞（basal cell）：位于上皮基底部，细胞较小、呈锥形，在上皮损伤后的修复过程中，可增殖分化为支持细胞和嗅细胞。嗅上皮内嗅细胞的数量随机体发育及年龄增长而逐渐减少，嗅觉敏感度也逐渐降低，鼻腔病毒感染或应用抗肿瘤药可导致嗅细胞减少甚至消失。

嗅黏膜的固有层较薄，可见嗅神经、三叉神经的分支及嗅腺。嗅腺为浆液性腺，其分泌物经导管排到鼻腔内，可溶解空气中的化学物质，清洗上皮表面，以保持嗅细胞感受刺激的敏感性。慢性鼻炎患者的嗅腺可呈黏液性化生，导致分泌浆液的功能下降，发生嗅觉障碍。

二、喉

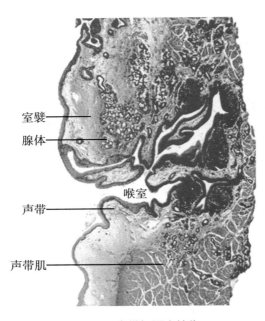

图 2-31　喉纵切面光镜像

喉是颈部一个以软骨为支架的器官，软骨之间以韧带、肌肉和关节相连而构成，喉上端与咽相连，下接气管，具有呼吸、发声和其他多种功能。喉的内面衬覆黏膜，与舌根、咽以及气管的黏膜相延续，侧壁有上下两对黏膜皱襞，即前庭襞和声襞，前庭襞和声襞之间的腔称为喉室（图 2-31），一对前庭襞之间的裂隙为前庭裂，一对声襞之间的裂隙为声门裂。会厌软骨连于喉前壁，形似树叶，会厌舌面及喉面上部的黏膜上皮为复层扁平上皮，内有味蕾，喉面的基部覆盖假复层纤毛柱状上皮。固有层的疏松结缔组织中有较多弹性纤维，并有混合腺和淋巴组织，固有层的深部与会厌软骨的软骨膜相连。

声襞由前部的游离缘（膜部）和后部的基部（软骨部）构成。膜部黏膜表面是复层扁平上皮，覆盖在从声襞游离缘顶点向声襞上下面延伸 1.5 ～ 3 mm，其余部分覆以假复层纤毛柱状上皮。固有层较厚，其浅部为疏松结缔组织；中层与深层分别以弹性纤维和胶原纤维为主，构成声韧带，是发声的主要结构之一。固有层下方的骨骼肌为声带肌。无明显的肌腱，能调节声襞和声韧带的张力。声襞、声韧带、声带肌共同组成声带。声带振动主要发生在膜部，此处也是声带小结、息肉和水肿等病变的好发部位。声带在人从出生至 20 岁时处于生长发育阶段；30 岁后声带出现退行性变化，上皮细胞层变薄，基底细胞出现空胞化；黏膜固有层的浅层水肿、增厚，中层弹性纤维萎缩而变薄，深层胶原纤维肥厚；声带肌纤维变细，肌纤维细胞数目减少，并且这些变化以白肌为主，红肌变化相对较小。

三、气管和主支气管

气管与支气管是连接喉和肺的通道，二者的管壁结构相似，管壁由内向外分别为黏膜、黏膜下层和外膜三层。

（一）黏膜

黏膜结构包括上皮和固有层，上皮表面为假复层纤毛柱状上皮（图 2-32），由纤毛细胞、杯状细胞、基细胞、刷细胞和弥散神经内分泌细胞组成。此外，还有少量粒细胞和淋巴细胞。

1. **纤毛细胞（ciliated cell）**　数量最多，分布最广，呈柱状，每个纤毛细胞游离面有密集的纤毛，约 300 根，每根纤毛长约 6 pm，并随管径变小而逐渐变短（图 2-33）。纤毛向咽部呈波浪状定向摆动，具有清除异物和净化空气的功能，可将表面黏液和黏附的尘埃颗粒、细菌等异物推向咽部，然后咳出。纤毛的摆动有一定的频率，受其表面黏液的黏度、温湿度，以及机体心率和呼吸频率等状态的影响。除了感染病原体外，一些慢性刺激如吸烟、刺激性烟雾、粉尘、大气污染等，可损伤气管、支气管的黏膜上皮，使纤毛相互粘连、变短和倒伏，纤毛数量减少，最终导致慢性支气管炎症等呼吸症状的发生。

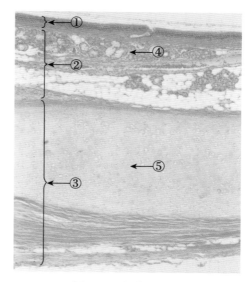

图 2-32　气管光镜像
①黏膜；②黏膜下层；③外膜；
④气管腺；⑤透明软骨

2. **杯状细胞（goblet cell）**　数量约为纤毛细胞的 1/5，散在分布于纤毛细胞之间，其细胞顶部的胞质内分泌物如黏原颗粒、颗粒内含物等与管壁内混合腺的分泌物在管腔表面共同组成黏液性屏障，可黏附或溶解空气中的异物颗粒或吸入的 SO_2 等有毒气体。当发生慢性气管炎、支气管炎时，杯状细胞的数量明显增多（图 2-33）。

3. **基细胞（basal cell）**　位于上皮深部，细胞体积较小，呈锥体形。基细胞是一种干细胞，可增殖分化为其他类型的细胞，如纤毛细胞和杯状细胞。

4. **刷细胞（brush cell）**　是无纤毛的柱状细胞（图 2-33），散在分布于上皮基部，核呈圆锥形，细胞游离面有许多细小的、排列整齐的、形如刷状的微绒毛。细胞质内含有丰富的粗面内质网，无分泌颗粒。刷细胞的功能尚未确定。研究表明，刷细胞基部存在与感觉神经末梢共同形成的突触，因此刷细胞可能具有感受刺激的功能。

5. **弥散神经内分泌细胞（diffuse neuroendocrine cell）**　又称小颗粒细胞，数量少，呈锥体形或卵圆形，单个或成团散在分布于呼吸道上皮深部，相邻细胞之间有桥粒和紧密连接，HE 染色标本中不易与基细胞相区别。电镜下可见细胞质内含有许多致密核心颗粒。免疫细胞化学研究证明，颗粒内含有 5-羟色胺、铃蟾肽（蛙皮素）、降钙素、脑啡肽等物质，可经旁分泌作用参与调节呼吸道和血管壁平滑肌收缩以及腺体的分泌。在叶支气管至细支气管的上皮内，特别是小支气管分支处，可见小颗粒细胞成群分布，与神经纤维构成神经上皮小体（neuroepithelial body）。

在光镜下可明显观察到上皮与固有层之间存在一层基膜，是气管上皮的特征之一。固有层为疏松结缔组织，弹性纤维较多，纤维密集，含有许多淋巴细胞、浆细胞和肥大细胞，亦含有较多的血管和淋巴管。浆细胞能合成免疫球蛋白 A（immunoglobulin A，IgA），当 IgA 通过黏膜上皮时，与上皮细胞产生的分泌片结合形成分泌性免疫球蛋白 A（secretory immunoglobulin A， sIgA），释放入管腔内，发挥免疫防御作用。在固有层和黏膜下层移行处含有丰富的弹性纤维。

知识拓展：大鼠气管
上皮扫描电镜像

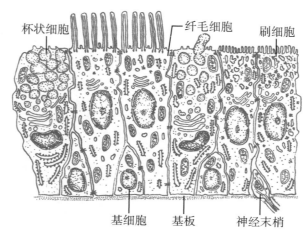

图 2-33　气管上皮电镜结构模式图

（二）黏膜下层

黏膜下层为疏松结缔组织，与固有层及外膜之间无明显界限。黏膜下层含有血管、淋巴管、神经和较多的气管腺（tracheal gland）。气管腺（图 2-32）为混合性腺，其黏液性腺泡分泌的黏液与杯状细胞分泌的黏液共同形成较厚的黏液层，覆盖在黏膜表面；气管腺的浆液性腺泡分泌的稀薄液体，位于黏液层下方，有利于纤毛的正常摆动。黏膜下层内亦有弥散淋巴组织和淋巴小结。

黏膜下层中还分布有浆细胞，其中 80% 左右是 Ig 生成细胞，能够合成免疫球蛋白 IgA 以及 J 链分子，在通过黏膜上皮时，可与上皮细胞表面的分泌成分结合，形成分泌型免疫球蛋白（sIgA），分泌到外分泌液中，成为黏膜免疫的主要抗体。sIgA 能防止某些细菌特别是链球菌黏附在黏膜表面，破坏抗原，抑制病原体对上皮细胞的侵害。此外，sIgA 还能与溶菌酶协同，增强肺中巨噬细胞的吞噬能力。新生儿呼吸系统几乎不含有 sIgA，随着年龄增长，sIgA 开始合成并逐渐增多。

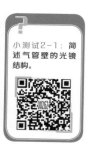

小测试2-1：简述气管壁的光镜结构。

（三）外膜

人的气管和支气管外膜较厚，由 16 ~ 20 个 "C" 形的透明软骨环（图 2-32）和疏松结缔组织构成，软骨环之间以弹性纤维组成的韧带相连接，使气管保持通畅并有一定弹性。软骨呈马蹄形，软骨环的缺口处于气管后壁，内有弹性纤维组成的膜状韧带、平滑肌束和较多的气管腺。咳嗽时平滑肌收缩，气管腔缩小，有助于清除痰液，保持管腔通畅。

四、肺

肺是机体与外界进行气体交换的器官。肺表面被覆光滑的浆膜，即胸膜脏层，可以分泌少量浆液至胸膜腔，浆液能够减少肺在呼吸时与胸壁的摩擦，浆膜结缔组织将肺分成许多小叶。肺组织分为实质和间质两部分，间质即肺内结缔组织及其中的血管、淋巴管和神经等，实质包括肺内支气管的各级分支及终末的大量肺泡。支气管由肺门进入肺内后反复分支形成一系列树枝状分支管道，故称支气管树。支气管树的分支通常分为24级，以气管为0级，支气管为1级，以下的分支依次分级，分别为叶支气管（第2级）、段支气管（第3、4级）、小支气管（第5 ~ 10级）、细支气管（第 11 ～ 13 级）、终末细支气管（第 14 ～ 16 级）、呼吸性细支气管（第 17 ～ 19 级）、肺泡管（第 20 ～ 22 级）、肺泡囊（第 23 级）和肺泡（第 24 级）。从叶支气管到终末细支气管构成肺的导气部。终末细支气管再继续分支为呼吸性细支气管、肺泡管、肺泡囊和肺泡，由于呼吸性细支气管以下各段均存在肺泡，故构成肺的呼吸部。每一细支气管连同其各级分支和肺泡组成一个肺小叶（pulmonary lobule），每叶肺有 50 ～ 80 个肺小叶，呈不规则锥体形，其尖端朝向肺门，底面朝向肺表面，小叶之间有结缔组织构成的小叶间隔，透过胸膜脏层可见肺小叶底部的轮廓，直径约 1.0 cm。肺小叶是肺的基本结构单位，临床上将仅累及若干肺小叶的炎症称为小叶性肺炎，而累及肺段、肺叶的大范围炎症称为大叶性肺炎。

（一）肺导气部

肺的导气部是流通气体的管道，包括叶支气管到终末细支气管，随着各段管道逐步分支，管径渐细，管壁变薄，结构趋于简单。肺内支气管到终末支气管的总横截面积是肺外支气管的 30 倍，管径总截面面积迅速增加，空气分散形成层流，气流阻力骤然下降，使吸入的空气均匀地分布到所有的肺泡内。

1. 叶支气管至小支气管　叶支气管（lobar bronchus）至小支气管（small bronchus）管壁结构与主支气管相似，但管径渐细，管壁渐薄，管壁 3 层结构分界渐不明显。结构发生的移行性改变如下（图 2-34）。

（1）黏膜上皮：为假复层纤毛柱状上皮，随管径变细，上皮由高变低，杯状细胞逐渐减少。

（2）固有层：变薄，其外侧出现少量环形平滑肌束。

（3）黏膜下层：腺体数量逐渐减少。

（4）外膜：结缔组织内的软骨由"C"形软骨环变为不规则的软骨片，且数量减少，使支气管呈圆筒状。

2. 细支气管　细支气管（bronchiole）管径为 1.0 mm 左右，黏膜上皮由起始段的假复层纤毛柱状上皮逐渐变为单层柱状纤毛上皮，杯状细胞很少或消失。管壁内腺体和软骨片逐渐减少至消失，管壁环形平滑肌逐渐增多，黏膜皱襞随管径变细而逐渐明显（图 2-35）。

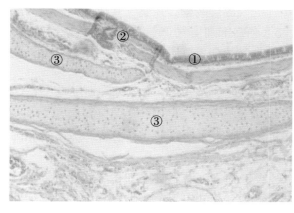
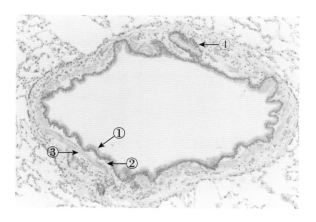

图 2-34　肺内小支气管切面结构光镜像
①上皮；②固有层；③软骨片

图 2-35　细支气管切面结构光镜像
①上皮；②固有层；③软骨片；④腺体

3. 终末细支气管　细支气管分支形成终末细支气管（terminal bronchiole），管径约为 0.5 mm，内衬单层纤毛柱状上皮，无杯状细胞。管壁内腺体和软骨片完全消失，出现完整的环形平滑肌层，黏膜皱襞更明显（图 2-36）。光镜下，终末细支气管的管壁主要由上皮和外部的平滑肌组成。其中，上皮由两种细胞组成，即数量较少的纤毛细胞和数量较多的分泌细胞（Club 细胞，曾称为克拉拉细胞，Clara cell），是一种无纤毛的柱状分泌细胞。Club 细胞游离面略高于纤毛细胞，细胞顶部呈圆锥状凸向管腔，在小支气管即已出现，在终末细支气管和呼吸性细支气管尤多。细胞顶部表面有少量微绒毛，电镜下，顶部细胞质内可见丰富的滑面内质网、糖原和分泌颗粒。Club 细胞分泌物稀薄，含有蛋白水解酶，可分解管腔中的黏液，降低分泌物的黏稠度，利于排出。Club 细胞内含有较多的氧化酶系，如细胞色素 P450 氧化酶系，可对吸入的外来毒物或某些药物进行生物转化和解毒。上皮受损时，分泌细胞能分化成纤毛细胞参与上皮修复。此外，Club 细胞还可产生分泌珠蛋白家族 1A 成员 1（secretoglobin family 1 A member 1，SCGB1A1）、表面活性物质蛋白 A（surfactant proteins A，SP-A）和表面活性物质蛋白 D（SP-D）。研究证实，SCGB1A1 具有较强的抗炎、抗肿瘤和抗毒功能，SP-A 和 SP-D 同样具有抗炎抗病毒的作用，被认为是肺部重要的天然防御分子。

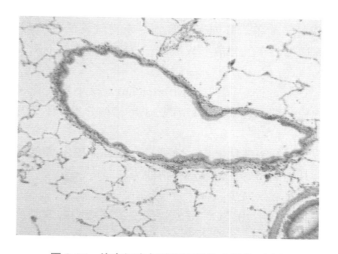

图 2-36　终末细支气管切面结构光镜像（左）

在自主神经的支配下，细支气管和终末细支气管壁中的平滑肌舒缩有改变管径及调节气流的作用，以调节进入肺小叶的气流量，因此细支气管和终末细支气管是产生气道阻力的主要部位。管壁平滑肌收缩时，管径变细，气道阻力增加，进出肺的气流量减少。在支气管哮喘等病理情况下，肺间质内的肥大细胞释放大量组胺，引起细支气管和终末细支气管平滑肌发生痉挛性收缩，导致呼吸困难而引发哮喘。慢性支气管炎患者的支气管软骨片会发生不同程度的萎缩和变性，软骨片病变可导致支气管管壁变薄，支持力减弱，特别是小支气管容易发生管壁塌陷。

（二）肺呼吸部

肺的呼吸部是呼吸系统完成气体交换的部位，包括呼吸性细支气管、肺泡管、肺泡囊和肺泡，这些组织结构的共同特点是有肺泡。

1. 呼吸性细支气管（respiratory bronchiole）　呼吸性细支气管是终末细支气管的分支，其管壁结构与终末细支气管结构相似，是导气部向呼吸部过渡的管道，其管壁上存在少量散在的肺泡开口，故自身的管壁结构不完整。每个终末细支气管可分支形成 2～3 个呼吸性细支气管，呼吸性细支气管的上皮为单层立方上皮，由纤毛细胞和 Club 细胞组成。上皮外为薄层的胶原纤维、弹性纤维及散在的平滑肌纤维（图 2-37，图 2-38）。在肺泡开口处，单层立方上皮移行为肺泡型单层扁平上皮，以立方和扁平细胞为主。

2. 肺泡管（alveolar duct）　肺泡管是呼吸性细支气管的分支，每个呼吸性细支气管分支形成 2～3 个肺泡管。肺泡管的管壁主要由肺泡（约 20 个）组成，肺泡开口于肺泡管的腔，故肺泡管自身的管壁结构很少，仅在相邻肺泡开口之间保留少许，此处在光镜下呈结节状膨大并突向管腔，表面为单层扁平或立方上皮，上皮下有弹性纤维、网状纤维和少量平滑肌纤维（图2-38）。

3．肺泡囊（alveolar sac）　肺泡囊与肺泡管连续，是由许多肺泡共同开口而围成的囊腔，每个肺泡管分支形成2～3个肺泡囊。相邻肺泡开口之间无环形平滑肌束，仅有少量结缔组织，故切片中无结节状膨大（图2-37，图2-38）。

4．肺泡（pulmonary alveolus）　肺泡为半球形小囊，是肺支气管树的终末部分，是肺进行气体交换的主要部位。肺泡为多面形囊泡（图2-39），开口于呼吸性细支气管、肺泡管和肺泡囊的管腔，构成肺的主要结构。肺泡直径约为0.2 mm，成人每侧肺有3亿～4亿个肺泡，每侧肺泡总面积可达70～80 m²。相邻肺泡紧密相贴，仅隔以薄层结缔组织，称为肺泡隔，以适应气体交换的需要。

（1）肺泡上皮：肺泡上皮细胞依其形态和功能的不同，分为Ⅰ型肺泡细胞和Ⅱ型肺泡细胞。

1）Ⅰ型肺泡细胞（type Ⅰ alveolar cell）：又称扁平肺泡细胞（squamous alveolar cell），细胞除含核部较厚外，其余部分扁平、菲薄（图2-39），厚约0.2 μm。Ⅰ型肺泡细胞数量虽然较少，但其覆盖

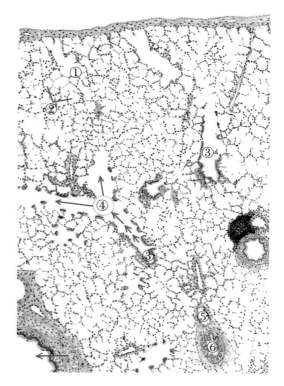

图2-37　肺光镜结构模式图
①肺泡囊；②肺泡；③呼吸性细支气管；
④肺泡管；⑤肺静脉；⑥肺动脉；⑦小支气管

了肺泡约95%的表面积，是肺与血液之间进行气体交换的部位，参与构成气-血屏障。光镜下，Ⅰ型肺泡细胞难以辨认。电镜下，相邻的Ⅰ型肺泡细胞间或与Ⅱ型肺泡细胞之间有紧密连接和桥粒，以防止组织液渗入肺泡腔。Ⅰ型肺泡细胞的细胞质内细胞器少，内有较多的吞饮小泡，细胞以吞饮方式吞入吸入空气中的微小尘粒和上皮表面活性物质，并将这些物质转运到间质内清除。Ⅰ型肺泡细胞高度分化，无分裂增生和自我修复的能力，其损伤后主要通过Ⅱ型肺泡细胞增殖分化补充。

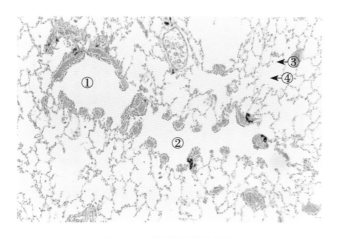

图2-38　肺呼吸部光镜像
①呼吸性细支气管；②肺泡管；③肺泡；④肺泡囊

2）Ⅱ型肺泡细胞（type Ⅱ alveolar cell）：又称颗粒肺泡细胞（granular alveolar cell），细胞较小，呈立方形或圆形，散在分布于Ⅰ型肺泡细胞之间。数量较多，但仅覆盖肺泡约5%的表面积。

细胞核圆形，细胞质着色浅，呈泡沫状（图 2-40）。电镜下，细胞游离面有少量短小的微绒毛，细胞质内富含线粒体和溶酶体，有较发达的粗面内质网和高尔基复合体，细胞核上方有较多电子密度高的分泌颗粒，颗粒大小不等，内有同心圆或平行排列的板层状结构，称为嗜锇性板层小体（osmiophilic multilamellar body），其主要成分为磷脂，以二棕榈酰卵磷脂为主，此外还有糖胺多糖及蛋白质等，由内质网合成的蛋白质在高尔基复合体内糖化，继而被组装在分泌颗粒内并与脂质结合。细胞以胞吐方式将颗粒内物质释放后，分泌物中的磷脂等成分在肺泡上皮表面铺展形成一层薄膜，称为表面活性物质，其位于肺泡上皮表面与气体之间，有降低肺泡表面张力、减少吸气时的阻力、维持肺泡大小稳定的重要作用。呼气时肺泡缩小，表面活性物质密度增加，表面张力降低，可防止肺泡塌陷；吸气时肺泡扩大，表面活性物质密度减小，表面张力增大，肺泡回缩力增大，可防止肺泡过度膨胀，故表面活性物质对稳定肺泡直径起重要作用。表面活性物质由 II 型肺泡细胞不断产生，经 I 型肺泡细胞吞饮转运，保持不断更新。除分泌表面活性物质外，II 型肺泡细胞还有分裂、增殖和分化为 I 型肺泡细胞的功能。

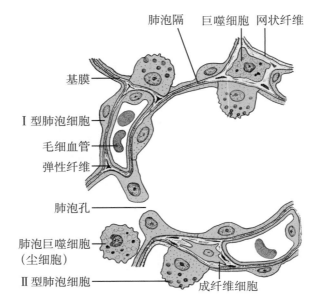

图 2-39　肺泡及肺泡孔结构模式图

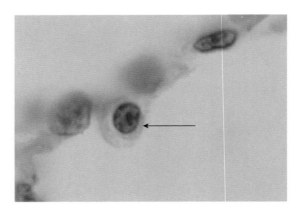

图 2-40　肺泡 II 型上皮细胞光镜像

　　表面活性物质的缺乏或变性均可引起肺不张，例如，过度通气可造成表面活性物质缺乏，吸入毒气可直接破坏表面活性物质。某些早产儿或新生儿可因 II 型肺泡细胞发育不良，表面活性物质合成和分泌障碍，致使出生后肺泡不能扩张，出现新生儿呼吸窘迫综合征（neonatal respiratory distress syndrome，NRDS）或称为新生儿肺透明膜病（hyaline membrane disease，HMD）。

（2）肺泡隔（alveolar septum）：相邻肺泡之间的薄层结缔组织构成肺泡隔，属于肺的间质成分。肺泡隔内有密集的毛细血管网（图 2-41），有利于肺泡腔中的 O_2 与毛细血管中的 CO_2 进行气体交换，该过程需通过气 - 血屏障。肺泡隔还有着丰富的弹性纤维，其弹性回缩作用可促使扩张的肺泡回缩。如果弹性纤维退化变性，例如老年性退化，或因炎症等因素破坏了弹性纤维，导致弹性纤维退化变形，肺泡弹性减弱，回缩会变差，从而影响肺的气体交换功能，最终导致肺气肿。

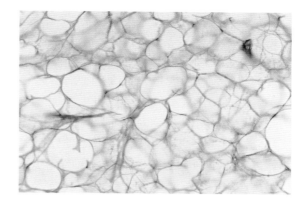

图 2-41　肺间质弹性纤维光镜像

肺泡隔内还有成纤维细胞、巨噬细胞、浆细胞、肥大细胞、毛细淋巴管和神经纤维。

（3）肺泡孔（alveolar pore）：肺泡孔是相邻肺泡之间气体流通的小孔，直径为 10 ~ 15 μm（图 2-39）。一个肺泡壁上可有一个或数个肺泡孔，其能够作为沟通相邻肺泡的孔道来均衡肺泡内气体的含量。当某个终末细支气管或呼吸性细支气管阻塞时，肺泡孔起侧支通气作用，防止肺泡萎陷。但在肺部感染时，肺泡孔也是炎症扩散的渠道。

（4）气 - 血屏障（blood-air barrier）：气 - 血屏障是肺泡内气体与血液内气体进行交换所通过的结构，由肺泡表面液体层、Ⅰ型肺泡细胞与基膜、薄层结缔组织、毛细血管基膜与连续内皮构成（图 2-39）。有的部位两层基膜相贴而融合为一层，无结缔组织成分。气 - 血屏障很薄，总厚度 0.2 ~ 0.5 μm，有利于气体交换的迅速进行，间质性肺炎时，肺泡隔内结缔组织水肿、炎症细胞浸润，使肺换气功能发生障碍。

知识拓展：肺腺泡

（三）肺间质和肺巨噬细胞

肺内结缔组织及其中的血管、淋巴管和神经构成肺间质。肺间质主要分布于支气管树的周围，随支气管树分支增加，间质逐渐减少。肺间质的组成与一般疏松结缔组织相同，但有较多的弹性纤维和巨噬细胞。

肺巨噬细胞（pulmonary macrophage）由单核细胞演化而来，广泛分布于肺间质内，在细支气管以下的管道周围和肺泡隔内较多，有的游走进入肺泡腔中。肺巨噬细胞具有高度活跃的吞噬、免疫和产生多种生物活性物质的功能，能清除进入肺泡和肺间质的尘粒、细菌等异物，发挥重要的免疫防御作用。有的巨噬细胞游走入肺泡腔内，称为肺泡巨噬细胞（alveolar macrophage）。当肺巨噬细胞吞噬较多的尘粒后，则被称为尘细胞（dust cell）（图 2-42）。当心力衰竭患者出现肺淤血时，大量红细胞从血管溢出，被巨噬细胞吞噬，胞质内含许多血红蛋白的分解产物即含铁血黄素颗粒，此种肺巨噬细胞被称为心力衰竭细胞（heart failure cell）。吞噬细菌和异物后的肺巨噬细胞，大部分进入细支气管，通过黏液流动和纤毛摆动排出体外，少数沉积在肺间质内或进入淋巴管迁移至肺门淋巴结。

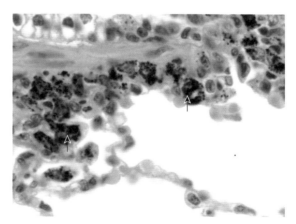

图 2-42　肺巨噬细胞（尘细胞）光镜像

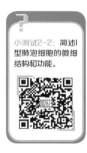

小测试2-2：简述Ⅰ型肺泡细胞的微细结构和功能。

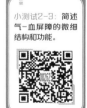

小测试2-3：简述气 - 血屏障的微细结构和功能。

（四）肺的血管、神经和淋巴管

1. 血管　肺有两套血管系统，即肺血管系统和支气管血管系统，前者是肺进行气体交换的功能血管系统，后者是肺的营养血管系统。

（1）肺动脉和肺静脉：肺动脉和肺静脉是肺的功能性血管，肺动脉属弹性动脉，肺动脉从肺门入肺后，其分支与肺内支气管的各级分支伴行，到肺泡隔内形成连续型毛细血管网。呼吸性细支气管、肺泡管、肺泡及肺胸膜处的毛细血管经气体交换后，汇集成小静脉，行于肺小叶间结缔组织之间，小静脉汇集成较大的静脉，与支气管分支及肺动脉分支伴行，最后在肺门处汇合成4条肺静脉出肺。

（2）支气管动脉与支气管静脉：支气管动脉是肺的营养性血管，起自胸主动脉或肋间动脉和锁骨下动脉，管径较肺动脉细，但肌层较厚，属肌性动脉。支气管动脉入肺后，沿途在支气管和呼吸性细支气管管壁内，肺动脉、肺静脉管壁内以及肺结缔组织内和胸膜等处分支形成毛细血管，为管壁组织提供营养。支气管动脉也有分支参与形成肺泡隔内的毛细血管网，其中的毛细血管为有孔型，通透性较大，有利于大分子物质的转运。每个肺小叶接受多条小动脉供血，因此当一条支气管动脉分支发生阻塞时，可由其他的支气管动脉分支供血。上述毛细血管一部分汇入肺静脉，一部分汇集成支气管静脉出肺，支气管动脉还分支供应肺胸膜和肺淋巴结等。肺内还存在各种类型的交通支，如支气管动脉与肺动脉的交通支，支气管静脉与肺静脉的交通支，以及肺动脉与肺静脉的交通支等。全身血液均通过肺循环，而肺血管中的内皮细胞具有激活、合成和灭活流经肺循环的各种生物活性物质的作用，因而其代谢作用对机体的影响很大。

2. 淋巴管　肺的淋巴管主要分为深丛和浅丛两组。深丛分布于肺支气管树的管壁、肺泡隔内及肺动静脉的周围；浅丛分布于胸膜下结缔组织的毛细血管网之间。深浅丛汇成的数支较大的淋巴管均输入肺门淋巴结中。

3. 神经　肺的神经纤维包括传入神经纤维和传出神经纤维，它们在肺门处形成肺丛，随支气管和血管入肺。传出神经末梢又包括交感神经和副交感神经，分布于支气管树管壁，血管壁的平滑肌和腺体之中。传入神经纤维在肺泡、细支气管、支气管和胸膜处形成感觉神经末梢，通过肺丛经迷走神经将肺内的刺激传入呼吸中枢。副交感神经属胆碱能神经，兴奋引起支气管平滑肌收缩、血管扩张和腺体分泌；交感神经属肾上腺素能神经，兴奋产生的作用与副交感神经相反。此外，肺内还有一些肽能和NO能神经纤维，也可使支气管平滑肌收缩和（或）舒张。

（魏潇凡　刘　琼）

第三节　呼吸系统发生

一、呼吸道原基

呼吸系统发生于原始消化管前肠的头端（原始咽），除鼻腔上皮来自外胚层外，呼吸系统其他部分的上皮均来自原始消化管的内胚层。人胚发育第4周，原始咽尾端腹侧壁正中出现一条纵行浅沟，称为喉气管沟（laryngotracheal groove）。此沟逐渐加深，并从尾端向头端愈合，向咽的腹侧膨出，形成一个长形盲囊，称为喉气管憩室（laryngotracheal diverticulum），是喉、气管和肺的原基。喉气管憩室位于食管的腹侧，随着憩室尾端的生长膨大，憩室和食管之间的间充质增生，形成气管食管隔（tracheoesophageal septum），将腹侧的喉气管与背侧的咽及食管完全分隔开，此时的呼吸原基通过喉口与咽相通。喉气管憩室的上端发育为喉，中段发育为气管，末端膨大，形成两个分支，称为肺芽（lung bud），是支气管和肺的原基。

二、喉的发生

喉是由喉气管憩室的上端开口于咽的部分发育而来，喉的黏膜上皮来自内胚层，第 4、6 鳃弓的间充质分化为喉的软骨、肌肉和结缔组织。喉气管沟头端和两侧的间充质快速增生，形成一个会厌隆起和一对杓状隆起，使喉口的外形发生改变，由原来的矢状裂口转变为"T"形裂口。此后，两对鳃弓的间充质逐渐分化为喉部的软骨，形成喉口的结构特征。最先出现的软骨是甲状软骨和环状软骨，随之出现杓状软骨和角状软骨，而后会厌软骨形成，楔状软骨直至胎儿 7 个月时才形成。在软骨形成的同时，杓状隆起之间的喉黏膜上皮细胞迅速分裂，导致喉腔的暂时性阻塞。至胚胎第 10 周时，喉壁生长加快，管腔重建，喉口变成椭圆形，增生的上皮组织再退化而形成一对外侧隐窝，发育成喉室。胚胎第 12 周时，喉室口的黏膜皱襞形成假声带和真声带，此时喉黏膜上皮为 2 ～ 3 层没有纤毛的矮柱状细胞。

人胚发育第 13 ～ 17 周，喉黏膜上皮分化出多种类型：单层扁平上皮、复层扁平上皮、复层立方上皮、复层纤毛柱状上皮和假复层纤毛柱状上皮。会厌的舌面为复层立方上皮，喉面则多为复层纤毛柱状上皮，也存在有少量的立方上皮区。假声带和喉室上皮细胞游离面有纤毛；真声带的上皮无纤毛细胞，为单层扁平、复层扁平和复层立方上皮，上皮深面没有腺体。除真声带外，其余喉黏膜中皆有腺体。人胚发育第 22 ～ 23 周，会厌喉面为复层立方上皮及复层纤毛柱状上皮，上皮深面分化出管泡状腺，包括黏液性腺泡和浆液性腺泡，前者多于后者。

三、气管和支气管的发生

（一）气管的发生

气管的黏膜上皮由内胚层分化而来。人胚胎发育第 5 ～ 6 周时，气管黏膜上皮从单层柱状上皮转变为由 2 ～ 3 层细胞组成的复层柱状上皮。此时气管上皮的外周已有独立的形成鞘状的间充质外层，促使气管增长并阻挡其继续分支。人胚胎发育第 7 ～ 8 周时，气管黏膜上皮仍为复层柱状上皮，背侧黏膜开始形成纵行皱襞。与此同时，气管前外周的间充质内出现软骨的原基。人胚胎发育第 12 周时，气管出现假复层纤毛柱状上皮，外周间充质内出现少量片状的透明软骨。人胚胎发育第 13 ～ 14 周时，气管黏膜上皮纤毛细胞增多，其游离面纤毛明显。同时气管壁开始分层，黏膜下层内可见少量未分化的腺泡及导管，外膜透明软骨片继续增多，并排列成"C"形，软骨缺口处可见平滑肌。人胚胎发育第 15 ～ 16 周时，气管黏膜上皮以假复层纤毛柱状上皮为主，并出现杯状细胞。人胚胎发育第 16 周后，气管壁分层基本完善。

胚胎时期的气管上皮含有 4 种细胞：纤毛柱状细胞、杯状细胞、多颗粒细胞（multi-granular cell）和基底细胞。多颗粒细胞相当于细支气管的 Club 细胞，呈柱状，其游离面有微绒毛，细胞顶部胞质含有膜被颗粒，具有分泌功能。

（二）支气管及其各级分支的发生

肺内支气管各级分支管道的黏膜上皮、软骨、肌组织和结缔组织的起源与气管相同。喉气管憩室中下段发育迅速，形成纵向生长的气管，同时气管末端的肺芽形成左、右主支气管。左主支气管短，水平分出。右主支气管比左主支气管粗，分出的角度较直。左、右主支气管这种发生上的差异一直保留终生，故异物容易落入右支气管。

　　在人胚胎发育第 5 周时，左、右主支气管迅速生长并反复分支，形成肺内的支气管树。左肺芽分为 2 支，右肺芽分为 3 支，并向下以及外侧生长，伸入原始胸膜腔内侧壁，分别形成左肺和右肺的肺叶支气管。此时肺的雏形基本形成，左侧 2 叶，右侧 3 叶。人胚胎发育第 2 个月，肺叶支气管进一步发育，以分叉的方式反复分支，形成肺段支气管，左肺 8 ~ 9 支，右肺 10 支。人胚胎发育第 6 个月，分支达 17 级左右，最终形成终末细支气管和有气体交换功能的呼吸性细支气管、肺泡管、肺泡囊和少量肺泡（图 2-43）。出生后，支气管树的分支继续发育，逐渐完善，最终形成总计约 24 级分支。

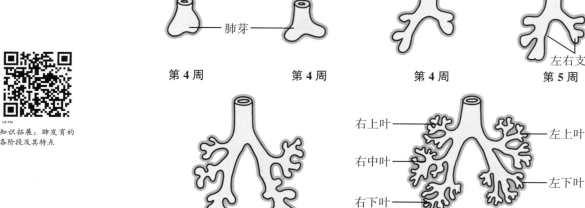

图 2-43　支气管与肺发生示意图

四、肺的发生

（一）肺的组织发生

　　肺泡表面上皮细胞的分化和气 - 血屏障的形成是胎肺发育的形态学标志。

　　人胚胎发育第 5 周初，左肺芽分为 2 支，右肺芽分为 3 支，分别形成左肺和右肺的肺叶支气管，预示成体右肺分 3 叶，左肺分 3 叶。人胚胎发育第 16 周前的胎肺，表现为气管芽的出现和向远端快速延伸并不断分支，其末端膨大称为终蕾。人胚胎发育第 15 周时，衬于肺内支气管的假复层纤毛柱状上皮由 3 种细胞组成，分别为柱状细胞、纤毛细胞和 Club 细胞。随着支气管树分支的增多，管壁结构逐渐完善，最终形成肺的导气部。此时，间充质的增殖比支气管树快，因而将发育中的支气管树分隔成许多小叶。人胚胎发育第 17 ~ 24 周，随着呼吸性细支气管、肺泡管和肺泡囊的出现，支气管树分支发育基本完成，此时主要表现为管腔上皮的分化。第 19 周的胎肺除有上述 3 种细胞外，还出现了神经内分泌细胞（neuroendocrine cell）。此时，结缔组织增长减慢，毛细血管网形成，肺组织的分叶形态逐渐消失，至人胚胎发育第 7 个月初，支气管树的血液供应逐渐丰富，肺呼吸部的呼吸性细支气管黏膜上皮的一些立方细胞逐渐转变成扁平细胞，即Ⅰ型肺泡细胞。这些细胞与逐渐发育的毛细血管关系紧密并形成原始肺泡。支气管树分支的发生受肺芽的内胚层上皮与周围的脏壁中胚层之间的上皮 - 间充质相互作用的调节。早期的肺内间质较多，肺泡较少。至胎儿后期，间质逐渐减少，肺泡逐渐增多。随着肺泡数量增多，肺泡上皮还分化形成有分泌功能的Ⅱ型肺泡细胞，并开始合成并分泌一种富含磷脂、具有降低肺泡表面张力作用的物质，即表面活性物质。此时，肺内血液循环完善，肺泡隔中毛细血管已很密集，具备了进行气体交换的结构。因此，孕 7 个月早产的胎儿可进行正常的呼吸功能而得以存活。喉气管憩室和肺芽周围的间充质分化为喉、气管和各级支气管壁的结缔组织、软骨和平滑肌，并分化出肺内间质中的结缔组织。

在出生前数周，肺将经历一个快速成熟阶段。此时原始肺泡数量逐渐增多，随着毛细血管的生长发育，Ⅰ型肺泡细胞变得更薄，它与毛细血管内皮细胞形成了早期的气 - 血屏障；肺泡内液体逐渐被吸收，Ⅱ型肺泡细胞增多，表面活性物质的分泌量增加。

胚胎在出生前已具有呼吸运动，呼吸时常将羊水吸入肺内，故肺泡内充满液体。胚胎的呼吸运动对肺的发育以及呼吸肌的调节具有重要作用。出生时肺正式开始呼吸，肺内大多数液体被毛细血管和毛细淋巴管迅速吸收，少量液体在胎儿娩出时通过支气管和气管排出。肺泡内的液体被吸收后，留下的表面活性物质形成磷脂薄层，覆盖在肺泡上皮的表面。当吸气时，空气进入肺泡，表面活性物质能防止气 - 水（血）界面的张力升高。缺乏表面活性物质的肺泡将发生萎缩（肺膨胀不全）。出生后，空气通过呼吸运动进入肺内，肺扩张并充满胸腔。出生后肺继续发育，主要是呼吸性细支气管和肺泡数量增多，而肺泡直径的增大则相对有限。估计婴儿初生时的肺泡总数约为成人的 1/6，出生后肺继续发育，在胚胎期的最后 2 个月以及出生后的 10 年内，原始肺泡数量仍在逐渐增多。

（二）肺泡上皮细胞的发生和分化

人胚胎发育第 17 ~ 27 周，上皮细胞的形状变为立方形，开始出现含板层小体的Ⅰ型肺泡细胞。人胚胎发育第 24 ~ 28 周时，支气管树分支发育基本完成后，Ⅱ型肺泡细胞增殖活跃，并分化成Ⅰ型肺泡细胞，以增大肺的体积和气体交换的表面积。作为胚胎期肺内的主要干细胞，Ⅱ型肺泡细胞在肺的发生和发育中发挥重要作用。除了可以增殖分化为Ⅰ型肺泡细胞、参与肺泡分裂和分化形成外，Ⅱ型肺泡细胞能合成和分泌肺表面活性物质，以降低肺泡表面张力，维持肺泡膨胀状态。因为Ⅰ型肺泡细胞不可增殖再生，肺损伤的修复亦完全依赖于Ⅱ型肺泡细胞的增生和分化。新近研究表明，胚胎期甚至出生后，Ⅰ型肺泡细胞除了由Ⅱ型肺泡细胞增殖分化形成外，还可以直接由具有双向分化潜能的气道祖细胞分化而来。

人胚胎发育第 10 ~ 16 周，胎肺发育以支气管树分支和管壁结构的逐渐完善为主，上皮为柱状的未分化细胞；胚胎发育第 17 ~ 24 周，支气管树的分支明显增多，支气管腔进一步扩大，可见呼吸性细支气管和薄壁的囊泡，上皮细胞大多为立方形，可见少量扁平上皮，细胞内细胞器增多，糖原丰富，上皮细胞的分化趋于成熟；胚胎发育第 25 周以后，肺内开始形成原始肺泡，并随胎龄增加逐渐增多。原始肺泡壁平整光滑，间质明显变薄，毛细血管增多，并向原始肺泡靠近。原始肺泡上皮细胞以一种胞核较大、胞质和细胞器较少的原始细胞为主，但开始分化出含板层小体的Ⅱ型肺泡细胞。此时肺泡上皮亦出现少量扁平的Ⅰ型肺泡细胞。胚胎发育第 32 周时，肺泡的发育逐渐成熟，Ⅰ型肺泡细胞逐渐增多。有研究显示，在人胎肺的发育过程中，Ⅱ型肺泡细胞的出现并不明显早于Ⅰ型肺泡细胞，原始肺泡上皮中的较幼稚的细胞可能是干细胞或祖细胞。Ⅰ型肺泡细胞的出现是胎肺开始具有换气功能的标志，第 32 周时换气功能趋于完善。

框 2-5　肺再生和发育的干细胞研究

　　肺作为呼吸系统中的重要器官，在呼吸过程中除了吸入氧气之外，还会吸入许多有害颗粒和微生物，极易造成肺部损伤，引发各类呼吸系统疾病。因此，鉴定成体肺中存在的干细胞及肺发育过程中出现的各类祖细胞，并应用到肺再生和损伤修复的研究上，成为近年来肺再生医学关注的热点。

　　近年来，许多研究利用单细胞测序技术绘制了许多肺发育的单细胞分子图谱。在小鼠和人的肺泡发育过程中，发现了一类双潜能祖细胞，这类细胞同时表达Ⅰ型肺泡细胞和Ⅱ型肺泡细胞的标志基因。而在近端气道中，研究比较广泛的干细胞是基底细胞，这类细胞可以在近端气道上皮损伤后重塑近端气道上皮，是近端气道上皮的祖细胞。在小鼠肺的非软骨气道中缺乏基底细胞，而由棒状细胞充当干细胞来进行气道上皮细胞的损伤修复，体现了物种之间的差异。此外，利用单细胞测序技术和谱系失踪技术，在气道上皮中还鉴定出了其他类型的干细胞，如 LNEPs（lineage negative epithelial progenitors）、BASCs（bronchioalveolar stem cells）、RASCs（respiratory airway secretory cells），它们在维持气道上皮完整以及修复再生中发挥重要的作用。

　　Ⅱ型肺泡细胞也是肺泡中的干细胞，既可以自我更新，又可以分化为Ⅰ型肺泡细胞。关于肺泡上皮的单细胞研究显示，在小鼠中存在一类表达活跃 WNT 信号的Ⅱ型肺泡细胞亚群，在稳态转换过程中承担着肺泡干细胞的功能。随后，在人肺泡的单细胞研究中也发现了类似Ⅱ型肺泡细胞亚群的存在。

五、呼吸系统常见先天畸形

（一）喉气管狭窄或闭锁

　　在喉气管的发生过程中，上皮细胞一度增生过度，致使管腔闭锁或狭窄。之后，过度增生的上皮退变并被吸收，管腔恢复通畅。如果过度增生的上皮不退变，就会出现喉气管狭窄（laryngotracheal stenosis），甚至闭锁。当喉腔重建时，如果在声带水平形成一膜性蹼，可使通气部分受阻，称为先天性喉蹼（congenital laryngeal web）。

（二）先天性喉囊肿

　　喉腔重建后，黏膜可向外形成 1 个或多个囊肿，称为先天性喉囊肿（congenital laryngeal cyst）。有时囊肿比喉腔大，致使颈部隆起。

（三）软喉和变形会厌

　　软喉和变形会厌（flaccidity of laryngeal and deformation of epiglottis）是由于喉软骨与相应肌肉发育缺损而造成，会厌可转曲呈筒状。

（四）气管食管瘘

　　气管食管瘘（tracheoesophageal fistula）因气管食管隔发育不良，导致气管与食管分隔不完全，两者间有瘘管相通。在瘘管开口的上方或下方，常伴有不同形式的食管闭锁（图 2-44）。

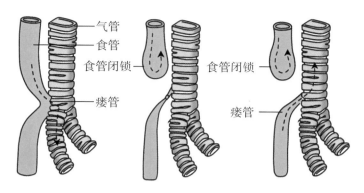

图 2-44 气管食管瘘示意图

（五）气管狭窄与闭锁

气管狭窄与闭锁（tracheal stenosis and atresia）多发生于气管的下 1/3，由于前肠分隔异常所致，常与气管食管瘘相伴存在。

（六）气管憩室

气管憩室（tracheal diverticulum）多发生在气管的分支处，形成一支气管结构的盲囊，又称副支气管。

（七）气管缺失

当气管缺失（agenesis of trachea）时，支气管以盲端开始于分支处，或支气管发自食管，再分支入肺。

（八）透明膜病

在人胚胎第 6 个月末，Ⅱ型肺泡细胞开始生成表面活性物质，表面活性物质对早产婴儿尤为重要，若Ⅱ型肺泡细胞发育或分化不良，则不能分泌表面活性物质，致使肺泡表面张力增大，不能随呼吸运动而扩张，在呼气中肺泡将发生萎缩，导致新生儿呼吸窘迫综合征（respiratory distress syndrome，RDS）。光镜下可见肺泡萎缩、塌陷，间质水肿，肺泡上皮覆盖一层从血管渗出的血浆蛋白膜，可形成一层透明薄膜，称为透明膜病（hyaline membrane disease）。临床上近年来开展应用人工表面活性物质，并用糖皮质激素刺激早产儿合成表面活性物质的方法，能明显降低 RDS 患儿的死亡率。

（九）肺不发生和肺发育不全

如果喉气管憩室的尾端没有分化为左、右肺芽，或左、右肺芽未能继续发育，则会造成双侧或单侧肺缺如，称为肺不发生（pulmonary agenesis）。若左、右肺芽虽已形成，但其后的发育过程部分受阻，以至造成肺叶、肺段的缺失，或者支气管树虽已形成，但不能最终形成肺泡，这类畸形统称为肺发育不全（pulmonary hypoplasia）。最常见的原因是先天性膈疝，因受损侧肺受到突入胸腔的腹腔脏器压迫所致。

（十）副肺

副肺（accessory lung）发生于左肺的基部，与食管相连。

（十一）先天性肺囊肿

先天性肺囊肿（congenital pulmonary cyst）是由于部分支气管发育停滞，出现狭窄或闭锁，远端支气管分泌的黏液不能排出，积聚膨胀而形成囊肿。囊肿可以小而多，导致肺呈蜂窝状。小囊肿亦可融合成一个或多个大的囊肿，常伴发慢性炎症。先天性肺囊肿可手术治疗。

（十二）肺分叶异常

肺分叶异常（abnormal fissures and lobes of lung）无临床症状。对呼吸功能无影响，但可影响临床上支气管镜的应用。1% 的人右肺上叶底部含有奇静脉，其内侧出现奇叶。此外还有背叶、心叶等异常分支。异位肺叶可出现在食管或气管上，是由于前肠额外长出的肺芽发育所致，一般不影响主呼吸系统的发育。

（十三）新生儿肺叶气肿

新生儿肺叶气肿（neonatal lobar emphysema）是由于支气管软骨发育不全，造成支气管壁塌陷，空气吸进后难以排出，滞留在肺内而致肺叶气肿。

（刘 琼 魏潇凡）

小 结

呼吸系统由呼吸道和肺两部分组成。呼吸道是空气进入肺的通道，可分为上呼吸道（鼻、咽、喉）和下呼吸道（气管和各级支气管）。肺是进行气体交换的器官。左肺分为两叶，右肺分为三叶。肺叶内再分为肺段。在组织结构上，肺包括导气部和呼吸部。肺导气部的各段管道随支气管分支，管径逐渐变小，管壁变薄，结构变得简单。肺呼吸部包括呼吸性细支气管、肺泡管、肺泡囊和肺泡。肺泡是气体交换的主要部位。肺泡上皮由Ⅰ型和Ⅱ型两种肺泡细胞组成。胸膜可分为脏层和壁层，两层之间为潜在的密闭胸膜腔。呼吸运动装置由骨性胸廓和呼吸肌构成。平静吸气时，吸气肌收缩使胸腔容积扩大引起吸气。平静呼气时，吸气肌舒张，胸廓和肺在肺的弹性回缩力作用下回缩，容积缩小完成呼气。

喉、气管、支气管和肺的上皮均由原始消化管的内胚层分化而来，其管壁的平滑肌、软骨、结缔组织、血管和淋巴管等来源于脏壁中胚层。喉气管憩室上端发育为喉，其余部分发育为气管，末端的膨大肺芽发育为支气管和肺。

整合思考题

1. 简述鼻旁窦的位置及开口。
2. 简述环甲膜的位置及临床意义。
3. 试述喉腔的范围与分部。
4. 描述左、右主支气管的差异及其与气管异物的关系。
5. 何谓肺门和肺根？肺根主要结构排列有什么规律？
6. 描述胸膜顶和胸膜下界的体表投影。
7. 描述肋膈隐窝的位置及其临床意义。

L2-13e

整合思考题答案

8. 简述骨性胸廓的组成。

9. 简述参与呼吸运动的肌及在平静呼吸运动中的作用。

10. 从叶支气管到终末细支气管的组织结构变化与功能意义是什么?

11. 人为什么会在溺水后死亡?

12. 简述气 - 血屏障的组织构成和气体交换过程。

13. 简述肺泡隔的微细结构及其与呼吸功能的关系。

第三章　呼吸系统的功能

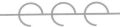 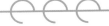

导学目标

通过本章内容的学习，学生应能够：

※ **基本目标**

1. 说明肺通气的动力和阻力的构成与形成机制。
2. 阐述胸膜腔负压的形成及意义。
3. 说明呼吸周期中肺通气动力、阻力、气流与肺容积变化的关系。
4. 分析气体交换的原理。
5. 描述肺换气的基本过程。
6. 列举影响肺换气的生理因素及效应。
7. 列举 O_2 和 CO_2 在血液中的运输形式。
8. 总结影响 O_2 和 CO_2 运输的因素、效应及生理意义。
9. 总结波尔效应、霍尔丹效应的概念和生物学意义。
10. 解释呼吸节律的形成和高位中枢对呼吸运动的调节作用。
11. 列举动脉血或脑脊液中 CO_2 分压、O_2 分压和 H^+ 浓度变化对呼吸的调节作用、作用途径和意义。
12. 概括肺牵张反射的概念、过程和意义。
13. 列举呼吸系统的非呼吸功能。

※ **发展目标**

1. 分析肺通气功能评价指标的生理和病理含义。
2. 根据影响肺换气的因素解释几种常见呼吸系统疾病（阻塞性肺疾病、急性肺损伤、肺纤维化）发生缺氧的机制。
3. 依据氧解离曲线各段的特点，解释相关生理现象。
4. 分析和解释 O_2 和 CO_2 在血液中运输的相互影响及关系。
5. 解释为什么 CO_2 是调节呼吸最重要的生理性因素。
6. 借助呼吸运动的调节机制，分析生理或病理状态下呼吸运动的变化。

案例 3-1

患者男性，73 岁。反复咳嗽、咳痰 20 余年，呼吸困难 3 年，加重 1 周，嗜睡 1 天。患者 20 多年前开始于受凉后出现咳嗽、咳痰，冬春季节多发，每年持续 3 个月以上，当地医院诊断为"慢性支气管炎"，于抗炎对症治疗后缓解。3 年前上述症状加重，伴呼吸困难，活动后出现，长期予以"噻托溴铵、沙美特罗/氟替卡松"等药物治疗，但患者用药不规范，多次因呼吸困难加重住院治疗。1 周前患者受凉后再次出现咳嗽、咳痰，呼吸困难加重，1 天前出现神志不清、嗜睡。血气分析：pH 7.30，PaO_2 52 mmHg，$PaCO_2$ 85 mmHg，血氧饱和度 84%。以"慢性阻塞性肺疾病，呼吸衰竭"急诊入院。患者吸烟 50 余年，最多 20 支/天，已戒烟 1 年。肺功能检测提示患者存在重度阻塞性通气功能障碍，弥散功能轻度降低，肺功能重度受损。

案例 3-1 解析

问题：

1. 慢性支气管炎发展到慢性阻塞性肺疾病，对肺通气和肺换气有哪些影响？
2. 肺通气功能和肺换气功能的评价指标有哪些？
3. 呼吸衰竭的定义为什么将动脉血氧分压定为低于 60 mmHg？
4. 请从生理学角度分析该患者发生低氧的机制。

机体与外界环境之间的气体交换过程称为呼吸（respiration），包括外呼吸（肺通气和肺换气）、气体运输和内呼吸（组织换气和细胞内氧化代谢）3 个相互衔接并同时进行的过程。呼吸是维持机体新陈代谢和生命活动所必需的基本生理过程之一。呼吸一旦停止，将导致机体缺 O_2 和 CO_2 潴留，进而危及生命。

第一节　肺　通　气

肺通气（pulmonary ventilation）是指肺与外界大气之间的气体交换，即气体经呼吸道出入肺泡的过程。气体能够出入肺泡，取决于推动气体流动的动力与阻止气体流动的阻力的相互作用，只有动力克服阻力，才能实现肺通气。

呼吸力学是分析肺通气过程和机制的主要手段。可借助经典力学的运动方程来理解呼吸系统的动力和阻力构成及其静态和动态特性（图 3-1）。

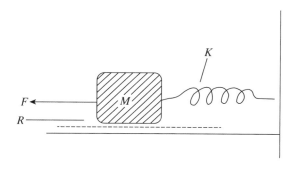

图 3-1　运动方程模式图

一个具有一定质量（M）的物体，连接一个弹簧。外力（F）欲使该物体向箭头方向移动，必须克服牵拉弹簧形变而产生的弹性阻力，其大小取决于弹簧的弹性系数（K）和弹簧的位移距离（d）；同时，物体会与表面因摩擦产生摩擦阻力，其大小取决于摩擦系数（R）与物体位移的速度（v）；移动的物体在启动与加速时还受到惯性影响，即惯性阻力，其大小取决于物体质量（M）与位移时的加速度（a）。综上，外力（F）在克服阻力下移动物体，可将 F 分解为克服弹性阻力、摩擦阻力和惯性阻力的 3 项分力：

$$F = F_{弹} + F_{摩} + F_{惯} \tag{3-1}$$

上式可写成运动方程：

$$F = K \times d + R \times v + M \times a \tag{3-2}$$

肺通气的动力和阻力构成与上式相似。在呼吸系统中，气体的流动是靠动力（P）驱动的。呼吸系统中的弹性阻力可以用顺应性的倒数（$1/C$）表示（顺应性见本节"二、肺通气的阻力"）；肺和胸廓的位移可以用肺容积变化（ΔV）表示；在呼吸系统中的摩擦阻力主要是气道阻力，以 R 来表示；位移速度是单位时间内气体流动的体积，即气流率（V_1）；进出气体的质量以 I 来表示；位移的加速度以气流的加速度（V_2）表示。肺通气的运动方程可以写成：

$$P = 1/C \times \Delta V + RV_1 + IV_2 \tag{3-3}$$

即动力 P 可以分解成克服弹性阻力、摩擦阻力和惯性阻力的 3 项分力：

$$P = P_{弹} + P_{摩} + P_{惯} \tag{3-4}$$

由于空气的质量极小，惯性阻力可以忽略不计，上式可以简化成：

$$P = P_{弹} + P_{摩} \tag{3-5}$$

即

$$P = 1/C \times \Delta V + RV_1 \tag{3-6}$$

式 3-6 左边是吸气的动力，右边是吸气的阻力，其中，$1/C \times \Delta V$ 用于克服弹性阻力，RV_1 用于克服气道阻力。本节将分别从动力和阻力两个方面论述肺通气的过程及机制，并初步介绍呼吸功以及肺通气的功能评价指标。

一、肺通气的动力

气体进出肺的直接动力是肺泡与大气环境之间的气体压力差，由于外界环境大气压相对恒定，肺泡与外界环境之间的气体压力差主要由肺内压决定。呼吸肌群的收缩和舒张引起胸腔容积的变化，从而产生胸膜腔内压变化及肺容积变化，再引起肺内压变化，使肺泡与大气之间形成压力差，产生肺通气。所以，呼吸肌群的收缩和舒张是实现肺通气的原动力。

（一）呼吸运动

呼吸肌群收缩和舒张引起的胸廓节律性扩大和缩小的运动称为呼吸运动（respiratory movement）。呼吸运动可使肺容积发生周期性的增大和减小，从而导致肺内压的降低和升高，引起吸气（inspiration）和呼气（expiration）。

1. 呼吸运动的过程　当吸气肌收缩时，胸廓扩大，肺随之扩张，肺内压降低，空气进入肺，称为吸气运动（inspiratory movement）；当吸气肌舒张或（和）呼气肌收缩时，胸廓缩小，肺也随之缩小，肺内压升高并高于大气压，肺内气体顺此压力差流出，称为呼气运动（expiratory movement）。

平静呼吸时，吸气是由吸气肌主动收缩引起的，主要吸气肌有膈肌和肋间外肌，其中膈肌尤为重要。膈肌收缩导致膈顶下降，进而使胸腔的上下径增大。膈顶下降的幅度取决于膈肌收缩的程度，平静吸气时，下降 1 ~ 2 cm；用力吸气时，下降幅度可达 7 ~ 10 cm，膈肌每下降 1 cm，肺容积可扩大约 250 ml。膈肌形似半球形，可用 Laplace 公式描述其肌肉收缩产生的张力（T）与其产生的压力（P）及半径（r）的关系：

$$P = 2T/r \tag{3-7}$$

由式 3-7 可知，当膈肌半径变大时，同样的肌张力产生的压力较小。这可以解释肺气肿、桶状胸患者由于膈肌半径较大，膈肌活动处于不利状态，因此出现吸气肌乏力。

肋间外肌收缩时可使各肋骨及胸骨上升，并且肋下缘稍向外翻转，从而使胸廓前后径、左右径均增大。胸廓上下径、前后径和左右径的增大，使胸腔容积增大，肺容积也随之增大，肺内压降低。当肺内压低于大气压时，空气可顺压力差进入肺内。

用力吸气时，除膈肌和肋间外肌收缩外，斜角肌、胸锁乳突肌等辅助呼吸肌也参与吸气运动，可使胸骨柄及高位肋骨进一步上抬，从而进一步扩大肺容积，使更多的气体进入肺内。因此，平静吸气和用力吸气，都是由吸气肌收缩来实现的主动过程。

平静呼吸时，呼气肌不参与呼气活动，平静呼气的发生是由吸气肌舒张引起的。膈肌舒张、松弛上移，使胸腔上下径减小；肋间外肌舒张，胸廓和肺依靠自身弹性回缩力恢复到吸气前的位置和容积，从而使胸廓前后径和左右径减小。胸廓和肺容积的减小导致肺内压升高，当肺内压高于大气压时，肺内气体顺此压力差被排出。

用力呼气时，除吸气肌舒张外，还需要呼气肌收缩。主要呼气肌是肋间内肌和腹肌。肋间内肌走行方向与肋间外肌正相反，当其收缩时，迫使肋骨和胸骨进一步向下移位，肋骨向内侧旋转，使胸廓前后径、左右径进一步减小，由肺排出更多的气体。同时，腹壁肌肉收缩，尤其是腹直肌收缩不仅可压迫腹腔脏器，挤压膈肌上移，还使胸廓尽量向下、向内移动，胸廓容积再度缩小，辅助用力呼气。因此，平静呼气是被动过程，而用力呼气则是主动过程。

2．呼吸运动的形式　根据参与呼吸运动的呼吸肌的主次、多少和用力程度，呼吸运动可表现为不同形式。机体在安静状态下的呼吸称为平静呼吸（quiet respiration）。此时呼吸运动均匀、平稳，呼吸频率为 12～18 次／分。平静呼吸时，吸气运动是由主要吸气肌（膈肌和肋间外肌）的收缩引起的，是主动过程；呼气运动并不是由呼气肌收缩引起的，而是由膈肌和肋间外肌的舒张引起的胸廓弹性回位，是被动过程。当机体活动时，或吸入气体中 CO_2 含量增加而氧含量减少时，呼吸运动增强，这时不仅吸气肌收缩增强和吸气辅助肌参与，而且有呼气肌的收缩，这种呼吸运动称为用力呼吸（forced respiration）或深呼吸（deep respiration）。

在呼吸过程中，膈肌的收缩与舒张，在引起胸廓上下径改变的同时，腹腔内的脏器也发生移位，造成腹壁的起伏变化，这种以膈肌舒缩为主的呼吸运动称为腹式呼吸（abdominal breathing）；肋间外肌舒缩时主要表现为胸部的起伏，这种以肋间外肌舒缩活动为主的呼吸运动称为胸式呼吸（thoracic breathing）。腹式呼吸和胸式呼吸通常同时存在，称为混合式呼吸。当胸部或腹部活动受限或因疾病等原因受到影响时，相应的呼吸形式可能占优势，而另一种呼吸方式则受到抑制，可作为临床诊断的症候。

（二）跨越压与肺内压

压力差是驱动气体流动的直接动力，在肺通气活动中，这个压力差是指气道纵轴上两点间的压力差，称为驱动压。同时，扩张呼吸器官（胸廓和肺）也需要压力差，这个压力差是指器官内外的压力差，称为跨越压。如图 3-2 所示，肺内压（P_A）与大气压（P_{ao}）的差值为驱动压，其大小直接影响单位时间内的气体流量，即气流速率。跨胸压直接影响肺和胸廓的扩张和缩小，跨肺压及跨壁压分别影响肺和胸廓的扩张和缩小。跨胸压为跨肺压与跨壁压之和。习惯上将大气压设定为参照值（数值设为 0），高于大气压的压力为正压，低于大气压的压力为负压。

肺内压（intrapulmonary pressure）是指肺泡内的压力，是形成驱动气体出入肺所需压力差的主要因素，它在呼吸过程中呈周期性波动（图 3-3）。吸气时，肺容积随胸廓的牵引而扩大，肺内压下降，当下降到低于大气压时空气进入肺内。随着肺内气体的增加，肺内压不断升高，当其升高到与大气压相等时，气流停止，吸气终止。呼气时，肺容积因胸廓和肺弹性回位而减小，肺内压升高，肺内气体被排出。随着肺内气体量的减少，肺内压逐渐降低，低至大气压水平时呼气停止。所以在呼吸道通畅的情况下，平静吸气末和呼气末，肺内压等于大气压。

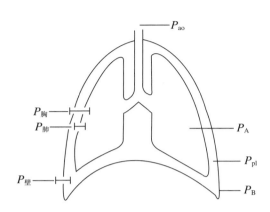

图 3-2 呼吸系统中各部分压力及跨越压

P_{ao} 指呼吸道开口处的压力，常为大气压；P_A 指肺泡内压，即肺内压；P_{pl} 指胸内压（胸膜腔内压）；P_B 指体表压，常为大气压

跨越压：跨胸压 $P_胸=P_A-P_B$；跨肺压 $P_肺=P_A-P_{pl}$；跨壁压 $P_壁=P_{pl}-P_B$

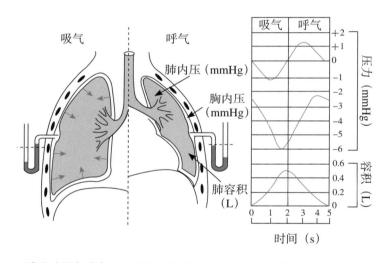

图 3-3 呼吸过程中肺内压、胸内压及肺容积的变化和胸膜腔内压直接测量示意图
右图中，上曲线示肺内压变化，中曲线示胸内压变化，下曲线示肺容积变化

　　肺内压的变化幅度与呼吸的深浅、缓急和气道通畅程度等变化相关。在平静呼吸时，肺容积变化较小，肺内压的变化幅度也小。吸气时肺内压比大气压低 1～2 mmHg，呼气时肺内压比大气压高 1～2 mmHg。用力呼吸时，肺内压变化幅度增大。当呼吸道不通畅时，肺内压的升降幅度更加明显。

　　如上所述，肺内压和大气压之间的压力差是肺通气的直接动力。根据这一原理，当患者自然呼吸停止时，可用人工方法建立肺内压和大气压之间的压力差来维持肺通气，这就是人工呼吸（artificial respiration）。人工呼吸分为正压法和负压法两类。正压法是施以正压引起吸气的方法，如口对口人工呼吸，就是人为地升高气道开口处压力，使其高于肺内压，将气体压入肺内，引发吸气，再依靠胸廓和肺的弹性回位形成呼气；负压法是施以负压引起吸气的方法，如通过人为地牵引上臂，使胸腔容积扩大，肺随之扩张，肺内压降低，引发吸气。临床上可使用不同类型的人工呼吸机对患者实施正压人工呼吸或负压人工呼吸。

（三）胸膜腔内压

胸膜腔是存在于肺表面的脏胸膜和衬于胸廓内壁的壁胸膜之间的密闭、潜在的、无气体并有少量浆液的腔隙。腔隙内的浆液厚度约 10 μm，这一薄层浆液具有两方面作用：一是浆液分子间的内聚力使两层胸膜紧贴在一起，不易分开，参与胸膜腔负压的形成，从而使肺随着胸廓的运动而舒缩；二是浆液能够起到润滑作用，可减小呼吸运动时两层胸膜的摩擦力。

胸膜腔内的压力称为胸膜腔内压（intrapleural pressure），简称胸内压。胸膜腔内压可用直接法和间接法测定。直接测定法是将与检压计相连接的穿刺针头刺入胸膜腔内，直接由检压计读取相应数值（图 3-3），测定时需避免损伤脏胸膜和肺。间接测定法是令受试者将带有薄壁气囊的导管吞入至下胸段食管内，通过测定食管内压来间接反映胸膜腔内压，此法简单、安全。因食管介于肺和胸壁之间，壁薄而软，在呼吸时食管内压的变化与胸膜腔内压的变化基本一致，所以通过测定食管内压可间接反映胸膜腔内压的变化。平静呼吸时，胸膜腔内的压力低于大气压，故为负压。

胸膜腔负压的形成主要与肺和胸廓的自然容积不同有关。在人的生长发育过程中，胸廓的发育较肺快，因此胸廓的自然容积大于肺的自然容积。由于两层胸膜紧紧贴在一起，所以从胎儿出生后第一次呼吸开始，肺即被牵引而始终处于扩张状态。被扩张的肺所产生的回缩力向内牵引胸廓，使胸廓容积缩小。当胸廓的容积小于其自然容积时，胸廓将产生向外扩展的回缩力，使胸廓的容积趋于扩大，以回到其自然容积位置。在肺的内向回缩力和胸廓的外向回缩力的作用下，胸膜腔内压便降低而低于大气压，形成负压。婴儿期由于胸廓和肺的容积差小，故胸膜腔负压很小；随着个体的生长发育，胸廓和肺的容积差变大，胸膜腔负压也逐渐增大（图 3-4）。

采用分步吸气或分步呼气法，即每步吸气或呼气后受试者屏气，放松呼吸肌并保持气道通畅的情况下，胸膜腔内压的计算：

$$胸膜腔内压 = 肺内压 + （- 肺弹性回缩力） \tag{3-8}$$

当吸气末或呼气末，肺内压等于大气压时：

$$胸膜腔内压 = 大气压 + （- 肺弹性回缩力） \tag{3-9}$$

若将大气压设为参照值，数值规定为 0，则：

$$胸膜腔内压 = - 肺弹性回缩力 \tag{3-10}$$

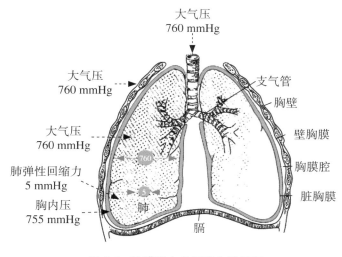

图 3-4　胸膜腔内负压产生的原理

在吸气时，肺被动扩张程度大，肺弹性回缩力增大，胸膜腔负压增大。平静吸气末，胸膜腔负压为 –10 ～ –5 mmHg；关闭声门，用力吸气时，肺内压可显著低于大气压，胸内压可降至 –90 mmHg。呼气时，肺被动扩张程度小，肺弹性回缩力也减小，胸膜腔负压绝对值相应减小。平静呼气末，胸膜腔内压为 –5 ～ –3 mmHg。只有在关闭声门并用力呼气时，由于肺内压可增至高于大气压水平，胸膜腔内压可能升高为正压。胸膜腔负压对于维持肺的被动扩张状态具有重要的生理意义。胸膜腔负压的牵拉作用可使肺一直处于扩张状态而不至于萎缩，并使肺能随胸廓的扩大而扩张。胸膜腔的密闭性是产生胸膜腔负压的前提条件，一旦胸膜腔密闭状态被破坏，空气将立即进入胸膜腔造成气胸（pneumothorax），此时胸膜腔内压等于大气压，肺将因其自身内向回缩力的作用而萎陷（肺不张），这时虽然呼吸运动仍可进行，但肺随胸廓运动扩张和回缩的能力减弱甚至丧失，从而影响肺通气功能。此外，胸膜腔负压可使右心房、腔静脉和胸导管等扩张，使其中的压力降低，有助于静脉血液及淋巴液的回流。因此，当出现气胸时，不仅呼吸功能出现障碍，循环功能也将受到不同程度的影响，严重气胸会危及生命，必须紧急处理。治疗气胸的关键是使胸膜腔密闭，恢复胸膜腔负压。

综上所述，呼吸肌的收缩和舒张引起胸廓节律性扩大和缩小是肺通气的原动力；肺内压与大气压之间的压力差是肺通气的直接动力；胸膜腔负压能使肺处于扩张状态并随胸廓的运动而张缩，从而使原动力转化为直接动力。

二、肺通气的阻力

（一）肺通气阻力的分类

在呼吸运动时，只有动力克服了阻力才能实现肺通气。肺通气阻力指肺通气过程中所遇到的阻力，各种阻力分类和占比大致如图 3-5 所示。

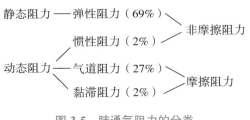

图 3-5　肺通气阻力的分类

弹性阻力来自肺和胸廓的弹性形变，其特点是在气流静止状态下依然存在，且只与器官的顺应性和弹性形变体积有关，因此也称为静态阻力。

非弹性阻力是在气体流动时形成的，属于动态阻力，包括气道阻力、惯性阻力和黏滞阻力，其中以气道阻力为主。惯性阻力是气流在发动、变速、换向时因气流和组织惯性所产生的，由于呼吸时的气体质量很小，气流速度稳定（加速度较小），因此惯性阻力在分析肺通气时往往忽略不计。

气道阻力来自气体分子之间和气体与气道壁之间的摩擦。黏滞阻力来自呼吸时各个相关器官组织相对位移所产生的摩擦力。气道阻力与黏滞阻力都属于摩擦阻力，吸气量越大，气流速率越快，摩擦阻力就越大。

（二）弹性阻力

1. 弹性阻力与顺应性　物体对抗外力作用所引起变形的力即弹性阻力（elastic resistant）。肺和胸廓等呼吸器官都是由弹性成分构成的空腔弹性体，因此在外力作用下发生变形时，自然就会产生使肺和胸廓向其自身初始容积恢复的趋势，形成肺通气过程的弹性阻力。

具有弹性的空腔器官在外力作用下发生变形的难易程度称为顺应性（compliance）。呼吸器官的顺应性（C）用单位跨壁压变化（ΔP）所引起的器官容积变化量（ΔV）来表示。在同样外力作用下，容易变形者顺应性大，弹性阻力小；不易变形者顺应性小，弹性阻力大。物体的弹性阻力（R）与其顺应性（C）成反变关系，即：

$$弹性阻力（R）= 1/顺应性（C）\tag{3-11}$$

2. 肺的弹性阻力与肺顺应性　肺在被扩张时产生弹性回缩力，其方向与肺扩张的方向相反，因而是吸气的阻力，呼气的动力。肺弹性阻力可用肺顺应性（compliance of lung，C_L）表示，即

$$肺顺应性（C_L）= \frac{肺容积的变化（\Delta V）}{跨肺压的变化（\Delta P）}（L/cmH_2O）\tag{3-12}$$

（1）肺顺应性：测定肺顺应性时，一般采用分步吸气（或向肺内充气）或分步呼气（或从肺内抽气）的方法，每步吸气或呼气后，在受试者屏气并保持气道通畅的情况下，测定肺容积和胸膜腔内压。因为此时呼吸道内没有气体流动，肺内压等于大气压，所以只需测定胸膜腔内压就可算出跨肺压。根据每次测得的数据绘制成的压力 - 容积曲线（pressure-volume curve）就是肺的顺应性曲线。在呼吸道无气流情况下所测得的顺应性也称为肺的静态顺应性（static compliance）。图 3-6 所示为猫离体肺的静态顺应性曲线，曲线呈"S"形，表现为在较大或较小肺容积处曲线较平坦，而在中等肺容积处曲线较陡直。曲线的斜率反映不同肺容量下的肺顺应性或肺弹性阻力的大小。斜率大，表示肺顺应性大，肺弹性阻力小；反之亦然。正常成年人平静呼吸时，肺顺应性约为 0.2 L/cmH_2O，位于顺应性曲线斜率最大的中段部分，故平静呼吸时肺弹性阻力较小，呼吸较为省力。

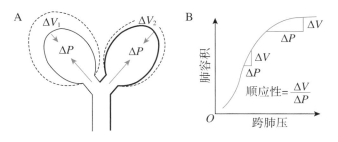

图 3-6　顺应性示意图

图 A．橡皮囊的顺应性。图中为两个大小相同的橡皮囊，左侧为薄壁囊，右侧为厚壁囊，实线为扩张前的状态，虚线为扩张后的状态。图示在相同的跨壁压（ΔP）作用下，薄壁囊的容积变化（ΔV_1）大于厚壁囊的容积变化（ΔV_2），因而薄壁囊的顺应性（$\Delta V_1/\Delta P$）大于厚壁囊的顺应性（$\Delta V_2/\Delta P$）

图 B．离体猫肺静态顺应性曲线。曲线呈 S 形，示不同肺容量下呈现不同的肺顺应性

（2）肺总量对肺顺应性的影响：肺顺应性还受肺总量的影响。肺总量（total lung capacity，TLC）是指最大限度吸气后肺所能容纳的最大气体量。不同个体可因身材（主要是胸腔容积）的不同而有不同的肺总量。肺总量较大者与较小者相比，在吸入同样容积的气体后，因增量所占总容量的比例不同，所产生的跨壁压也不同，若以上述公式计算将导致错误结论。在不同肺总量的

个体，当吸入相同容积气体时，肺总量较大者肺的扩张程度较小，弹性回缩力也较小，仅需较小的跨肺压变化即可，故肺顺应性较大；而肺总量较小者，其扩张程度较大，弹性回缩力也较大，需较大的跨肺压变化，故肺顺应性较小。为了排除肺总量的影响，将肺顺应性除以肺总量得到比顺应性（specific compliance），即单位肺容量的顺应性。它可用以比较不同肺总量个体的肺弹性阻力。由于平静吸气是从功能余气量（见本节"四、肺通气功能评价"）开始的，所以肺的比顺应性可用下式计算获得：

$$比顺应性 = \frac{平静呼吸时的肺顺应性（L/cmH_2O）}{功能余气量（L）} \tag{3-13}$$

（3）肺弹性阻力的来源：肺弹性阻力来自肺的弹性成分和肺泡表面张力（surface tension）。

肺的弹性成分包括肺自身的弹性纤维和胶原纤维等结构。当肺被扩张时，这些纤维被牵拉而倾向于回缩。肺扩张越大，其牵拉作用就越强，肺的回缩力和弹性阻力便越大；反之则越小。

肺的表面张力源于肺泡内表面液 - 气界面的能使液体表面积缩小的力，由于液 - 气界面的液体分子之间的引力远大于液体与气体分子之间的引力，所以液体表面有尽可能缩小的倾向。近似于球形的肺泡内表面液层每一点上的合力方向朝向肺泡中心，故肺泡表面张力有助于肺的回缩。如图 3-7 所示，向动物离体肺内注入气体比注入生理盐水所需的跨肺压要大得多。这是因为充气时肺泡内表面存在液 - 气界面及由此产生的肺泡表面张力；而充生理盐水时液 - 气界面不复存在，因此没有肺泡表面张力，只有肺组织本身的弹性成分所产生的弹性阻力起作用。因此，肺泡表面张力是肺弹性阻力的主要来源，约占肺总弹性阻力的 2/3，而由肺组织本身的弹性成分所形成的弹性阻力约占 1/3。此外，由图 3-7 还可看出，向动物离体肺注入与抽出气体时的肺顺应性曲线并不重叠，这一现象称为滞后现象（hysteresis）；而注入生理盐水时，则滞后现象不明显，因此，滞后现象的产生主要与肺泡表面张力有关。

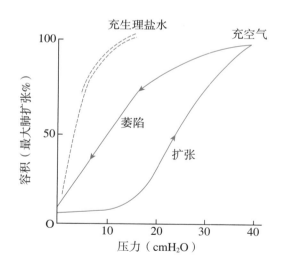

图 3-7　猫肺压力 - 容积曲线

向肺内首次注入空气时有明显的滞后现象，滞后程度可以用充气（向上箭头）与抽气（向下箭头）两条曲线之间的最大横距表示。注入生理盐水时气 - 液界面消失，滞后现象也消失

根据 Laplace 定律，即

$$P = \frac{2T}{r} \tag{3-14}$$

式中，P 为肺泡（气泡）内压强（N/m^2）；T 为肺泡内液 - 气界面的表面张力系数，即单位长度的表面张力（N/m）；r 为肺泡半径（m）。若表面张力系数不变，则肺泡内压强 P 与肺泡半径 r 成反比，即小肺泡内压强大，而大肺泡内压强小。正常成年人每侧肺有 3 亿多个大小不等的肺泡，其半径可相差 3 ～ 4 倍。若不同大小的肺泡之间彼此连通，由于小肺泡内压强大，其内的气体将流入压强较小的大肺泡内，引起小肺泡萎陷关闭，而大肺泡则过度膨胀，肺泡将失去稳定性（图 3-8）。此外，如果表面张力过大，还会降低肺顺应性，增加吸气阻力，甚至会造成肺水肿（见下文）。但由于肺泡内液 - 气界面存在表面活性物质，所以上述情况实际不会发生。

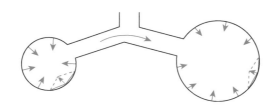

图 3-8　相连通的大小不同肺泡内压及气流方向示意图

（4）肺表面活性物质（pulmonary surfactant）：由 Ⅱ 型肺泡上皮细胞合成和分泌的含脂质与蛋白质的混合物，其中脂质成分约占 90%，表面活性物质蛋白（surfactant protein，SP）约占 10%。脂质中 60% 以上是二棕榈酰卵磷脂（dipalmitoyl phosphatidyl choline，DPPC）。DPPC 是双嗜性分子，一端是非极性疏水的脂肪酸，不溶于水，另一端是极性的，易溶于水。因此，DPPC 分子垂直排列于肺泡内液 - 气界面，极性端插入液体层，非极性端朝向肺泡腔，形成一层能降低表面张力的 DPPC 单分子层。并且，其密度可随肺泡的张缩而改变。表面活性物质蛋白至少有 SP-A、SP-B、SP-C 和 SP-D 四种，它们对维持 DPPC 的功能以及在 DPPC 的分泌、清除和再利用等过程中有重要作用。肺表面活性物质不断更新，以保持其正常的功能。

肺表面活性物质的主要作用是降低肺泡表面张力，减小肺泡的回缩力，它可使肺泡表面张力系数下降到（5 ～ 30）× 10^{-3} N/m，显著低于血浆的表面张力（5×10^{-2}N/m）。肺表面活性物质的作用具有重要的生理意义：①减小吸气阻力，减少吸气做功。②维持不同大小肺泡的稳定性。因为肺表面活性物质的密度可随肺泡半径的变小而增大，也可随肺泡半径的增大而减小，所以在肺泡缩小（或呼气）时，肺泡液 - 气界面上的表面活性物质的密度增大，降低表面张力的作用加强，肺泡表面张力减小，因而可防止肺泡萎陷，而在肺泡扩大（或吸气）时，表面活性物质的密度减小，肺泡表面张力增加，因而可防止肺泡过度膨胀。③防止肺水肿。肺表面活性物质可降低肺泡表面张力，减小肺泡回缩力，减弱表面张力对肺毛细血管血浆和肺组织间液的"抽吸"作用，阻止液体渗入肺泡，从而防止肺水肿发生。

胚胎发育到 6、7 个月或更后，Ⅱ 型肺泡上皮细胞才开始合成和分泌肺表面活性物质。因此，早产儿可因 Ⅱ 型肺泡上皮细胞尚未成熟，缺乏肺表面活性物质而引起肺泡极度缩小，发生肺不张，且由于肺泡表面张力过高，吸引肺毛细血管血浆进入肺泡，在肺泡内壁形成一层"透明膜"而阻碍气体交换，出现新生儿呼吸窘迫综合征（neonatal respiratory distress syndrome，NRDS），严重时可致死亡。由于肺泡液可进入羊水，所以可抽取羊水检查其中表面活性物质的含量和成分，以了解肺发育的成熟状态。如果检测出肺表面活性物质含量过低，可适当延长妊娠时间或用药物（糖皮质激素）促进其合成，以防 NRDS 发生。出生后也可给予外源性肺表面活性物质替代。成年人患肺炎、肺血栓等疾病时，也可因肺表面活性物质减少而发生肺不张。

在肺充血、肺组织纤维化或肺表面活性物质减少时，肺的顺应性降低，肺弹性阻力增加，表现为吸气困难；而在肺气肿时，肺弹性成分被大量破坏，肺回缩力减小，顺应性增大，弹性阻力减小，患者表现为呼气困难。这些情况都会导致肺通气功能降低。

知识拓展：肺表面活性物质的发现及临床应用

3. 胸廓的弹性阻力与胸廓顺应性

（1）肺和胸廓的总弹性阻力和总顺应性：因为肺和胸廓呈串联关系，因此，肺和胸廓的总弹性阻力是两者弹性阻力之和。因为弹性阻力在数值上是顺应性的倒数，可用下式计算平静呼吸时肺和胸廓的总弹性阻力，即：

$$\frac{1}{C_{L+chw}} = \frac{1}{C_L} + \frac{1}{C_{chw}} = \frac{1}{0.2} + \frac{1}{0.2} \tag{3-15}$$

正常人的肺和胸廓的顺应性均为 0.2 L/cm H_2O，据上式计算可得平静呼吸时的总顺应性为 0.1 L/cm H_2O。

（2）总顺应性的测定：令被试者自肺总量（TLC）处分次呼气，在每次呼出一定气体量后，关闭气道并放松呼吸肌，测定相应的跨胸压，可绘制出总顺应性曲线（图3-9）。

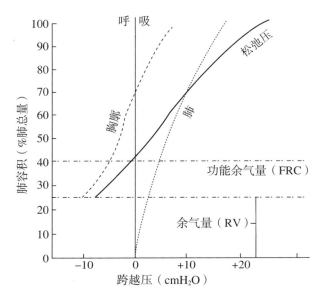

图 3-9 呼吸器官的顺应性曲线

图中，纵坐标为肺容积，以肺总量为100%；横坐标为跨越压。跨越压在总顺应性中（实线）为跨胸压；在胸廓顺应性中（虚线）为跨壁压；在肺顺应性中（点线）为跨肺压。跨胸压为跨壁压与跨肺压之和

在屏气时因气道关闭，气流终止，口腔内压等于肺内压；跨胸压为肺内压减去体表压，后者为零，因此口腔内压数值等于胸内压。在肺容积小于 40% TLC 时，胸廓向外的回位力大于肺向内的回位力，因此测得的跨胸压为负值。在肺容积处于功能余气量，约 40%TLC 时，胸廓与肺的回位力大小相等，方向相反，跨胸压为零。肺容积大于功能余气量后，肺的回位力随容积变大而逐步增大，而胸廓回位力则逐步减小，跨胸压为正值并逐步增大。当肺容积为 67% TLC 时，胸廓与肺的回位力都向内，呼吸肌放松时，跨胸压明显升高。

（3）胸廓弹性阻力和胸廓顺应性：胸廓的弹性阻力既可成为吸气或呼气的阻力，也可成为吸气或呼气的动力。胸廓对肺通气的影响取决于胸廓的位置，如上文所述，当胸廓处于自然容积位置时，因胸廓无变形，所以无弹性回位力。当胸廓被动压缩（平静呼气或用力呼气）时，胸廓产生向外扩张的回位力，成为吸气的动力、呼气的阻力；当胸廓被动扩张（用力吸气）时，胸廓产生向内紧缩的回位力，成为吸气的阻力、呼气的动力。

（三）非弹性阻力

如前文所述，非弹性阻力包括惯性阻力、黏滞阻力和气道阻力。其中气道阻力占非弹性阻力

的 80% ～ 90%。

1. 气道阻力 气道阻力的大小可用维持单位时间内气体流量所需要的压力差来表示，即：

$$气道阻力 = \frac{大气压 - 肺内压（cmH_2O）}{单位时间内气体流量（L/S）} \tag{3-16}$$

健康成人平静呼吸时的总气道阻力为 1 ～ 3 $cmH_2O \cdot s/L$，呼气时略高于吸气。气道阻力主要发生在鼻（约占总气道阻力的 50%）、声门（约占 25%）及气管和支气管（约占 15%）等部位，仅约 10% 的阻力发生在口径小于 2 mm 的细支气管。气道阻力越小，呼吸越省力；当气道阻力增大时，则呼吸较费力。

气道阻力受气流形式、气流速度、气体密度和气道口径的影响。气流表现为层流和湍流两种形式。层流时气流阻力小，湍流时则阻力增大。气道不规则、气流速度过快或气道内有黏液、渗出物等情况时，易发生湍流。气道阻力与气流速度成正比，气流速度越快，阻力越大；气流速度越慢，阻力越小。吸入气的气体密度加大，也使气道阻力增加。根据 Poiseuille 定律，气道阻力与管道半径的 4 次方成反比。当气道管径缩小时，气道阻力将显著增加。因此，气道管径的大小是影响气道阻力的主要因素。

呼吸过程中气道阻力的周期性变化由气道口径变化所致。

（1）肺实质对气道壁的牵引作用：吸气时，肺容积增大，因肺扩张使弹性成分对小气道的牵拉作用增强，气道口径增大，气道阻力变小；呼气时则相反。

（2）跨壁压的影响：吸气时，因胸膜腔负压增大而引起呼吸道内外两侧的跨壁压增大，气道管径被动扩大，阻力变小；呼气时则相反。

（3）自主神经系统调节：吸气时，交感神经兴奋使气道平滑肌舒张，管径变大，阻力降低；呼气时则相反。

（4）化学因素的影响：儿茶酚胺可使气道平滑肌舒张，前列腺素（prostaglandin，PG）中的 $PGF_{2\alpha}$ 可使气道平滑肌收缩，而 PGE_2 却使之舒张；过敏反应时，由肥大细胞释放的组胺和白三烯等物质可使支气管收缩；吸入气体中 CO_2 含量增加可刺激支气管和肺的 C 类纤维，反射性引起支气管收缩，气道阻力增加。气道上皮细胞还可合成和释放内皮素，使气道平滑肌收缩。哮喘患者内皮素的合成和释放增加，提示内皮素可能参与哮喘的病理生理过程。

在上述诸因素中，前 3 种均随呼吸过程而发生周期性变化，使气道阻力也出现周期性改变。这也是哮喘患者呼气比吸气更为困难的主要原因。

2. 黏滞阻力 来自呼吸时各相关器官组织相对位移所发生的摩擦力。吸气量大，吸气速度快，黏滞阻力增加。肺纤维化、脊柱变形等病理情况下，黏滞阻力可有所增加。

3. 惯性阻力 气流在发动、变速、换向时因气流和组织惯性所产生。平静呼吸时，呼吸频率较低、气流速度较慢，呼吸频率及气流速度变化也不大，惯性阻力很小，可忽略不计。

（四）呼吸周期中动力、阻力和气流速率的关系

若忽略在生理情况下占比较小的惯性阻力和黏滞阻力，肺通气的阻力包含肺弹性阻力、胸廓弹性阻力和气道阻力 3 项。随着呼吸周期的变化，肺通气的动力、阻力和气流速率都会伴随肺容积的改变而发生改变，图 3-10 表示胸膜腔内压、肺内压、气流速率和肺容积在呼吸周期中的变化关系。胸内压用于克服弹性阻力和气道阻力，肺内压用于克服气道阻力。弹性阻力的变化与肺容积的变化同步，两者成正比关系，即肺容积越大，弹性阻力越大。气道阻力和气流速率相关，气流速率越快，气道阻力越大。由于气道阻力的存在，肺容积的变化滞后于胸内压的变化，气道阻力越大，这种滞后现象越明显。

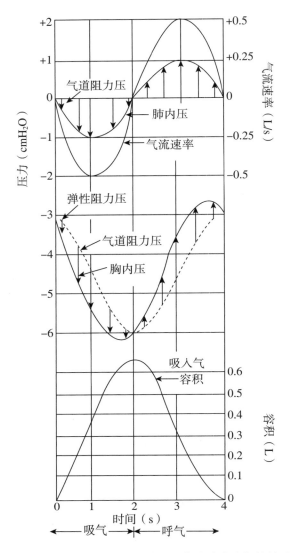

图 3-10　呼吸周期中压力、容积和气流速率之间的关系

上图是肺内压（用于克服气道阻力）。呼气与吸气时气流方向相反，吸气时箭头向下为负值；呼气时箭头向上为正值。中图，胸内压（实线）为弹性阻力压（虚线，用于克服弹性阻力）与气道阻力压（以箭头大小表示）之和。下图为肺容积，它与弹性阻力的变化同步

▌三、呼吸功

呼吸功（work of breathing）是指呼吸肌在呼吸运动中克服通气阻力实现肺通气所做的功。呼吸功等于压力与肺容积的乘积，即

$$W = P \times \Delta V \tag{3-17}$$

由前文 $P = P_弹 + P_摩$ 可得，呼吸功 W 又可写成

$$W = W_弹 + W_摩 \tag{3-18}$$

式中，$W_弹$ 为克服弹性阻力所做的功，$W_摩$ 为克服气道阻力所做的功。

通常计算呼吸功以跨壁压（单位是 cmH_2O）变化乘以肺容积（潮气量或每分肺通气量，单位是 L）变化来计算，单位是焦耳 J，按 1 J=10.2 L·cmH_2O 进行换算。

呼吸做功首先需要克服阻力，呼吸肌产生同样的力度（即压力）时，阻力越大，则肺容积的变化越小，即做的功小。因此，呼吸系统病变导致肺通气阻力增加时，当呼吸肌产生相同的力度下，呼吸功必然减小。图 3-11 描述了呼吸肌做最大力度运动时产生的压力与肺容积的变化。肺容积越大，产生的正压力越大，在肺容积位于肺总量时，能产生最大的正压力，称为最大呼气压（图 3-11 中的 D 点）。在肺容积位于余气量时，呼气肌不能进一步收缩，呼气压力为零，但此时产生的负压最高，称为最大吸气压（图 3-11 中 C 点）。

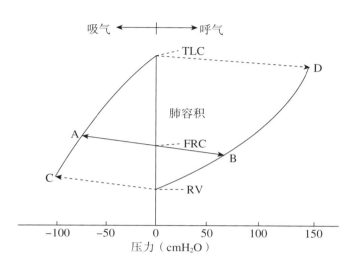

图 3-11 呼吸系统的容积 - 压力曲线

纵坐标为肺容积，横坐标为肺内压；于 FRC 关闭气道后全力吸气可达 A 点，全力呼气可达 B 点；在 RV 处不能进一步呼气，全力吸气可达 C 点；在 TLC 处不能进一步吸气，全力呼气可达 D 点。C 点和 D 点压力的数值绝对值分别反映吸气肌和呼气肌的最大力度

TLC：肺总量；FRC：功能余气量；RV：余气量

正常人平静呼吸时，呼吸功主要用于吸气运动，一次呼吸所做的功很小，仅约 0.25 J，其耗能仅占全身总耗能的 3% ~ 5%。当呼吸加深，潮气量增大时，呼吸做功量将增加。在病理情况下，弹性阻力或非弹性阻力增大时，呼吸功也增大。剧烈运动时，呼吸耗能可升高 25 ~ 50 倍，但由于全身总耗能也增大数十倍，所以呼吸耗能依然只占总耗能的很小一部分。

在神经系统参与下，呼吸深度和频率匹配往往处于最佳状态，即处于最小的耗能状态来完成肺通气，此时所做的呼吸功最小，称为最佳呼吸形式。肺弹性阻力增加时，呼吸呈浅快式，以减少克服弹性阻力的呼吸功；气道阻力增加时，呼吸常为深慢式，以减少克服气道阻力的呼吸功。

四、肺通气功能评价

（一）肺容积

肺容积（pulmonary volume）是指不同状态下肺内气体的容积。肺容积可分为潮气量、补吸气量、补呼气量和余气量，四者之间无重叠关系，全部相加后等于肺总量（图 3-12）。

1. 潮气量 每次呼吸时吸入或呼出的气体量称为潮气量（tidal volume，TV）。潮气量可随呼吸强弱而变化。平静呼吸时，健康成年人的潮气量为 400 ~ 600 ml，平均约为 500 ml。运动强度增大时，潮气量增大。潮气量可反映肺的一次通气幅度。因潮气量大小受年龄、性别、身材、呼吸肌收缩强度和机体代谢水平等的影响，故单独测定潮气量不能反映肺通气功能的好坏。

2. 补吸气量 平静吸气末，再尽力吸入肺内的气体量称为补吸气量（inspiratory reserve volume，IRV）。健康成年人的补吸气量为 1500 ~ 2000 ml。补吸气量又称吸气储备量，反映肺的吸气储备能力。

3. 补呼气量 平静呼气末，再尽力呼出的气体量称为补呼气量（expiratory reserve volume，ERV）。健康成年人的补呼气量为 900 ~ 1200 ml。补呼气量又称呼气储备量，反映肺的呼气储备能力。

4. 余气量 最大呼气末仍存留于肺内不能被呼出的气体称为余气量（residual volume，RV）。健康成年人的余气量为 1000 ~ 1500 ml。余气量的存在可避免肺泡塌陷。余气量过大，表示肺通气功能不良。老年人因肺弹性减弱和呼吸肌力量衰退，故余气量比青壮年大。支气管哮喘和肺气肿患者的余气量增加。

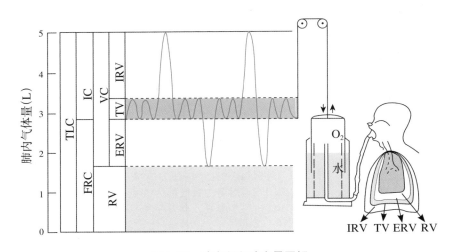

图 3-12 肺容积和肺容量图解

（二）肺容量

肺容量（pulmonary capacity）是肺容积中两项或两项以上的组合气体量。肺容量包括深吸气量、功能余气量、肺活量和肺总量等（图 3-12）。

1. 深吸气量 平静呼气末做深吸气，所能吸入的最大气体量为深吸气量（inspiratory capacity，IC），相当于潮气量和补吸气量之和，是衡量最大通气潜力的一个指标。胸廓、胸膜和肺组织等发生病变，均可导致深吸气量减小，表明最大通气潜力降低。

2. 功能余气量 平静呼气末仍存留在肺内的气体量为功能余气量（functional residual capacity，FRC），相当于余气量和补呼气量之和。健康成年男性约为 2500 ml，女性约为 2000 ml。功能余气量的生理意义是稀释每次吸入肺泡的 O_2 和排入肺泡的 CO_2，以缓冲呼吸过程中氧分压（PO_2）和二氧化碳分压（PCO_2）的变化幅度，保证 PO_2 和 PCO_2 的相对稳定。因此，肺泡气和血液之间的 PO_2 和 PCO_2 就不会随呼吸周期而发生过大的波动，从而保证肺换气过程的平稳进行。此外，功能余气量可用于校正肺容积差异对肺顺应性的影响，肺顺应性除以功能余气量，所得指标称为比顺应性（specific compliance），该指标可更好反映不同个体间肺的顺应性。

3. 肺活量 尽力深吸气后，再尽力呼气，所能呼出的最大气体量称为肺活量（vital capacity，VC），相当于潮气量、补吸气量和补呼气量之和。肺活量个体差异较大，与身材、性别、年龄、呼吸肌功能的强弱等有关。正常成年男性的肺活量平均约为 3500 ml，女性约为 2500 ml。肺活量测定方法简单，可反映一次肺通气的最大能力，是肺功能测定的常用指标。由于肺活量是静态指标，测定时并无时间限制，因此难以充分反映肺组织的弹性状态和气道通畅程度等变化。例如肺组织弹性降低或气道阻力增大的患者，虽然肺通气功能已有损害，但如果延长呼气时间，测定的肺活量仍可在正常范围。

4．用力肺活量和用力呼气量　在尽力深吸气后，再尽力、尽快呼出的最大气体量称为用力肺活量（forced vital capacity，FVC）。用力肺活量略小于不受时间限制的肺活量。在一次尽力深吸气后，再尽力、尽快呼气，在一定的时间段内所呼出的气体量称为用力呼气量（forced expiratory volume，FEV），通常以第 1、第 2、第 3 s 末的 FEV 占 FVC 的百分数来表示。用力呼气量是一种动态指标，能反映气道阻力的变化。通过测定得出正常成年人第 1、第 2、第 3 s 末用力呼气量（FEV_1、FEV_2、FEV_3）占用力肺活量的百分数分别为 80%、96%、99%，其中以第 1 s 末用力呼气量占用力肺活量的百分数最有临床意义。限制性肺疾病（如肺纤维化）患者，FEV_1 和 FVC 都降低，但两者的比值可正常；而阻塞性肺疾病（如支气管哮喘）患者，由于气道阻力增加，所以 FEV_1 比 FVC 降低得更明显（图 3-13），两者的比值减小。由此可见，FEV_1/FVC 在鉴别限制性肺疾病和阻塞性肺疾病时具有重要意义。

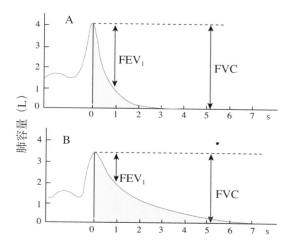

图 3-13　用力肺活量（FVC）和用力呼气量（FEV）示意图
A．正常人用力呼气量；B．气道狭窄时用力呼气量
纵坐标的"0"等于余气量

5．肺总量　肺最大扩张时所能容纳的最大气体量称为肺总量（total lung capacity，TLC），相当于肺活量与余气量之和。肺总量的大小与性别、年龄、身材和体育锻炼等有关。成年男性肺总量平均约为 5000 ml，女性约为 3500 ml。

（三）肺通气量和肺泡通气量

1．肺通气量

（1）肺通气量（pulmonary ventilation volume）：指每分钟吸入或呼出的气体总量，为潮气量和呼吸频率的乘积。正常成年人平静呼吸时，呼吸频率为每分钟 12 ～ 18 次，潮气量为 500 ml，则肺通气量为 6 ～ 9 L/min。肺通气量存在个体差异，与性别、年龄、身材和活动量有关。剧烈运动和从事重体力劳动时，肺通气量增大。

（2）最大随意通气量（maximal voluntary ventilation volume）：为尽力做深、快呼吸时，每分钟所能吸入或呼出的最大气体量，简称最大通气量。最大通气量能反映单位时间内呼吸器官发挥最大潜力后所能达到的通气量，是估计一个人所能进行最大运动量的一项重要生理指标。测定时，一般只测量尽力做深、快呼吸时 10 s 或 15 s 内吸入或呼出的气量，再换算为每分钟的通气量。成人最大通气量一般可达 150 L/min。任何原因导致的肺或胸廓顺应性降低、气道阻力增大、呼吸肌收缩力降低或呼吸中枢病变，均可使最大通气量减小。最大通气量与平静呼吸时的每分平静通气量之差值占最大通气量的百分比，称为通气储量百分比，可用下式表示：

$$通气储量百分比 = \frac{最大通气量 - 每分平静通气量}{最大通气量} \times 100\% \tag{3-19}$$

通气储量百分比的正常值 ≥ 93%，比值减小表示通气储备功能不良。

2. **肺泡通气量**　在通气过程中，每次吸入的气体并非全部进入肺泡内，有一部分留在鼻或口与呼吸性细支气管之间的气道内，不能参与肺泡和血液之间的气体交换，这部分呼吸道的容积称为解剖无效腔（anatomical dead space）或死腔（dead space）。成人解剖无效腔可容纳约 150 ml 气体。进入肺泡内的气体，也有一部分可因肺内血流的分布不均而不能与血液进行气体交换，这部分未能参与气体交换的肺泡容积称为肺泡无效腔（alveolar dead space）。肺泡无效腔与解剖无效腔合称为生理无效腔（physiological dead space）。健康人平卧时，生理无效腔与解剖无效腔相等或接近，肺泡无效腔接近或等于零。由于解剖无效腔的存在，每次吸气时，最先吸入的气体是上次呼气末存留在解剖无效腔中已进行气体交换的气体，这部分气体氧含量较低；每次呼气时，则首先呼出前次吸入的最后一部分新鲜空气。可见，由于解剖无效腔的存在，肺通气量中有一部分气体不能进行气体交换。所以，计算真正有效的气体交换量时，应以肺泡通气量为准。肺泡通气量（alveolar ventilation）是指每分钟吸入肺泡的新鲜空气量。由于这部分气体一般情况下能与血液进行气体交换，因此也称为有效通气量（effective ventilation），其计算公式为：

$$肺泡通气量 = （潮气量 - 无效腔气量） \times 呼吸频率 \tag{3-20}$$

因为解剖无效腔的容积是个常数，所以肺泡通气量主要受潮气量和呼吸频率的影响。潮气量和呼吸频率的变化，对肺通气量和肺泡通气量的影响是不同的。当潮气量减半和呼吸频率加倍或潮气量加倍而呼吸频率减半时，肺通气量均可保持不变，但肺泡通气量却发生明显的变化（表3-1）。由表可见，从气体交换效率角度看，深而慢的呼吸可以增加肺泡通气量，有利于肺换气；而浅而快的呼吸则使肺泡通气量减少，不利于肺换气。

表 3-1　不同呼吸形式的肺通气量和肺泡通气量

呼吸形式	潮气量（ml）	无效腔气量（ml）	呼吸频率（次/分）	肺通气量（ml/min）	肺泡通气量（ml/min）
平静呼吸	500	150	12	6000	4200
深慢呼吸	1000	150	6	6000	5100
浅快呼吸	250	150	24	6000	2400

临床上在某些情况下使用一种特殊形式的人工通气，即高频通气（high frequency ventilation, HFV）。其频率可达每分钟 60 ~ 100 次或更高，潮气量接近或低于解剖无效腔气量。该通气技术的原理虽有悖于传统的呼吸生理概念，但仍可维持有效的气体交换。HFV 的原理尚不完全清楚，近 20 年来对该技术进行了大量的研究，获得了一定的研究进展，但其尚不能取代常规的机械通气方式，使用指征也仅限于常规机械通气无效或有禁忌证的呼吸衰竭患者。

（四）最大呼气流速 - 容积曲线

直径 2 mm 以下的小气道，管壁薄，炎症易波及其全层和周围组织；管腔小，因分泌物或渗出物的增多而易被阻塞；缺乏软骨的支撑，主要依赖肺组织的弹性纤维牵拉而维持其开放状态；总横截面积大，气道阻力小，仅约占总气道阻力的 10%，因而常规肺功能检查不易发现小气道病变。由于小气道阻力受肺组织弹性和小气道病变双重影响，所以当小气道阻力增高时，只有排除肺组织弹性减退才能认为是小气道本身病变所致。

嘱受试者尽力吸气后，尽力、尽快呼气至余气量，同步记录呼出的气量和气流速率，即可绘制成最大呼气气流速率随肺容积变化而变化的关系曲线，即最大呼气流速 - 容积（maximum expiratory flow volume，MEFV）曲线，肺容积变化常用肺容积占肺活量的百分比（% 肺活量）表示。MEFV 曲线的升支较陡，在肺容积较大时，呼气的气流速率随呼气肌用力程度（力度）的增加而加大，曲线很快达到峰值。MEFV 曲线的降支较平坦，表示呼气过程中不同肺容积时的最大气流速率。

当小气道阻力增高时，在某一给定的肺容积，其最大呼气气流速率降低，且 MEFV 曲线降支下移（图 3-14），因此可用于诊断气道堵塞的情况。MEFV 曲线降支下移的原因与气道的动态挤压有关。

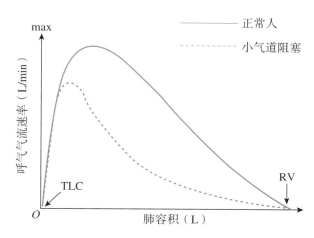

图 3-14 最大呼气流速 - 容积（MEFV）曲线
TLC：肺总量；RV：余气量

（五）最大气流容积环

最大气流容积环（maximal flow-volume loop）也称气流容积环，描述用力呼吸周期中气流速率与肺容积的关系。测定时令被试者做最大呼气与吸气运动，将气流速率记录在 Y 轴，肺容积记录在 X 轴，即可描绘出气流容积环（图 3-15）。呼气气流速率随肺容积减小而变慢，当肺容积小于 60% 的肺活量时，气流呈非力度依赖，故该曲线降支的后 2/3 段的位置反映肺弹性和气道阻力情况。当小气道有病变时，最大呼气气流速率在肺容积较小部位明显降低，因此曲线向内凹陷，表现为降支末段曲线下面积减小。

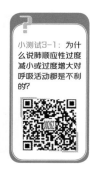

小测试3-1：为什么说肺顺应性过度减小或过度增大对呼吸活动都是不利的？

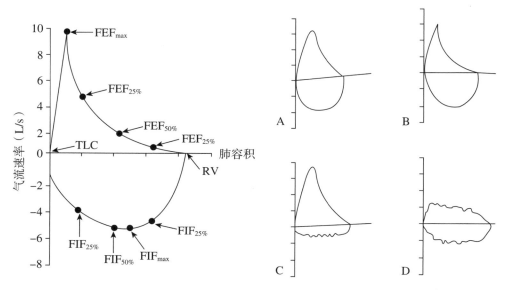

图 3-15 气流容积环

A. 肺容积分别在 25%、50% 和 75% 时的吸气与呼气气流速率及其峰值（FIF_{max} 与 FEF_{max}）；B. 不同情况下的气流容积环：（A）正常；（B）吸气相正常，呼气相特别是处于较小肺容积时的呼气气流速率降低（呼气曲线向下凹陷），常见于哮喘和慢性阻塞性肺病患者；（C）呼气相正常，吸气时气流受限，常见于胸腔外（喉部）气道阻塞；（D）吸气与呼气相气流均受限制，为典型的固定气道阻塞

（袁东智　徐国恒　付　毅）

第二节　气体交换

　　新鲜空气经肺通气进入肺泡内，随即通过呼吸膜与流经肺泡毛细血管中的血液进行气体交换。O_2 从肺泡扩散入血液，CO_2 从血液扩散入肺泡，这种肺泡气与肺毛细血管血液之间的气体交换过程称为肺换气（gas exchange in lung）。当血液流经组织时，O_2 从血液扩散入组织细胞，CO_2 则从组织细胞扩散入血液，这种组织毛细血管血液与组织细胞之间的气体交换过程称为组织换气（gas exchange in tissue）。

一、肺换气和组织换气的基本原理

　　气体扩散遵循物理原理，总趋势是从分压高处（高浓度区）向分压低处（低浓度区）转移，最终各处的气体分压（浓度）趋于相等。肺换气和组织换气就是 O_2 和 CO_2 以单纯扩散的方式跨越呼吸膜和组织毛细血管壁进行交换的过程。气体分子不停地进行无定向的运动，当不同区域存在浓度差时，气体分子将从高浓度处向低浓度处发生净转移，这种由热运动引起的物质在空间上的迁移过程称为气体扩散（diffusion）。肺换气的气体扩散过程可分为气相扩散（gaseous phase diffusion）、膜相扩散（membrane phase diffusion）和血相扩散（hematic phase diffusion）不同时相。在气相扩散阶段，经肺通气进入肺泡的新鲜空气通过扩散实现与肺泡内残余气体的充分混合。在功能余气量水平，正常肺泡直径平均约 200 μm，气体在不到 10 ms 的时间内即可达到扩散平衡。但在肺气肿肺泡扩大患者，气相扩散达 300 ms，气体扩散量降低。肺泡内气体与肺泡毛细血管血液之间跨越呼吸膜（见图 3-16）的扩散过程为膜相扩散，是肺换气气体扩散的主要限速环节。进入肺泡毛细血管的 O_2 还需通过血浆、红细胞膜、红细胞胞质，最终与血红蛋白结合成氧合血红蛋白；而结合于红细胞中的 CO_2 则通过与 O_2 迁移相反的方向扩散到呼吸膜，此过程称为血相扩散。

19 世纪中叶，Adolf Fick 对扩散过程进行了系统研究，并于 1855 年提出粒子扩散通过单位面积的净扩散量与其浓度梯度成正比，即 Fick 定律（Fick's law）：

$$v = -D\frac{dC}{dx} \tag{3-21}$$

式中，V 为扩散速率，即单位时间内沿扩散方向 x 垂直通过单位面积的净通量；D 为扩散系数，即单位浓度梯度下的扩散速率；C 为扩散物质的浓度；式中负号表示物质的扩散方向与浓度梯度 $\left(\dfrac{dC}{dx}\right)$ 方向相反，即表示物质从高浓度向低浓度方向运动。根据 Fick 扩散定律，气体浓度梯度越大，扩散的气体量越多。肺内气体扩散过程受下列因素影响。

1. 气体的分压 根据道尔顿定律（Dalton law），混合气体所产生的压强是各种气体压强的总和，而混合气体中各种气体各自所产生的压强称为分压（partial pressure，P）。气体分压的计算公式如下：

$$某气体的分压 = 混合气体总压力 \times 该气体容积百分比 \tag{3-22}$$

如 O_2 在空气中所占的容积百分比为 21%，因此空气中的 O_2 分压（PO_2）为 159 mmHg（760 mmHg × 21%）；同理可算出空气中的 CO_2 分压（PCO_2）为 0.3 mmHg（760 mmHg × 0.04%）。因此，气体分压的大小反映了混合气体中该气体分子的浓度。

在扩散距离一定时，气体分压差梯度的大小决定于气体分压差的大小。气体的分压差是指两个区域之间某气体分压的差值，它不仅是气体扩散的动力，也决定了气体扩散的方向。Fick 扩散定律显示，气体在两个区域之间的分压差越大，则驱动气体扩散的力越强，扩散速率也越高；反之，分压差小则扩散速率小。当因气体扩散而使两个区域的分压相等而达到平衡时，气体的净扩散为零。

人体吸入的气体是空气。空气的主要成分为 O_2 和 N_2。当空气进入呼吸道后，被水蒸气饱和，37℃时肺泡气中水蒸气的容积百分比为 6.2%，水蒸气的分压（PH_2O）是 47 mmHg。由于水蒸气的存在，呼吸道内吸入气的成分已不同于空气，因此各种气体成分的分压也发生相应的改变（表 3-2）。人体呼出气是无效腔中尚未进行气体交换的吸入气和已经完成气体交换的肺泡气的混合物，所以呼出气与吸入气的成分和分压不同。

当气体与液体相遇时，气体分子可在其分压作用下不断撞击液面并扩散进入液体而溶解于液体中，同时溶解于液体中的气体也可以从液体中逸出。溶解的气体从液体中逸出的力称为张力（tension）。当分压和张力大小相等时，溶解的气体量保持稳定。此时，张力的大小也就是液体中的气体分压的大小。表 3-2 列出了在海平面，空气、肺泡、血液和组织中各种气体的分压。表中反映的是安静状态下 PO_2 和 PCO_2 的估算值。不同组织的 PO_2 和 PCO_2 不同，即使在同一组织中，其数值还受到组织代谢水平的影响。

表 3-2　海平面上空气、肺泡气、血液和组织中各种气体的分压（mmHg）

	空气	肺泡气	动脉血	静脉血	组织
PO_2	159	104	100	40	30
PCO_2	0.3	40	40	46	50
PN_2	597	569	573	573	573
PH_2O	3.7	47	47	47	47
合计	760	760	760	706	700

2. 气体分子的理化特性　格雷厄姆定律（Graham law）指出，气体分子相对扩散速率与气体分子量（MW）的平方根成反比。因此，分子质量小的气体扩散较快。如果扩散发生于气相和液相之间，则扩散速率还与气体在溶液中的溶解度成正比。溶解度（S）是单位分压下可溶解于单位容积溶液中的气体量。一般以 1 个大气压下，38℃时，100 ml 液体中溶解的气体毫升数来表示气体的溶解度。亨利定律（Henry's law）指出，溶解的气体量与液体平衡时的气体分压成正比。因此，液体中气体分子的浓度取决于该气体的分压和在液体中的溶解度。气体的溶解度越大，在相同分压下溶解的气体分子数量就越多，气体扩散时液相中可进行扩散的气体分子数量也就越多，单位时间内气体扩散量也越多。

溶解度与分子量的平方根之比（$S/\sqrt{MW}$）称为扩散系数（diffusion coefficient），其数值取决于气体分子本身的特性。例如，O_2 和 CO_2 在 100 ml 血浆中的溶解度分别为 2.14 ml 和 51.5 ml，即 CO_2 在血浆中的溶解度为 O_2 的 24 倍。O_2 和 CO_2 的分子量分别为 32 和 44，两者分子量的平方根之比为 0.85。因此，CO_2 的扩散系数约为 O_2 的 20 倍。

3. 其他因素　气体扩散速率还与温度（T）和扩散面积（A）成正比，与扩散距离（d）成反比。由于人体体温相对恒定，温度因素可忽略不计。

由上述可知，O_2 和 CO_2 在各自的分压差推动下进行扩散。通常将单位时间内气体扩散的容积称为气体的扩散速率（diffusion rate，D）。气体扩散速率受多种因素的影响，它们之间的关系可用下式表示：

$$D\alpha\frac{\Delta P \cdot A \cdot S}{d \cdot \sqrt{MW}} \tag{3-23}$$

式中，ΔP 为扩散气体的分压差，A 为气体扩散的面积，S 为气体分子的溶解度，d 为气体扩散的距离，MW 为气体的分子量。因此，气体在通过薄层组织时，单位时间内气体扩散的容积与组织两侧的气体分压差、温度、扩散面积和该气体的扩散系数成正比，而与扩散距离（组织的厚度）成反比。在溶液中，溶质分子的扩散速率与扩散距离的平方成反比，因此，随着扩散距离的增大，气体扩散速率显著降低。

二、肺换气

（一）肺换气的结构基础

呼吸膜（respiratory membrane），即肺泡 - 毛细血管膜，又称气 - 血屏障（blood-air barrier），是肺换气的结构基础。虽然呼吸膜由含肺表面活性物质的液体层、肺泡上皮细胞层、上皮基底膜、肺泡上皮和毛细血管膜之间的间隙（基质层）、毛细血管基膜和毛细血管内皮细胞层 6 层结构组成，但其总厚度平均仅约 0.6 μm，有的部位只有 0.2 μm，气体易于扩散通过。由于肺泡隔中的结缔组织纤维成分主要排列于隔的中央，肺泡隔内的毛细血管向一侧突出于肺泡腔内，因此同一根毛细血管与两侧肺泡上皮所形成的呼吸膜厚度常不对称，通常将呼吸膜分为薄侧（thin side）和厚侧（thick side）两个不同的功能区（图 3-16）。薄侧的肺毛细血管内皮与肺泡上皮之间只存在融合的基底膜，因此只有 3 层结构，在人类仅有 0.2 ~ 0.3 μm 厚，有利于气体交换。因此，薄侧的主要功能是进行气体交换。厚侧呼吸膜包括完整的 6 层结构，毛细血管与肺泡上皮的基底膜之间有较宽的结缔组织间隙，呼吸膜总厚度达 1 ~ 2 μm。

薄侧比较致密，水难以进入薄侧肺毛细血管内皮和肺泡上皮之间的间隙，从而能阻止水进入肺泡。因此，当肺间质发生轻度水肿时，薄侧的厚度并不增加，可保证气体交换的正常进行。厚侧不仅具有支撑毛细血管网的作用，而且与肺内的液体交换过程密切相关。组织间隙中的纤维束可将肺泡隔间质内的水迅速引流到小叶间隔的毛细淋巴管而回流，避免液体在肺泡隔中蓄积，保证气体交换的正常进行。

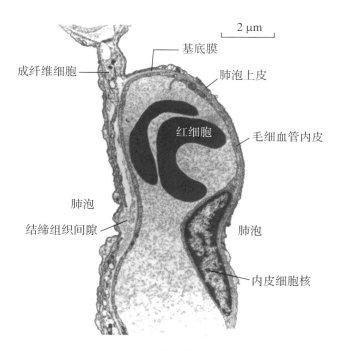

图 3-16　人肺肺泡隔透射电镜图

图的左侧为厚侧，内含结缔组织间隙（IS）；右侧为薄侧，只有一层融合的基底膜

（二）肺换气过程

肺换气过程中，肺毛细血管内血液的气体分压发生变化。当静脉血流经肺毛细血管时，由于血液的 PO_2 比肺泡气的低，而 PCO_2 比肺泡气的高，因此肺泡气中 O_2 便在分压差的作用下向血液发生净扩散，即从肺泡进入血液；CO_2 发生向相反方向的净扩散，即从血液进入肺泡。这样，血液的 PO_2 迅速上升而 PCO_2 迅速降低，很快与肺泡气的 PO_2 和 PCO_2 达到平衡，混合静脉血的 PO_2 从 40 mmHg 上升到 100 mmHg，每 100 ml 血液含 O_2 量由 15 ml 升至 20 ml，而 PCO_2 从 46 mmHg 降低到 40 mmHg，每 100 ml 血液含 CO_2 量由 52 ml 降至 48 ml，由此静脉血转变为动脉血（图 3-17）。若按心输出量为 5 L/min 计，则流经肺毛细血管的血流每分钟可自肺泡摄取 O_2 250 ml，并释出 CO_2 200 ml。

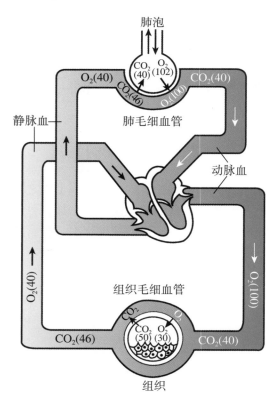

图 3-17　肺换气和组织换气示意图
图中数字为气体分压值（mmHg）

　　正常静息状态下，血液流经肺毛细血管的时间约为 0.75 s，但只需要 0.25 s，血液中的 O_2 分压即可达到肺泡气 O_2 分压水平。也就是说，当血液流经肺毛细血管全长的约 1/3 时，已基本上完成肺换气过程。运动时，尽管血液循环加快，血液通过肺毛细血管的时间缩短到 0.25 s，但肺换气过程仍能充分进行（图 3-18）。因此，肺换气具有很大的贮备能力。

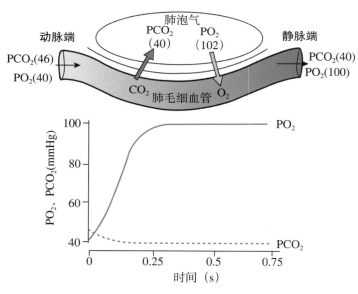

图 3-18　肺毛细血管中气体交换的时间过程
图中数字为气体分压值（mmHg）

（三）影响肺换气的因素

1. 气体分压差　如前所述，气体分压差是驱动气体扩散的动力，与气体扩散速率成正比。通常情况下，分压差越大，气体扩散速率越大，血液与肺泡气的 PO_2 达到平衡的时间越短；反之，血液与肺泡气 PO_2 达到平衡所需的时间越长。例如，肺泡气 PO_2 降至 50 mmHg 时，达到平衡的时间可延长到 0.45 s，此时如伴有呼吸膜的病变，则在安静时 O_2 的扩散不能达到平衡，血液的 PO_2 将进一步降低。

肺泡气中 O_2 和 CO_2 浓度及分压的高低取决于肺泡通气量的大小和 O_2 吸收入血的速率或 CO_2 的排出速率。正常安静状态下，机体耗 O_2 量是 250 ml/min，肺泡通气量为 4.2 L/min，此时可维持肺泡气 O_2 分压在 104 mmHg，且随着肺泡通气量的增大，肺泡气 O_2 分压也增大。但在海平面吸入空气的条件下，肺泡气 O_2 分压最多只能达到 149 mmHg，因为这是在正常大气压下湿化空气所能达到的最大 O_2 分压。同理，正常安静状态下，机体 CO_2 的产生量是 200 ml/min，肺泡通气量为 4.2 L/min，此时可维持肺泡气 PCO_2 在 40 mmHg，且肺泡气 PCO_2 也随着肺泡通气量的增大而降低。若运动时机体耗 O_2 量和 CO_2 产生量分别增高至 1000 ml/min 和 800 ml/min，此时肺泡通气量需要增大 4 倍才能维持正常的肺泡气 O_2 分压和 CO_2 分压。

吸入肺泡的空气越多，更新率越高，则 PO_2 越高，而 PCO_2 越低。肺泡气更新率 =（潮气量 − 无效腔气量）/ 功能余气量。通常状态下肺泡气体的更新率约为 14%。呼吸幅度加深，潮气量增加，可使气体更新率提高；反之则肺泡气更新率降低。肺通气不足时，由于肺泡气更新减少，O_2 的吸入和 CO_2 的排出均受阻，肺泡气 PO_2 降低，PCO_2 增高，导致动脉血 PO_2 降低和 PCO_2 增高，且动脉血 PO_2 的降值与 PCO_2 的增值将呈一定比例关系。当肺泡通气量减少一半时，动脉血 PO_2 将由正常 100 mmHg 降至 50 mmHg，动脉血 PCO_2 将由正常 40 mmHg 升至 80 mmHg（图 3-19）。

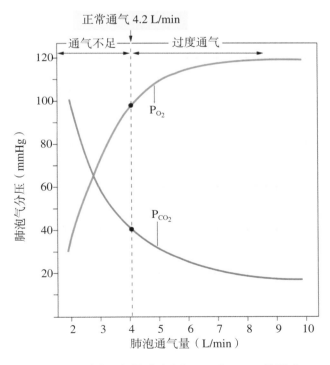

图 3-19　肺泡通气量对肺泡气 PO_2 和 PCO_2 的影响

2. 呼吸膜厚度　气体扩散速率与扩散距离成反比。正常人呼吸膜面积很大，达 70 m²，而肺毛细血管总血量只有 60 ~ 140 ml，因而血液层很薄，非常有利于气体交换。正常情况下呼吸膜的总厚度平均不到 1 μm，最薄处仅有 0.2 μm，扩散距离极短，有利于气体扩散。肺毛细血管平均直径约为 5 μm，因此红细胞挤过肺毛细血管时，通常与毛细血管壁互相接触，O_2 和 CO_2 不必经过大量血浆层就可以到达红细胞或进入肺泡，扩散距离很短，交换速度快。在肺部疾病情况下，如肺纤维化、肺水肿时，呼吸膜增厚引起扩散距离增加，导致气体的扩散速率降低，扩散量减少。尤其在运动时，因血流加速缩短了气体在肺部的交换时间，故呼吸膜的厚度对肺换气的影响便显得更加突出（图 3-20）。因此肺纤维化和肺水肿患者在运动时呼吸困难症状更为严重。

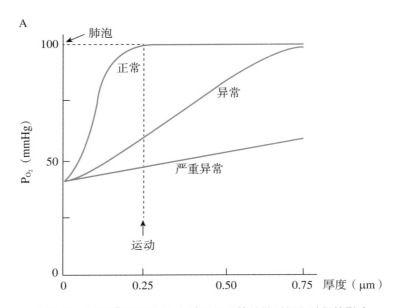

图 3-20 呼吸膜增厚对 O_2 向肺毛细血管扩散时间和过程的影响

呼吸膜厚度不仅影响气体扩散距离，还影响气体分压差梯度。正常情况下，若肺泡气和肺毛细血管血液内 PO_2 分别为 100 mmHg 和 40 mmHg，呼吸膜两侧的 O_2 分压差值为 60 mmHg，如图 3-21 所示，呼吸膜厚度（d）越大，O_2 分压差梯度（ΔPO_2）越小，则驱动 O_2 扩散的动力减小，O_2 扩散速率降低。

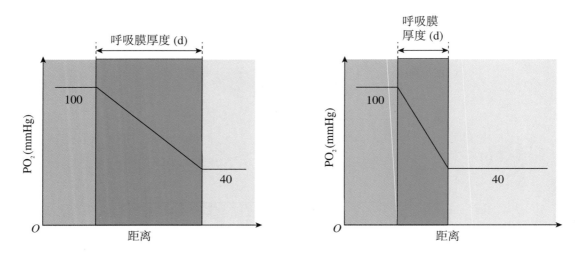

图 3-21 呼吸膜厚度对跨呼吸膜 PO_2 梯度的影响

3. 呼吸膜面积 气体扩散速率与呼吸膜面积成正比。正常人两肺呼吸膜总面积达 70 m²。在安静状态下，气体扩散所需面积约 40 m^2，所以呼吸膜有相当大的贮备面积（约 30 m^2）。运动时，肺血流量增高，肺毛细血管开放数量和开放程度增加，扩散面积也大大增加，以适应机体代谢的增强。在肺不张、肺纤维化、肺叶切除、肺水肿（部分肺泡被水肿液充满）或肺毛细血管阻塞情况下，呼吸膜面积减小，肺换气减少，尤其是在运动时，将更容易出现肺换气不足。当呼吸膜的面积减小至正常水平的 1/4 ~ 1/3 时，即使处于安静状态，肺换气也会显著不足。此外，还要指出的是，肺气肿患者虽然肺泡增大，但因肺泡隔受损，相邻肺泡相互融合，反而导致呼吸膜面积显著减少，加之肺泡扩大，气体分子在肺泡内的扩散距离增大，均可严重损害肺换气功能。

4. 通气 / 血流比值　正常肺内气体交换的实现需要肺泡通气量和肺血流量相匹配。每分钟肺泡通气量（$\dot{V}_A$）与每分钟肺血流量（$\dot{Q}$）之间的比值称为通气 / 血流比值（ventilation/perfusion ratio，$\dot{V}_A/\dot{Q}$）。该比值反映了肺泡通气量与肺毛细血管血流量之间相互匹配的程度。正常人在安静状态下，$\dot{V}_A$ 约为 4.2 L/min，$\dot{Q}$ 约为 5.0 L/min，$\dot{V}_A/\dot{Q}$ 为 0.84，此时肺换气效率最高。正常情况下，一方面肺泡通气使肺泡气体得以不断更新，向机体提供 O_2，排出 CO_2；另一方面，通过肺循环进入肺毛细血管相应量的血液，及时带走摄取的 O_2，带来机体产生的 CO_2。因此，通气 / 血流不匹配可导致肺换气效率低。如果 $\dot{V}_A/\dot{Q}$ 增大，表明通气过度或（和）血流不足，意味着部分肺泡气体未能与血液气体进行充分交换，相当于肺泡无效腔增大；反之，$\dot{V}_A/\dot{Q}$ 下降，表明可能是由于通气不足或（和）血流过多，这意味着部分血液流经通气不良的肺泡，混合静脉血中的气体未得到充分更新，未能完全成为动脉血就流回心脏，相当于发生了功能性动 - 静脉短路（图 3-22）。因此，无论 $\dot{V}_A/\dot{Q}$ 增大还是减小，都将妨碍气体的有效交换，导致机体缺乏 O_2 和 CO_2 潴留，尤其以缺乏 O_2 更为显著。

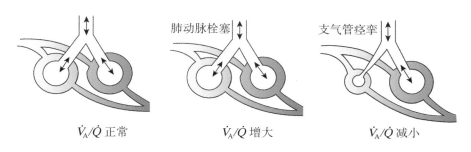

$\dot{V}_A/\dot{Q}$ 正常　　　　$\dot{V}_A/\dot{Q}$ 增大　　　　$\dot{V}_A/\dot{Q}$ 减小

图 3-22　肺动脉栓塞和支气管痉挛时对通气 / 血流比值的影响

（1）$\dot{V}_A/\dot{Q}$ 异常时缺乏 O_2 更为显著的原因：①动、静脉血液之间的 PO_2 之差远大于 PCO_2 之差，所以发生肺部动 - 静脉短路的情况时，动脉血 PO_2 下降的程度大于 PCO_2 升高的程度；② CO_2 的扩散系数为 O_2 的 20 倍，所以 CO_2 扩散快于 O_2 而不易发生潴留；③动脉血 PO_2 下降和 PCO_2 升高可刺激呼吸中枢，使呼吸运动加深、加快，肺泡通气量增加，从而使肺泡气 PCO_2 下降，虽然肺泡气 PO_2 也升高，但由于 Hb 与 O_2 的结合达到饱和后就不能结合更多的 O_2，因此不能促进 O_2 的进一步摄取（见本章第四节"呼吸运动的调节"）。慢性阻塞性肺疾病所引起的肺气肿是临床上造成肺换气功能障碍常见的原因之一，患者因许多细支气管阻塞导致 $\dot{V}_A/\dot{Q}$ 下降而发生功能性动 - 静脉短路增加；同时大量肺泡壁的破坏，致使肺泡周围的毛细血管因受膨胀肺泡的挤压而退化，肺毛细血管大量减少，吸入肺泡的气体不能有效地与毛细血管血液交换，导致 $\dot{V}_A/\dot{Q}$ 升高，出现生理无效腔增大，肺换气效率大大降低。慢性阻塞性肺疾病肺气肿时，由于肺内病变的不均一性，使得肺内不同区域分别存在严重的功能性动 - 静脉短路和生理无效腔，可使肺换气功能降低 90%。

（2）体位对 $\dot{V}_A/\dot{Q}$ 的影响：健康成人安静时，肺部总的 $\dot{V}_A/\dot{Q}$ 约为 0.84，但肺泡通气量和肺毛细血管血流量在肺内的分布并不均匀，因此肺各部分的 $\dot{V}_A/\dot{Q}$ 存在差异（图 3-23）。人在直立位时由于重力作用，胸膜腔上部的负压高于下部，上部肺组织肺泡的扩张程度大于下部，吸气时通气量更多地进入下部肺组织；同样，因重力的作用，上部肺组织的一些毛细血管因压力降低而闭合，更多的血液流入下部肺组织。因此，从肺底部到肺尖部肺泡通气量和肺毛细血管血流量都逐渐减少，但以血流量的减少更为显著，所以肺尖部的 $\dot{V}_A/\dot{Q}$ 较大，可高达 3.3，呈现相对血流不足；而肺底部的 $\dot{V}_A/\dot{Q}$ 较小，可低至 0.63，呈现相对通气不足。尽管正常情况下肺泡通气和血流的不均匀分布影响肺不同部位的换气效率，但由于呼吸膜面积远远超过肺换气的实际需要，所以总体上不会明显影响正常的肺换气功能。在运动时，由于肺血流量增大，尤其是肺上部的血流增多，故全肺的 $\dot{V}_A/\dot{Q}$ 得到显著改善。

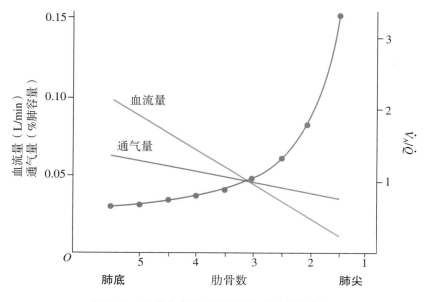

图 3-23　正常人直立时肺通气和血流量的分布

仰卧位时，受重力和心脏等器官压迫的影响，占体积比例较大的背侧肺组织易发生肺泡萎陷，而形成功能性动 - 静脉短路。俯卧位时，腹侧肺组织置于下方，受到重力的不利影响，体积比例较大的背侧肺组织置于上方而免受重力影响和心脏等器官的压迫，萎陷的肺泡得以复张，功能性动 - 静脉短路减少。有研究显示，相较于仰卧位，俯卧位时腹侧肺组织通气减少 6.9%，背侧肺组织通气增加 12.5%，总体的肺通气增加 6%。因此，俯卧位有助于改善 $\dot{V}_A/\dot{Q}$，增加 ARDS 患者的血氧饱和度。

（3）$\dot{V}_A/\dot{Q}$ 的局部自身调节：正常情况下，肺具有自身调节局部 $\dot{V}_A/\dot{Q}$ 的作用。当肺的某一区域肺泡通气量减少或血流增加时，$\dot{V}_A/\dot{Q}$ 减小，局部肺泡气中的 PO_2 降低，可引起局部肺动脉收缩，从而减少通气不良部位的局部血流量，同时也使通气增多的区域能得到更多的血流供应，有利于维持正常的 $\dot{V}_A/\dot{Q}$；相反，当某区域肺泡通气量增加或血流减少时，$\dot{V}_A/\dot{Q}$ 增大，局部肺泡气 PCO_2 降低，可引起支气管收缩，在导致血流相对不足区域的局部通气量降低的同时，使吸入气体可更多地分配到血流相对较多的区域，也有利于 $\dot{V}_A/\dot{Q}$ 维持正常。但当全肺低 O_2 时，可因肺动脉广泛收缩而引起肺动脉高压。CO_2 具有舒张气道平滑肌的作用，也是舒张气道平滑肌作用最强的因素。正常情况下，肺泡内 PCO_2 为 40 mmHg，气道保持开放状态。通气过度导致低 PCO_2 时，可引起支气管收缩而诱发支气管哮喘发作。

综上所述，通常情况下血液流经肺毛细血管全长约 1/3 时就完成了肺换气，而后 2/3 仍具有换气的潜能，是肺换气的时间储备。安静状态下，用于肺换气的呼吸膜面积约占呼吸膜总面积的60%，所以供气体交换的呼吸膜面积具有很大的储备。运动时，心输出量和肺血流量增加，肺毛细血管开放数量和开放程度增加，气体扩散面积相应增大；同时因肺血流速度加快，气体扩散平衡点后移，即肺毛细血管长度的后 2/3 也有气体扩散，也使得气体实际扩散面积增大。此外，运动时，肺通气量和血流量均增加，肺尖部血流量增加明显，而肺底部肺通气量增加明显，使这两个部位的 $\dot{V}_A/\dot{Q}$ 都得到改善，功能性动-静脉短路减少，肺泡无效腔减小，从而使肺换气量增加，换气效率提高。

三、组织换气

组织换气是体循环毛细血管中的血液与组织之间进行的气体交换，其发生机制及影响因素与肺换气相似。但与肺换气不同的是，组织换气完全在液相（血液、组织液、细胞内液）中完成，且 O_2 和 CO_2 净扩散方向与肺换气过程中的方向正相反。

组织毛细血管对 O_2 和 CO_2 扩散有高度的通透性。组织毛细血管血液与组织液之间气体的分压差是组织换气的驱动力。由于组织细胞代谢不断利用 O_2 并产生 CO_2，所以组织内 PO_2 可低至 30 mmHg，PCO_2 可高达 50 mmHg。因此，当动脉血液流经组织毛细血管时，O_2 顺分压差从血液向组织液和细胞内液扩散，CO_2 则从组织液和细胞向毛细血管血液扩散（图 3-17），毛细血管血液中的 PO_2 从动脉端向静脉端逐渐降低，而 PCO_2 则逐渐升高，完成组织换气。血液 PCO_2 的升高促进红细胞中的 HbO_2 解离，释放更多的 O_2 供组织细胞利用（见本章第三节"气体运输"）。

组织换气也受多种因素的影响。当运动等导致组织代谢率增高时，因耗 O_2 增加而导致组织 PO_2 降低，CO_2 生成增多而导致 PCO_2 增高，驱动 O_2 和 CO_2 扩散的分压差增大，组织换气增多。当组织血流减少时，运送到组织的 O_2 量和带走的 CO_2 量都减少，毛细血管血液中较高的 PO_2 和较低的 PCO_2 难以维持，O_2 和 CO_2 的扩散速率减慢，从而导致缺 O_2 和局部 CO_2 增多。因此，组织血流量减少时组织换气量降低。此外，组织细胞与毛细血管的距离也会影响组织换气。例如，在组织发生水肿时，由于局部组织中组织液的积聚，加大了气体扩散的距离，导致组织、细胞的气体交换减少。

四、肺扩散容量及其测定

（一）肺扩散容量的概念

在单位分压差（1 mmHg）的作用下，每分钟通过呼吸膜进行扩散的气体毫升数称为肺扩散容量（diffusion capacity of lung，D_L），即：

$$D_L = \frac{V}{|\overline{P_A} - \overline{P_C}|} \tag{3-24}$$

式中，V 代表每分钟通过呼吸膜的气体量（ml/min），P_A 代表肺泡气中该气体的平均分压，P_C 代表肺毛细血管内该气体的平均分压。D_L 是衡量呼吸气体通过呼吸膜能力的指标。正常成人在安静状态下，O_2 的 D_L 平均为 20 ml/min·mmHg，CO_2 的 D_L 约为 O_2 的 20 倍，即 400 ml/min·mmHg。D_L 受身材、体位和运动的影响。例如，身材高大者因为肺容积和呼吸膜的面积大于身材矮小者，故 D_L 较大；平卧位时，因为肺血流量增加和 $\dot{V}_A/\dot{Q}$ 的改善，D_L 比直立位大 15%～20%；运动时，由于参与肺换气的呼吸膜面积和肺毛细血管血流量增加，以及通气、血流的不均匀分布得到改善，故 D_L 增加。在肺部疾病情况下，D_L 可因有效面积减小或扩散距离增加而降低。

（二）肺扩散容量的测定

1. **不同气体扩散特性**　血液通过肺泡毛细血管的时间约为 0.75 s，不同气体因其理化特性不同，在跨呼吸膜进入血液后肺毛细血管内气体分压的变化规律各异（图 3-24）。由于 N_2O 不与血红蛋白（hemoglobin，Hb）结合，当吸入一定浓度的 N_2O 后，肺泡 N_2O 分压（PN_2O）增高，顺 PN_2O 差扩散进入肺泡毛细血管血液，血浆中 PN_2O 增高，扩散 0.15 s 时扩散膜两侧的分压差即已消除，达到了动态平衡，因此 N_2O 扩散量仅取决于肺血流量，肺血流量越高，带离肺泡的 N_2O 分子数越多，扩散速率越大，即 N_2O 的扩散速率仅受灌流肺泡的血流量影响，故 N_2O 被称为灌流限制（perfusion limitation）性气体。当吸入一定浓度的一氧化碳（CO）后，CO 顺分压差通过呼吸膜扩散进入红细胞，由于 CO 与 Hb 的亲和力极大，可与 Hb 紧密结合，从而使得血浆中处于溶解状态的 CO 极少，PCO 几乎为 0，使得 CO 可持续不断地扩散到血液中，即使到血液离开肺毛细血管时（0.75 s），血液中 PCO 仅略升高，因此，血流量变化几乎不影响其扩散量，只受呼吸膜的影响，可较好反映呼吸膜的特性。因此，CO 称为扩散限制（diffusion limitation）性气体。O_2 的扩散特性介于 CO 和 N_2O 之间。O_2 能与 Hb 结合，但其亲和力远不如 CO。血液流经肺泡毛细血管 0.3 s 时，O_2 的扩散已达到动态平衡，不再有净转移，此时 O_2 的扩散与 N_2O 一样，为灌流限制。但当呼吸膜显著增厚时，血流离开肺泡毛细血管时氧扩散仍未完成，此时转化为扩散限制，导致低氧血症。正常情况下 CO_2 为灌流限制性气体，与 O_2 扩散相似，当呼吸膜显著增厚时也可转化为扩散限制，理论上可以出现血 PCO_2 增高，但因低氧所引起的代偿性通气增强，可使 CO_2 排出增多，实际上很少出现血 PCO_2 增高，甚至可因 CO_2 排出过多而出现血 PCO_2 降低。

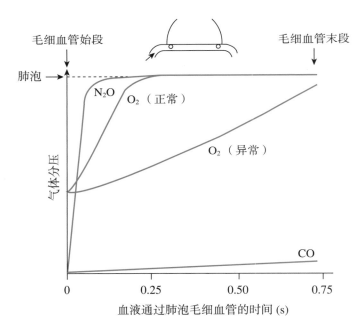

图 3-24　肺泡毛细血管中 CO、N_2O 和 O_2 扩散情况

2. **肺扩散容量的测定**　由于 CO 扩散是扩散限制，CO 扩散量反映呼吸膜的特性较 N_2O 更精确。按照公式：

$$D_LCO = \frac{V_{CO}}{|\overline{P}_{Aco} - \overline{P}_{Cco}|} \tag{3-25}$$

式中，Vco 代表每分钟通过呼吸膜的 CO 量（ml/min），$\overline{P}_{Aco}$ 和 $\overline{P}_{Cco}$ 分别代表肺泡气中和肺毛细血管内 CO 的平均分压。由于肺毛细血管内 CO 的平均分压很小，可以忽略不计，则公式可简化为：

$$D_L CO = \frac{V_{CO}}{\overline{P}_{Aco}} \tag{3-26}$$

采用单次呼吸法（一口气法）测试时，受检者呼气至余气量，继之快速吸入含 0.3% CO、10% He（用于测定肺总量）、21% O_2 及 N_2 平衡的混合气体，至肺总量，屏气 10 s 后呼气，测定呼出气 CO、He 浓度（弃前段呼出气以排除无效腔内气体的干扰），计算 CO 肺扩散容量。单次呼吸法虽吸入 0.3% CO，但因屏气时间只有 10 s，只有约 2.5ml 的 CO 进入血液，因此不会引起不良反应。

（罗自强　徐国恒　付　毅）

第三节　气体运输

经肺换气摄取的 O_2 必须通过血液循环运输到机体各组织器官，供细胞利用；而细胞代谢产生的 CO_2 经组织换气后要通过血液循环运输到肺泡排出体外。因此，气体在血液中的运输是实现气体交换的重要中间环节。

一、氧和二氧化碳在血液中的存在形式

根据 Henry 定律，气体在溶液中溶解的量与其分压和溶解度成正比。在正常体温条件下，每毫米汞柱 PO_2 仅能使 0.0031 ml 氧气溶于 100 ml 血液中。由于动脉血 PO_2（PaO_2）正常约为 100 mmHg，因此，动脉血中的 O_2 溶解度仅为 0.31 ml /100 ml 血。CO_2 的溶解度为 O_2 的 24 倍，静脉血 PCO_2 为 46 mmHg，每 100ml 血液含溶解的 CO_2 为 2.91 ml。正常成年人心输出量约为 5 L/min，因此，动脉血中物理溶解方式运输 O_2 的量约为 15 ml/min，静脉血中物理溶解方式运输 CO_2 的量约为 145 ml/min。安静状态下，机体耗 O_2 量约为 250 ml/min，CO_2 生成量约为 200 ml/min；而在运动状态下，机体的耗 O_2 量将成倍增加。因此，仅靠物理溶解方式运输 O_2 和 CO_2 不能满足机体正常代谢需求，血液中的 O_2 和 CO_2 主要以化学结合形式存在（表 3-3），物理溶解形式所占比例极小。

表 3-3　血液中 O_2 和 CO_2 的含量（ml/100 ml）及所占比例（%）

		O_2			CO_2		
		物理溶解	化学结合	合计	物理溶解	化学结合	合计
动脉血	含量	0.31	20.0	20.31	2.53	46.4	48.93
	比例	1.5	98.5	100	5.2	94.8	100
静脉血	含量	0.11	15.2	15.31	2.91	50.0	52.91
	比例	0.7	99.3	100	5.5	94.5	100

以物理溶解方式运输的气体量虽然很少，但却是实现化学结合所必需的中间环节。气体必须先物理溶解于血液，才能进行化学结合；结合状态的气体，也必须先解离成溶解状态，才能逸出血液。在肺或组织进行气体交换时，进入血液的气体必须先溶解在血浆中，提高气体的分压，气体分子再进行化学结合。气体从血液释放时，也是物理溶解的气体先逸出，降低气体的分压，然后化学结合的气体再解离。物理溶解和化学结合之间保持着动态平衡。

二、氧的运输

血液中以物理溶解形式存在的 O_2 量，约占血液总 O_2 含量的 1.5%，化学结合是 O_2 的主要运输形式，绝大部分（98.5%）O_2 进入红细胞，通过与血红蛋白（hemoglobin，Hb）结合，以氧合血红蛋白（oxyhemoglobin，HbO_2）的形式运输。因此，O_2 运输的主要形式是氧合血红蛋白。但物理溶解的 O_2 是 O_2 进出红细胞的必经形式，而血浆中的 PO_2 也是由物理溶解的 O_2 所形成的。

每个 Hb 由一个珠蛋白和 4 个血红素组成，珠蛋白有 4 条多肽链，分 α、β、γ 和 δ4 种。不同发育阶段，Hb 亚基类型不同，正常成年人的 Hb 有 2 条 α 链和 2 条 β 链（$\alpha_2\beta_2$）。每条 α 链和 β 链分别有 141 个和 146 个氨基酸残基，血红素分别附在第 87 位和第 92 位的组氨酸残基上。每条肽链与一个血红素形成单体，4 个单体再聚合成 Hb。血红素由 4 个杂环吡咯形成的原卟啉和 1 个 Fe^{2+} 组成，亦称亚铁血红素。珠蛋白和血红素各自并不能携氧，只有结合后才能与氧结合。因为每个血红素可以结合 1 分子氧，所以 1 分子 Hb 能结合 4 分子氧（图 3-25）。

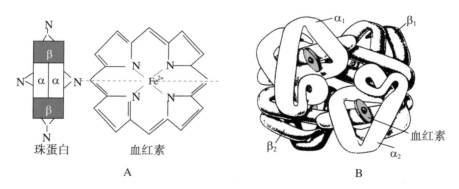

图 3-25 血红蛋白组成和结构示意图
A. 血红蛋白的四聚体结构；B. 血红蛋白的立体构象

（一）Hb 的氧合能力

氧和 Hb 结合是一种亲和力很强的可逆性结合，称为氧合（oxygenation），具有以下几个特征。

1. Hb 与氧结合反应快而可逆 Hb 与氧结合反应快，不到 0.01 s，反应可逆，解离也很快，不需酶催化，反应方向取决于 PO_2 的高低。当血液流经肺部时，O_2 从肺泡扩散入血液，使血液中 PO_2 升高，促进 O_2 与 Hb 氧合，形成 HbO_2；当血液流经组织时，组织处 PO_2 低，O_2 从血液扩散入组织，使血液中 PO_2 降低，从而导致 HbO_2 解离，释放出 O_2 而成为去氧血红蛋白，如下所示：

$$Hb + O_2 \underset{PO_2\text{低（组织）}}{\overset{PO_2\text{高（肺部）}}{\rightleftharpoons}} HbO_2$$

2. **结合反应是氧合而非氧化**　Hb 与氧的结合未涉及电子转移，铁原子未被氧化，Fe^{2+} 与 O_2 结合后仍是二价铁，所以 Hb 与 O_2 结合的反应是氧合作用而非氧化反应（oxidation）。如果 Fe^{2+} 被氧化成 Fe^{3+}，形成高铁血红素，则会丧失结合氧的能力。

3. **不同的 Hb 具有不同的吸收光谱**　HbO_2 吸收短波光谱（如蓝光）区域光线的能力强，而去氧 Hb 吸收长波光谱（如红光）区域光线的能力强，故含 HbO_2 较多的动脉血呈鲜红色，而含去氧 Hb 较多的静脉血呈暗紫色。

血液中 Hb 的类型和数量可在皮肤上反映出来。当每升血液中去氧 Hb 含量达到 50 g 以上时，在毛细血管丰富的表浅部位，如口唇、甲床等处可出现青紫色，称为发绀（cyanosis）。发绀一般表示人体缺氧，但也有例外，如某些严重贫血患者，因其血液中 Hb 量大幅减少，人体虽有缺氧，但由于血液中去氧 Hb 不足 50 g/L，所以不出现发绀；反之，某些红细胞增多的人（如高原性红细胞增多症患者），血液中 Hb 含量大量增多，人体即使不缺氧，由于血液中去氧 Hb 可超过 50 g/L，也可出现发绀。

血液含氧的多少通常用血氧饱和度表示。当 PO_2 足够高，100% 的 Hb 都结合氧变成 HbO_2（4 个亚基的 Fe^{2+} 都与氧结合）时，1 mol Hb（分子量 64 458）可结合 4 mol 氧，每摩尔气体容积为 22 400 ml，由此算得 1g Hb 可结合 1.39 ml 氧（4×22400 ml/64458）。在体内，由于循环血中存在少量的碳氧血红蛋白（HbCO）和无活性的 Hb（如高铁 Hb），实际上每克 Hb 只能携氧 1.34 ml。由于血中 O_2 绝大部分与 Hb 结合，因此，通常将每 100 ml 血液中 Hb 所能结合的最大 O_2 量称为 Hb 氧容量（oxygen capacity of Hb），受 Hb 浓度的影响。每 100 ml 血液中 Hb 实际结合的 O_2 量称为 Hb 氧含量（oxygen content of Hb）。Hb 氧含量与 Hb 氧容量的百分比称为 Hb 氧饱和度（oxygen saturation of Hb）。每 100 ml 血液的实际含 O_2 量，称为血氧含量（oxygen content of blood），是 Hb 结合的氧与物理溶解的氧之和。生理情况下，血浆中溶解的氧极少，可忽略不计，因此通常把 Hb 氧容量、Hb 氧含量和 Hb 氧饱和度分别看作血氧容量（oxygen capacity of blood）、血氧含量和血氧饱和度（oxygen saturation of blood）。氧含量除受 Hb 浓度的影响外，还受 PO_2 的影响。吸纯氧（特别是高压氧）时，因氧分压高，故物理溶解的氧明显增多。

$$血氧饱和度 = （氧含量 / 氧容量）\times 100\% \tag{3-27}$$

框 3-1　脉搏血氧饱和度（SpO_2）测量法

在临床救护中，对危重患者的血氧浓度监测是不可缺少的。传统的血氧饱和度测量方法是对人体动脉采血，再利用血气分析仪进行电化学分析，测出氧分压，计算血氧饱和度。这种方法不但麻烦，且不能进行连续的监测。脉搏血氧饱和度测量技术是基于 HbO_2 和去氧 Hb 对两个波长的光吸收特性不同（去氧 Hb 对波长为 660 nm 的红光吸收较强，而 HbO_2 吸收波长为 940 nm 的红外光较强），将探头指套固定在患者指端甲床，利用手指作为盛装血红蛋白的透明容器，使用一定波长的近红外光作为射入光源，测定通过组织床的光传导强度，从而计算血红蛋白浓度及血氧饱和度。用这种测定方法可进行持续无创监测，亦可间断使用。

（二）氧解离曲线

以 PO_2 为横坐标，血氧饱和度为纵坐标，绘制成的反映 PO_2 与 Hb 氧饱和度关系的曲线称为 Hb 的氧解离曲线（oxygen dissociation curve），简称氧离曲线，反映在不同 PO_2 条件下，O_2 与 Hb

的结合与解离情况。Hb 氧饱和度或血液的氧含量（Hb 浓度固定）取决于血液的 PO_2。如图 3-26 所示，在一定范围内，血氧饱和度与 PO_2 呈正相关，但并非完全的线性关系，而是呈近似"S"形的曲线。

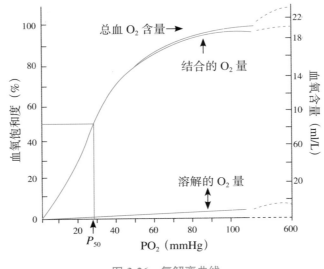

图 3-26　氧解离曲线

X 线衍射方法显示 Hb 的每条多肽链屈曲折叠，肽链间相互连接，形成特定的构型（图 3-25）。每个血红素被包绕在肽链曲折的缝隙之中。去氧 Hb 与 HbO_2 的三维结构存在明显差异。去氧 Hb 为紧密型（tense form，T 型），键的连接牢固，结构稳定，氧分子难以进入，因此对氧的亲和力最低。当氧进入 Hb 内与其中一个血红素的 Fe^{2+} 结合时，Hb 分子中的盐键逐步断裂，构型逐步改变为疏松型（relaxed form，R 型），使另一个血红素周围的肽链间隙变大，容易接纳氧分子，即提高了 Hb 对氧的亲和力。如此，一个血红素的氧合促进了下一个血红素的氧合，当第 4 个血红素进行氧合时，其亲和力约为第 1 个的 150 倍；反之，R 型 Hb 虽然与 O_2 亲和力高，但随着 PO_2 的降低，HbO_2 中的某个亚基只要解离释放出 O_2，其他亚基将更容易释放 O_2。这种与 Hb 构型改变有关的氧合速度的变化可能是氧离曲线呈"S"形的结构基础。

1. 氧解离曲线的特点及其功能意义　根据氧解离曲线的"S"形变化趋势和功能意义，可将曲线分为 3 段。

（1）氧解离曲线的上段：相当于 PO_2 在 60 ~ 100 mmHg 之间时的 Hb 氧饱和度，该段曲线较平坦，表明在此范围内 PO_2 的变化对 Hb 氧饱和度影响不大。该段曲线平坦的特点保证了肺部的血液能够充分氧合。它表明 PO_2 在 60 mmHg 水平以上变化时，对 Hb 氧饱和度和血氧含量影响不大。当 PO_2 为 100 mmHg 时（相当于动脉血 PO_2），血氧饱和度约为 97.4%，氧含量约为 19.4 ml/100 ml（血液）；当 PO_2 降至 80 mmHg 时，血氧饱和度只下降至 95.9%，氧含量约为 19.1 ml/100 ml（血液），仅减少了 0.3 ml/100 ml（血液），故摄氧能得到保证。氧解离曲线的这一特性使生活在高原地区的人患呼吸系统疾病时，只要动脉血 PO_2 不低于 60 mmHg，血氧饱和度就可维持在 90% 以上，血液仍可携带足够的氧而不致发生明显的组织缺氧。但是，这一特点也不利于及早发现呼吸系统和心血管系统疾病对呼吸功能的影响。氧解离曲线的这一特性还说明，若吸入气中 PO_2 大于 100 mmHg，血氧饱和度变化却很小，如将吸入气的 PO_2 提高到 150mmHg，即提高了 50%，而 Hb 氧饱和度最多为 100%，只增加了 2.6%，物理溶解的 O_2 量也只增加大约 0.5 ml/100 ml（血液），此时血氧含量约为 20.0 ml/100 ml（血液），增加不到 1 ml，这提示，在正常安静状态下仅靠增加肺泡通气量或提高吸入气中的 PO_2，并无助于 O_2 的摄取。

（2）氧解离曲线的中段：相当于 PO_2 在 40 ~ 60 mmHg 之间时的 Hb 氧饱和度，该段曲线较陡，表明 PO_2 在这一范围内变化对 Hb 氧饱和度或 Hb 氧含量影响较大，有利于 O_2 与 HbO_2 的解离、释放和利用。例如，动脉血 PO_2 为 100 mmHg 时，Hb 氧饱和度为 97.4%，血 O_2 含量约为 19.4 ml/100 ml；而混合静脉血的 PO_2 为 40 mmHg，Hb 氧饱和度约为 75%，血 O_2 含量约为 14.4 ml/100 ml；即每 100 ml 动脉血在流经组织时释放了 5ml 的 O_2。根据动静脉血含氧量的差值和心输出量，可以估算出组织的耗氧量。在静息时为：

$$耗氧量 =（动脉血氧含量 - 静脉血氧含量）× 心输出量$$
$$=（5 \text{ ml}/100 \text{ ml}）× 5000 \text{ ml/min}$$
$$= 250 \text{ ml/min}$$

血液流经组织时释放出的 O_2 容积占动脉血氧含量的百分比称为氧利用系数（utilization coefficient of oxygen）。安静状态下，如动脉血氧含量为 20 ml/100 ml，则氧利用系数为 25% 左右。中段曲线为组织细胞供氧段，其意义是血液在流经组织时可释放适量的 O_2，保证机体在安静状态下组织代谢的需 O_2 量。

（3）氧解离曲线的下段：相当于 PO_2 在 15 ~ 40 mmHg 之间时的 Hb 氧饱和度，该段曲线陡直，表明 Hb 氧饱和度可随血液 PO_2 的降低而急剧降低，从而解离出大量的 O_2 供组织细胞利用。在剧烈运动时，肌肉细胞快速利用 O_2，组织 PO_2 可降低到 15 mmHg，Hb 氧饱和度降低至 22%，Hb 氧含量仅约 4.4 ml/100 ml（血液），这意味着每 100 ml 动脉血流经组织时，能释放 15 ml（4.4 ~ 19.4 ml）O_2，氧利用系数升高到 75%，是安静时的 3 倍。可见这段曲线反映出血液有较大的 O_2 储备，其意义是更好地适应机体活动加强时对 O_2 的需要。需要指出的是，在剧烈运动时，心输出量可以增加到正常水平的 4 ~ 5 倍。因此，将心输出量的增加（4 ~ 5 倍）乘以每体积血液中 O_2 运输的增加（3 倍），可以使组织的 O_2 运输增加 15 倍。氧解离曲线的下段曲线还提示，当氧含量低的静脉血流经肺部时，PO_2 轻度增高就可使 Hb 氧饱和度和血氧含量明显提高，这就为利用低流量持续吸氧治疗慢性阻塞性呼吸系统疾病的低氧血症提供了理论基础。

（4）Hb 的氧缓冲作用：Hb 氧解离曲线的特殊形态不仅解释了 Hb 的运氧机制，也反映了 Hb 的氧缓冲作用。在氧解离曲线上段，高 PO_2 下，PO_2 的变化对 Hb 氧饱和度和血氧含量的影响小，能为机体摄取足够的 O_2 提供较大的安全系数；在组织代谢增强、耗氧量增加的情况下，HbO_2 对 O_2 的释放也增加，保持组织相对稳定。

2. 影响氧解离曲线的因素 如前所述，血液 PO_2 的变化引起 Hb 与 O_2 亲和力的改变，使 Hb 与 O_2 结合或解离。Hb 与 O_2 的亲和力还受到其他因素的影响，从而使曲线位置发生偏移。通常用 P_{50} 表示 Hb 与 O_2 的亲和力，以定量评价其他因素对氧解离曲线的影响。P_{50} 是 Hb 氧饱和度达到 50% 时血液的 PO_2，在体温 37℃、pH 7.4 的条件下，P_{50} 正常值为 26.6 mmHg。P_{50} 增大时，氧解离曲线右移，表示 Hb 与 O_2 亲和力减弱，需要更高的 PO_2 才能使 Hb 氧饱和度达到 50%，这时 O_2 释放增加，有利于增大 O_2 的利用系数；P_{50} 降低时，氧解离曲线左移，表示 Hb 对 O_2 的亲和力增强，有利于结合 O_2，而 O_2 释放减少，O_2 的利用系数减小。增加 PCO_2、H^+ 浓度、温度和 2,3- 二磷酸甘油酸（2,3-diphosphoglycerate，2,3-DPG）等，均能增高 P_{50}，降低 Hb 对氧的亲和力（图 3-27）。

（1）血液 pH 和 PCO_2 的影响：1904 年丹麦科学家 Christian Bohr 发现血液 pH 值降低或 PCO_2 升高，导致 Hb 对 O_2 的亲和力降低，在任意 PO_2 下 Hb 氧饱和度均降低，P_{50} 增大，氧解离曲线右移；反之，pH 值升高或 PCO_2 降低，则 Hb 对 O_2 的亲和力增加，在任意 PO_2 下 Hb 氧饱和度均增加，P_{50} 减小，氧解离曲线左移。血液酸度和 PCO_2 对 Hb 与 O_2 亲和力的这种影响被称为波尔效应（Bohr effect）。

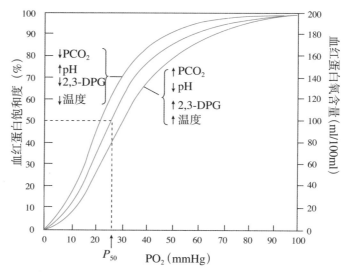

图 3-27　影响氧解离曲线的因素

波尔效应的发生与 pH 改变时 Hb 分子的构型变化有关。酸度增加时，H^+ 与 Hb 多肽链中某些氨基酸残基的基团结合，促进盐键形成，可促使 Hb 向 T 型转化，从而降低了 Hb 对氧的亲和力，曲线右移；酸度降低时，则盐键易于断裂释出 H^+，Hb 向 R 型转化，对 O_2 的亲和力增强，曲线左移。PCO_2 改变时，一方面可通过 pH 改变产生间接效应；另一方面，可通过 CO_2 与 Hb 结合而直接影响 Hb 与氧的亲和力，但后者对氧解离曲线影响较小。

波尔效应的生理意义在于加强氧的运输效率，它既可促进肺毛细血管血液的氧合，又有利于在组织中毛细血管血液释放氧。当血液流经肺时，CO_2 从血液向肺泡扩散，血液 PCO_2 下降，H^+ 浓度也降低，均使 Hb 对 O_2 的亲和力增强，促进对 O_2 的结合，血液运 O_2 量增加。由于全身组织细胞的代谢活动不断进行，组织中 H^+ 和 CO_2 含量均较高，当血液流经组织时，CO_2 从组织扩散进入血液，血液 PCO_2 和 H^+ 浓度升高，Hb 对 O_2 的亲和力降低，曲线右移，促进 HbO_2 解离向组织释放 O_2。

（2）温度的影响：温度升高，Hb 对 O_2 的亲和力减弱，曲线右移，有助于 HbO_2 释放 O_2；温度降低，Hb 与 O_2 的亲和力增强，曲线左移，则不利于 O_2 的释放。温度对氧解离曲线的影响，可能与温度影响了 H^+ 活度有关。温度升高时，H^+ 活度增加，可降低 Hb 与 O_2 的亲和力。当组织代谢活跃时，局部组织温度升高，且 CO_2 和酸性代谢产物增加，这些因素有利于 HbO_2 解离，组织可获得更多的 O_2 以适应其代谢的需要。临床上进行低温麻醉手术时，低温可以降低组织的耗 O_2 量，但 HbO_2 释放 O_2 的量也减少，可导致组织缺氧，这时血液因血氧含量较高而呈鲜红色，因此组织缺氧容易被忽略。

（3）2,3-DPG 的影响：2,3-DPG 是无氧糖酵解的产物，是红细胞中含量最高的低分子有机化合物。它能与血红蛋白分子以 1∶1 结合，促使 Hb 向 T 型转化，降低 Hb 对氧的亲和力（可降低 20 多倍）。2,3-DPG 难以透过细胞膜，在细胞内积聚时可提高 H^+ 浓度，从而也可通过波尔效应影响 Hb 对 O_2 的亲和力。2,3-DPG 浓度升高时，Hb 与 O_2 的亲和力降低，有助于 HbO_2 解离释放 O_2，氧解离曲线右移；反之，曲线左移。在某些生理性和病理性缺氧时，通过改变红细胞中 2,3-DPG 浓度可调节组织的供氧量。

在高原低 O_2 环境中，糖酵解加强，红细胞 2,3-DPG 增加，氧解离曲线右移，有利于 O_2 的释放，改善组织的缺氧状态；但此时红细胞内过多的 2,3-DPG 也会降低 Hb 在肺部对 O_2 的结合。在血库中用抗凝剂枸橼酸 - 葡萄糖液保存的血液超过 3 周后，糖酵解停止，红细胞中的 2,3-DPG 含量显著降低，导致 Hb 与 O_2 亲和力增强，不利于 HbO_2 解离而影响组织供氧，因此给患者输入大量库存时间较久的血液时，应考虑到血液 O_2 的利用系数是下降的。在贮存的血液中加入肌苷，进入胞内经一系列反应可以转变为 2,3-DPG，阻止 2,3-DPG 下降。

（4）其他因素的影响：一氧化碳（CO）与 Hb 的结合位点相同，但 CO 与 Hb 的亲和力是 O_2 的 210～250 倍，这意味着在极低的 PCO 下，CO 就可占据 O_2 的结合位点，取代 O_2 与 Hb 结合形成 HbCO，使 HbO_2 形成减少，血液运输 O_2 的能力下降。HbCO 的解离速度比 HbO_2 的解离慢 3600 倍。此外，当 CO 与 Hb 分子中某个血红素结合后，将增加其余 3 个血红素对 O_2 的亲和力，使氧解离曲线左移，不利于 O_2 的释放。可见，CO 既妨碍 Hb 与 O_2 的结合，又妨碍 HbO_2 的解离，所以 CO 中毒后，血液运 O_2 的效率急剧降低而危及生命。肺泡 PCO 为 0.4 mmHg（是肺泡 PO_2 的 1/250）时，CO 即可与 O_2 等量竞争，使 Hb 与 O_2 的结合量减半。通常，在 Hb 被 CO 饱和至 10%～20% 时即开始有轻微症状（如头痛、呼吸困难、意识模糊），超过 60% 将致人死亡。

Hb 与 CO 结合后呈樱桃红色，因而 CO 中毒时，机体虽有严重缺氧却不出现发绀，在临床实际工作中必须高度关注。临床上通常用于监测动脉 SO_2 的脉搏血氧计依赖于比色测量，但由于碳氧血红蛋白与氧合血红蛋白一样是红色的，因此当将该仪器用于 CO 中毒患者时，会获得错误的高脉搏血氧饱和度（SpO_2）读数。换言之，指探针和耳垂探针脉搏血氧仪不能区分碳氧血红蛋白和氧合血红蛋白。此外，CO 中毒时，血液 PO_2 可能是正常的，因而机体虽然缺氧，但不会刺激呼吸运动而增加肺通气，相反，却可能抑制呼吸中枢（见本章第四节"呼吸运动的调节"），减少肺通气，进一步加重缺氧。及时有效给氧是急性 CO 中毒最重要的治疗原则。HbCO 的半衰期在空气中为 4～6 h，而吸入纯氧可使 HbCO 解离速度加快，使半衰期减至约 1 h。应用高压氧疗法，可加速患者血中 HbCO 的清除，使半衰期减至 15 min，能迅速纠正组织缺氧。

知识拓展：高压氧治疗

Hb 与 O_2 的结合还受其自身性质和含量的影响。胎儿的 Hb 由 2 条 α 链和 2 条 γ 链组成，对 O_2 的亲和力高，有助于胎儿血液流经胎盘时从母体摄取 O_2。Hb 的 Fe^{2+} 可在氧化剂（如亚硝酸盐）作用下被氧化成 Fe^{3+}，形成高铁 Hb，失去运 O_2 的能力。珠蛋白基因缺失或点突变使 Hb 中的珠蛋白肽链有一种或几种合成减少或不能合成，形成异常的血红蛋白，导致红细胞运氧能力下降，变形性降低，寿命缩短，如地中海贫血。

框 3-2　贫血

贫血（anemia）是指人体外周血红细胞容量减少，低于正常范围下限的一种常见的临床症状。由于红细胞容量测定较复杂，临床上常以血红蛋白（Hb）浓度、红细胞计数及血细胞比容来代替，其中以 Hb 浓度最为常用和可靠。中国血液病学家认为在中国海平面地区，成年男性 Hb < 120 g/L，成年女性（非妊娠）Hb < 110 g/L，孕妇 Hb < 100 g/L 就存在贫血。贫血的原因可能是失血、红细胞生成不足或红细胞破坏增多。

与贫血相关的缺氧不能通过给氧来纠正，因为只有小部分溶解在动脉血中的氧会随着肺泡氧浓度的升高而升高，而氧合血红蛋白会由于血红蛋白缺乏而保持低水平。

紧急情况下，对于重度贫血患者、老年或合并心肺功能不全的贫血患者应输注红细胞，纠正贫血，改善体内缺氧状态。但是，输血只能是临时性治疗手段，寻找病因进行针对性治疗才是最重要的。

三、二氧化碳的运输

二氧化碳的浓度在细胞呼吸的场所——线粒体中最高。CO_2 从线粒体扩散到组织间隙，最终弥散入血液中，血液将 CO_2 运输到肺泡。血液中的 CO_2 也以物理溶解和化学结合两种形式运输，其中化学结合又有两种存在形式，即碳酸氢盐和氨基甲酰血红蛋白。这三种运输形式占总运输量的比例分别是 5%、88% 和 7%。

（一）二氧化碳化学结合的形式

1. **碳酸氢盐**　在血浆或红细胞内，溶解的 CO_2 与水在碳酸酐酶（carbonic anhydrase，CA）的作用下生成 H_2CO_3，后者再解离成 HCO_3^- 和 H^+。在组织中，经组织换气扩散入血的 CO_2 首先溶解于血浆，其中小部分 CO_2 经上述过程生成 HCO_3^- 和 H^+，H^+ 被血浆缓冲系统缓冲，血液 pH 无明显变化。但血浆中缺少 CA，这一反应过程较缓慢，需要数分钟才能达到平衡。而红细胞内的 CA 含量远高于血浆，在红细胞内生成 H_2CO_3 的速度比血浆快 13 000 倍，不到 1 s 即达平衡。因此，溶解于血浆中的绝大部分 CO_2 扩散入红细胞内。在红细胞内生成的 HCO_3^- 可与细胞内的 K^+ 结合成 $KHCO_3$，但因红细胞容量十分有限，大量的 HCO_3^- 扩散入血浆与 Na^+ 结合生成 $NaHCO_3$。$NaHCO_3$ 有很大的溶解度，从而携带大量的 CO_2，以 HCO_3^- 形式运输的 CO_2 占血液运输 CO_2 的 88%。HCO_3^- 带有负电荷，而红细胞膜对正离子通透性极小，在红细胞膜上有特异的 HCO_3^--Cl^- 转运体，介导红细胞内的 HCO_3^- 与血浆中的 Cl^- 跨膜交换，此时通过血浆中的 Cl^- 向细胞内转移，以保持红细胞内外电荷平衡，这一现象称为氯转移（chloride shift）。这样，HCO_3^- 便可不断生成和运出，不会在红细胞内堆积，也有利于 CO_2 运输。此外，也有 H_2O 进入红细胞以维持渗透压平衡，因而使静脉血中的红细胞有轻度"肿胀"，导致静脉血的血细胞比容（hematocrit）略大于动脉血。在上述反应中产生的 H^+ 则主要与 Hb 结合而被缓冲，同时释放出 O_2。H^+ 与 Hb 结合不仅能促进更多的 CO_2 转变为 HCO_3^-，有利于 CO_2 的运输，同时还能促使更多 O_2 的释放，有利于组织的供 O_2（图 3-28）。

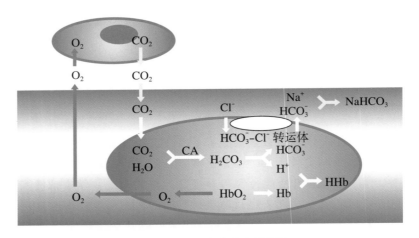

图 3-28　CO_2 在血液中的运输

碳酸酐酶的催化作用是双向的，如下式所示：

$$CO_2 + H_2O \underset{}{\overset{\text{碳酸酐酶}}{\rightleftharpoons}} H_2CO_3 \rightleftharpoons HCO_3^- + H^+$$

其反应方向取决于 PCO_2 的高低。在肺部，因为肺泡气 PCO_2 低于静脉血，所以血浆中溶解的 CO_2 扩散进入肺泡，血浆中红细胞内的碳酸酐酶又催化 H_2CO_3 分解成 CO_2 与 H_2O。随着 CO_2 由红细胞扩散入血浆，血浆中的 HCO_3^- 则进入红细胞内与 H^+ 生成 H_2CO_3，以补充反应中消耗的 H_2CO_3。Cl^- 则从红细胞中返回到血浆。通过这一过程，以 HCO_3^- 形式运输的 CO_2，在肺部又转变成 CO_2 排出。

2. **氨基甲酰血红蛋白**   少部分 CO_2 与红细胞内 Hb 的自由氨基结合生成氨基甲酰血红蛋白（carbamino hemoglobin，HHbNHCOOH），这一反应无需酶的催化，且 CO_2 与 Hb 的结合松散，因而反应迅速、可逆。

$$HbNH_2O_2 + H^+ + CO_2 \xrightleftharpoons[\text{肺部}]{\text{组织}} HHbNHCOOH + O_2$$

这一反应进行的方向取决于 Hb 的氧合作用。HbO_2 与 CO_2 的结合力比 Hb 与 CO_2 的结合力小，所以，当动脉血流经组织时，部分 HbO_2 解离释放出 O_2 变成 Hb，与 CO_2 结合力增加，形成大量的 HbNHCOOH。此外，Hb 酸性较 HbO_2 弱，易于和 H^+ 结合，也促进反应向右进行，并缓冲血液 pH 的变化。在肺部，由于 HbO_2 生成增多，减小了结合力，迫使 CO_2 从 Hb 解离，释放 CO_2 和 H^+，反应向左进行。虽然以氨基甲酰血红蛋白形式运输的 CO_2 仅占总运输量的 7%，但在肺排出的 CO_2 中却有 17.5% 是从氨基甲酰血红蛋白释放出来的，说明这种运输形式的效率较高。

（二）二氧化碳解离曲线

二氧化碳解离曲线（carbon dioxide dissociation curve）是反映血液中 CO_2 含量与 PCO_2 之间关系的曲线（图 3-29）。与氧解离曲线不同，CO_2 在血液中的含量随 PCO_2 的升高而增加，两者几乎呈线性关系，而不是呈"S"形，且没有饱和点。因为在血液中 PCO_2 升高的范围内，生成的碳酸氢盐和氨基甲酰血红蛋白不会出现饱和，所以 CO_2 解离曲线纵坐标用 CO_2 的含量标注，而不用饱和度来表示。这一特点反映血液结合和运输 CO_2 的巨大潜能，是组织不易出现 CO_2 潴留的原因之一。

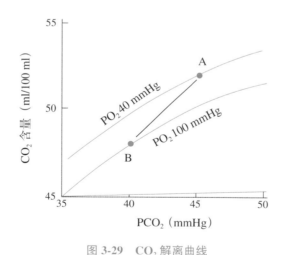

图 3-29 CO_2 解离曲线

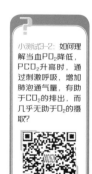

小测试3-2：如何理解当血 PO_2 降低，PCO_2 升高时，通过刺激呼吸，增加肺泡通气量，有助于 CO_2 的排出，而几乎无助于 O_2 的摄取？

图 3-29 中，A 点是静脉血的情况，即 PO_2 为 40 mmHg、PCO_2 为 46 mmHg 时血液中 CO_2 的含量约为 52 ml/100 ml（血液）；B 点是动脉血的情况，即 PO_2 为 100 mmHg、PCO_2 为 40 mmHg 时血液中的 CO_2 含量约为 48 ml/100 ml（血液）。PCO_2 生理变动范围虽然只有 6 mmHg，但每 100 ml 静脉血中 CO_2 含量却比动脉血增加了 4 ml；动脉血 PO_2 虽比静脉血 PO_2 升高了 60 mmHg，但每 100 ml 动脉血 O_2 含量也仅增加了 5 ml，说明血液中 PCO_2 对 CO_2 含量的影响明显高于 PO_2 对 O_2 含量（或饱和度）的影响。这一特点不仅有利于 CO_2 的结合、运输和排放，也有利于保持血液中 PCO_2 的相对稳定，这对防止 PCO_2 过度波动，维持 CO_2 在呼吸调节中的作用及其敏感性有着重要意义。CO_2 运输障碍可导致机体 CO_2 潴留，出现代谢性酸中毒。

（三）影响 CO_2 解离曲线的因素

Hb 与 O_2 结合的情况是影响 CO_2 解离曲线的主要因素，受血液 PO_2 的影响。从图 3-29 中可以看出，在相同的 PCO_2 下，动脉血携带的 CO_2 比静脉血少，说明 Hb 与 O_2 结合可促进 CO_2 释放，而去氧 Hb 则更容易与 CO_2 结合，这一现象被称为霍尔丹效应（Haldane effect）。由于 HbO_2 酸性较强，不易与具有酸性的 CO_2 结合生成 HHbNHCOOH，而去氧的 Hb 酸性较弱，易与 CO_2 结合生成 HHbNHCOOH，同时也易与 H^+ 结合，使 H_2CO_3 解离过程中产生的 H^+ 被及时中和，有利于生成 HCO_3^-，提高血液 CO_2 运输量。

PO_2 使 CO_2 解离曲线移位的效应具有重要的生理意义。血液流经肺部时，因 PO_2 高，HbO_2 生成增多，促使 CO_2 释放排出；血液流经组织时，由于 PO_2 低，血液中 HbO_2 解离形成去氧 Hb，便于与 CO_2 结合，带走组织产生的 CO_2。由上可见，O_2 与 CO_2 在血液中的运输彼此互相影响。动脉血流经组织时，较高水平的 CO_2 通过波尔效应促使 HbO_2 释放 O_2；静脉血流经肺时，O_2 又通过霍尔丹效应促使 CO_2 释放（图 3-30）。

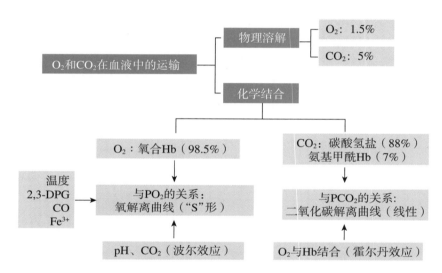

图 3-30　O_2 和 CO_2 在血液中的运输形式及影响因素

（向　阳　徐国恒　付　毅）

第四节　呼吸运动的调节

呼吸的基本功能在于维持正常水平的 PaO_2 和 $PaCO_2$，以保证机体的代谢。呼吸系统通过调节肺通气量来保证机体代谢所需的 O_2 和排出体内产生的 CO_2。呼吸运动是由呼吸肌舒缩活动完成的一种节律性运动，呼吸的深度和频率随体内外环境的变化而改变。例如，肌肉活动时代谢增强，呼吸运动加深、加快，肺通气量增大，以摄取更多的 O_2，排出更多的 CO_2。此外，人也可在特定情境下自主控制呼吸运动，如讲话、唱歌或屏气时对呼吸运动的主动控制。呼吸节律的形成及其与人体代谢水平的适应，主要是通过自主性调节和随意性调节两种神经系统调节来实现的。

一、呼吸中枢与呼吸节律

（一）呼吸中枢

呼吸中枢（respiratory center）是指中枢神经系统内与呼吸运动产生和呼吸节律调节有关的神经细胞群，广泛分布于大脑皮质、间脑、脑桥、延髓和脊髓等各级部位。它们之间协调配合，互相制约，对各种传入冲动进行整合，以此共同维持人类正常的呼吸运动。

1923 年，英国生理学家 Lumsden 对猫的脑干从高位到低位逐段进行横断（图 3-31），发现在中脑和脑桥之间（水平 A）横断时，呼吸节律依旧；而在延髓和脊髓之间横断时（水平 D），呼吸停止。由此表明，呼吸节律产生于低位脑干，而中脑以上的高位脑对呼吸节律的产生不是必需的。而在脑桥中部横断时（水平 B），呼吸变深、变慢，此时再切断两侧迷走神经，呼吸表现为长吸式；在脑桥和延髓横切时（水平 C），呼吸快速交替，呈喘息式。基于上述研究和随后的进一步探讨，在 20 世纪 20—50 年代，逐渐形成了所谓的三级呼吸中枢学说，即延髓是最基本的呼吸中枢；脑桥中下部可能存在兴奋吸气活动的长吸中枢，脑桥上部有抑制吸气活动的中枢，称为呼吸调整中枢（pneumotaxic center，PC）；来自肺部的迷走神经传入冲动有抑制吸气的作用。后来的研究肯定了关于延髓有呼吸节律基本中枢和脑桥上部有呼吸调整中枢的结论，但未能证实脑桥下部存在长吸中枢。目前认为，呼吸中枢涵盖了大脑皮质、间脑、脑桥、延髓和脊髓等各级部位所有与呼吸有关的神经元群。它们在呼吸节律的产生和调节中所起的作用不同，正常节律性呼吸运动是在各级呼吸中枢的相互配合下实现的。

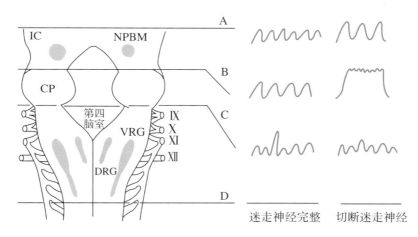

图 3-31 脑干的呼吸神经元分布及不同平面横断后呼吸运动的变化
DRG. 背侧呼吸组；VRG. 腹侧呼吸组；NPBM. 臂旁内侧核；IC. 下丘；CP. 中小脑脚
A、B、C、D 为脑干不同平面横断及对应的呼吸活动变化

利用微电极等电生理技术研究发现，在中枢神经系统内分布有与呼吸周期相关的、呈节律性自发放电的神经元，这些神经元被称为呼吸相关神经元（respiratory related neuron）或呼吸神经元（respiratory neuron）。于吸气相或呼气相放电的，分别称为吸气神经元（inspiratory neuron）和呼气神经元（expiratory neuron）。此外还有些神经元在吸气相开始放电，至呼气相早期结束，或于呼气相开始放电，至吸气相早期结束，称为跨时相神经元。

1. 脊髓 脊髓中有支配呼吸肌的运动神经元，支配膈肌的运动神经元位于脊髓第 3 ~ 5 颈段前角，支配肋间肌和腹肌等的运动神经元位于脊髓胸段。动物实验中发现，如果在延髓和脊髓之间做一横切，动物立即停止呼吸，并不再恢复。临床上脊髓高位损伤或横断会导致呼吸运动终止，而保留延髓与脊髓的联系，可保持基本的呼吸节律。以上结果提示，脊髓呼吸运动神经元和呼吸肌不能产生呼吸节律，仅是高位呼吸中枢和呼吸肌联系的中转部位以及某些呼吸反射的初级整合中枢，各级高位中枢对呼吸的调控作用最终都是通过位于脊髓前角的运动神经元实现的。当其神经元受到损害时，呼吸肌麻痹，呼吸运动停止。

2. 延髓　延髓是产生呼吸节律的基本中枢。延髓内呼吸神经元主要集中在左右对称的两个区域（图 3-31）。

（1）延髓腹侧呼吸组（ventral respiratory group，VRG）：VRG 位于延髓的腹外侧部，亦呈纵向排列，分布的范围很大，是由多个神经核团集合组成的一个狭长的功能复合体。根据结构和功能可将 VRG 分成头端、中间和尾端三部分。

VRG 尾端（caudal VRG，cVRG）位于疑核和后疑核，以呼气神经元为主，夹杂少量吸气神经元。大部分呼气神经元轴突下行到脊髓前角，支配呼气肌（肋间内肌、腹肌）运动神经元。VRG 中间部（intermediate VRG，iVRG）主要包括旁疑核，主要含中间神经元。VRG 头端（rostral VRG，rVRG）包括面神经后核和包钦格复合体（Bötzinger complex，Böt C），含各类呼吸神经元，但以呼气神经元为主。头端与中间部交接处是前包钦格复合体（pre-Bötzinger complex，pre-Böt C）（图 3-32）。

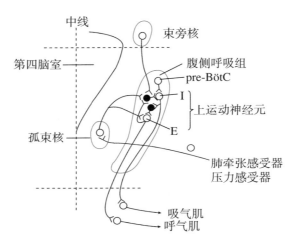

图 3-32　脑干呼吸神经元间的网络联系示意图
E. 呼气神经元；I. 吸气神经元；pre-BötC. 前包钦格复合体

（2）延髓背侧呼吸组（dorsal respiratory group，DRG）：DRG 位于延髓背内侧，沿纵轴方向排列，主要包括孤束腹外侧核和中缝核的一部分。DRG 主要含吸气神经元，也分布有一些其他类型的呼吸神经元。由于动物种属不同，此区呼吸神经元分布的类型也存在差异。

DRG 的呼吸神经元轴突主要交叉至对侧，下行终止于脊髓颈、胸段的膈神经和肋间神经的运动神经元，它们是调控膈肌运动神经元和肋间外肌运动神经元的上运动神经元。

虽然脑干横切实验已证明延髓是最基本的呼吸中枢，但至今仍未能完全阐明延髓内自动节律性呼吸可能发生的机制。其中最重要的实验是应用微细损毁法逐渐破坏 DRG 和 VRG 的各个部分，其结果是膈神经的呼吸放电幅度虽然逐渐降低，但呼吸节律仍存在且基本保持不变。这一实验说明 DRG 和 VRG 是呼吸节律的被动参与者，而不是呼吸节律的始发者。

另一个重要的实验是在胚胎鼠脑薄片实验中，记录到了节律性放电。该实验发现，位于疑核和外侧网状核之间的前包钦格复合体（pre-Böt C）有一组起搏神经元，这些起搏神经元具有自动节律性放电，而且当切断 pre-Böt C 和膈肌运动神经元之间的神经联系后，膈肌运动神经元的节律性放电就消失了。由此说明，pre-Böt C 内的这一组具有自动起搏性质的神经元可能是自主呼吸节律发生器的神经元。

3. 脑桥和迷走神经　虽然自主节律性呼吸起源于上述延髓的神经核团，但其仍需要两方面的神经调节才能使基本的节律变成正常的呼吸节律，一是脑桥的呼吸相关神经核团的调节作用，二是迷走神经传入冲动的调节作用。

脑桥的呼吸相关核团也称脑桥呼吸组（pontine respiratory group，PRG），该区位于脑桥上部，呼吸神经元相对集中于臂旁内侧核（nucleus parabrachialis medialis，NPBM）与相邻的 Kolliker-Fuse（KF）核，合称为 PBKF 核群，主要含呼气神经元，与延髓的呼吸神经核团之间形成调控呼吸的神经元回路。在麻醉动物体内，如果将这些核团损毁，呼吸节律将变慢，且潮气量会增大。如果再切断双侧迷走神经，将会出现痉挛性的吸气活动，称为长吸呼吸，故将脑桥的这群呼吸神经元称为呼吸调整中枢。它们的作用虽然还没有被最终证实，但很可能与中枢切断机制有关。

中枢切断机制（off-switch mechanism）认为，在中枢神经系统，要产生时相转换的功能，需要有一个神经回路发挥开关（switch）的作用。当这个回路以负反馈活动的方式切断开关（off-switch）时，前一个时相就停止活动而向下一个时相转换。在中枢的呼吸时相活动中，停止吸气的神经活动称为吸气切断机制（inspiratory off-switch mechanism，IO-S）。脑桥的呼吸调整中枢的作用很可能是发出神经冲动加强延髓的吸气切断机制，起着吸气相向呼气相转换的作用。

迷走神经的传入冲动也可以加强 IO-S 机制的活动。迷走神经传入肺牵张感受器的冲动，当吸气时，肺被扩张，肺牵张感受器被兴奋，通过迷走神经传入的冲动可以使吸气终止，转入呼气。

关于 IO-S 的功能和组织学结构仍未确定。已知 IO-S 机制也可因体温升高或下丘脑的刺激而加强，从而引发呼吸急促。某些动物（如犬）在天气炎热时，常通过加强呼吸而排出热量，可能也是通过这一机制实现的。

4. 高位脑　脑桥以上中枢，如下丘脑、边缘系统、大脑皮质等对呼吸运动均有调节作用。大脑皮质可以分别通过皮质脊髓束和皮质脑干束随意控制脊髓和低位脑干呼吸神经元的活动，在一定程度上随意调节呼吸运动。大脑皮质的这种随意调节作用有利于保证与呼吸运动相关的其他功能活动的完成，如讲话、唱歌、哭泣、大笑、吞咽、排便、一定程度地随意屏气或加深加快呼吸等。

呼吸运动受随意和非随意调节系统的双重调节，大脑皮质的呼吸调节系统是随意呼吸调节系统，下位脑干的呼吸调节系统是不随意的自主节律呼吸调节系统，两个系统分别有相对独立的下行通路。临床上有时可以观察到脊髓前外侧索下行的自主呼吸通路受损后，自主节律性呼吸受损害甚至停止，但患者仍可以进行随意呼吸，患者靠随意呼吸或者人工呼吸装置来维持肺通气。此时，患者一旦入睡，如未能及时进行人工呼吸，则可能会因为呼吸停止而窒息死亡。

（二）呼吸节律的形成

虽然早已肯定基本呼吸节律产生于延髓，但其发生机制迄今尚未完全阐明。目前关于呼吸节律的形成机制主要有两类学说，即起搏细胞学说和神经元网络学说。

起搏细胞学说认为，节律性呼吸运动类似窦房结起搏细胞的节律性兴奋引起整个心脏产生节律性收缩那样，由延髓内具有起搏样活动的神经元的节律性兴奋引起，前包钦格复合体可能就是呼吸驱动的起搏神经元所在部位。

神经元网络学说认为，呼吸节律的产生依赖于延髓呼吸神经元之间复杂的相互联系和相互作用。有学者在大量实验研究资料基础上提出了多种模型，其中最有影响的是 20 世纪 70 年代提出的中枢吸气活动发生器和吸气切断机制模型。该模型认为延髓内存在一些起中枢吸气活动发生器和吸气切断机制作用的神经元。当中枢吸气活动发生器自发兴奋时，其冲动沿轴突传至脊髓吸气肌运动神经元，吸气肌收缩，产生吸气。吸气切断机制神经元接受来自吸气神经元、脑桥呼吸调整中枢和肺牵张感受器 3 方面的传入冲动（冲动沿迷走神经传入）而兴奋，从而抑制中枢吸气活动发生器神经元的活动，使吸气活动及时终止，即吸气被切断，转为呼气。如此周而复始，形成正常呼吸节律。

上述两种学说中，起搏细胞学说的实验依据多来自新生动物实验，而神经元网络学说的依据主要来自成年动物实验。因此，哪一种学说是正确的或者哪一种学说起主导作用，至今尚无定论。目前认为，用这两种理论同时解释自主呼吸节律的产生可能更为准确，即新生动物自主呼吸节律需要一个起步神经元的启动，但随着动物的成长，中枢神经系统发育完善，呼吸神经元之间联系加强，神经元网络的活动就成为更主要的节律来源，发挥着更强大、更稳定的作用。

二、呼吸的反射性调节

呼吸的基本节律产生于中枢神经系统，但其活动又受内、外环境中各种刺激的影响。中枢神经系统接受来自呼吸器官自身以及血液循环等其他器官感受器的传入冲动，实现对呼吸运动调节的过程，称为呼吸的反射性调节，主要有化学感受性呼吸反射、肺牵张反射、呼吸肌本体感受性反射和防御性呼吸反射等。

（一）化学因素对呼吸运动的调节

化学因素对呼吸运动的调节是一种反射性的活动，称为化学感受性反射（chemoreceptor reflex）。动脉血中的 O_2、CO_2 和 H^+ 水平的变化可作用于化学感受器调节呼吸运动，反过来呼吸运动也可调节血液中 O_2、CO_2 和 H^+ 的水平，如此共同维持机体内环境的稳定。

1. 化学感受器 化学感受器是感受体液中化学物质刺激的一类感受器，根据感受器所在部位的不同，分为外周化学感受器和中枢化学感受器。

知识拓展：孤立头灌流实验—外周化学感受器在呼吸调控中作用的发现

（1）外周化学感受器：外周化学感受器（peripheral chemoreceptor）位于颈总动脉分叉处和主动脉弓区，分别称为颈动脉体和主动脉体。当动脉血 PO_2 降低、PCO_2 或 H^+ 浓度升高时刺激外周化学感受器，冲动经窦神经（舌咽神经分支，分布于颈动脉体）和主动脉神经（迷走神经分支，分布于主动脉体）传入延髓，反射性地引起呼吸加深、加快和动脉血压的升高，其中颈动脉体对呼吸调节的作用较主动脉体的大。由于颈动脉体处于颈内动脉与颈外动脉分叉处，是血液进入脑内的必经之处，因此也称为化学因素监测站。1930 年，比利时生理学家 Heymans 首次证明颈动脉体和主动脉体在化学感受性呼吸调节中的作用，并于 1938 年获得诺贝尔生理学或医学奖。

颈动脉体和主动脉体的血液供应非常丰富，每分钟血流量约为其重量的 20 倍，100 g 该组织的血流量约为 2000 ml/min（每 100 g 脑组织血流量约为 55 ml/min）。一般情况下，流经外周化学感受器的动、静脉血 PO_2 差几乎为零，表明其丰富的血供非自身高代谢率的需要，而是与其敏感的化学感受功能有关，使它们始终处于动脉血液的环境之中。

由于颈动脉体体积较大，位于颈内外动脉分叉处，易于解剖，所以对外周化学感受器的研究主要集中在颈动脉体（图 3-33）。颈动脉体含 I 型细胞（球细胞）和 II 型细胞（鞘细胞），它们周围包绕以毛细血管窦，血液供应十分丰富。I 型细胞呈球形，有大量囊泡，内含递质，如乙酰胆碱、儿茶酚胺、某些神经活性肽等。II 型细胞数量较少，没有囊泡。II 型细胞包绕着 I 型细胞、神经纤维和神经末梢，功能上类似神经胶质细胞，与颈动脉体其他成分之间没有特化的接触。窦神经的传入纤维末梢分支穿插于 I、II 型细胞之间，与 I 型细胞形成特化接触，包括单向突触、交互突触、缝隙连接等，传入神经末梢可以是突触前和（或）突触后成分。交互突触构成 I 型细胞与传入神经之间的一种反馈环路，借此释放递质调节化学感受器的敏感性。此外，颈动脉体还有传出神经支配，借调节血流和化学感受器以改变化学感受器的活动。

Note

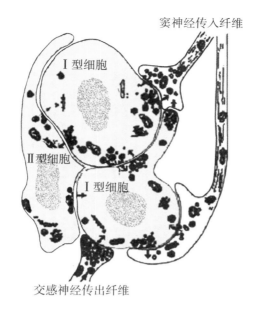

图 3-33 颈动脉体的组织结构

用游离的颈动脉体，记录其传入神经单纤维的动作电位，观察改变灌流液成分时动作电位频率的变化，可了解颈动脉体所感受的刺激性质和刺激与反应之间的关系。结果发现，当灌流液 PO_2 降低、PCO_2 或 H^+ 浓度升高时，传入冲动频率增加。如果保持灌流液的 PO_2 在 100 mmHg，仅减少灌流量，其传入冲动频率也增加，这是因为当灌流量减少时，颈动脉体从单位体积灌流液中摄取的 O_2 量相对增加，细胞外液的 PO_2 降低。而贫血或 CO 中毒时，血氧含量虽然下降，PaO_2 正常，只要血流量充分，局部 PO_2 正常，化学感受传入冲动并不增加。这说明颈动脉体的适宜刺激是感受器所处环境的 PO_2，而非动脉血 O_2 含量。

目前认为，Ⅰ型细胞起着化学感受器的作用。当它们受到刺激时，细胞质内 Ca^{2+} 浓度升高，触发递质释放，引起传入神经纤维兴奋。PO_2 降低与 PCO_2 或 H^+ 浓度升高引起细胞内 Ca^{2+} 浓度升高机制不同。PO_2 降低可抑制颈动脉体 K^+ 通道的开放，K^+ 外流减少，细胞膜去极化，从而促使电压依赖性 Ca^{2+} 通道开放，Ca^{2+} 进入细胞，引起多巴胺的释放，使传入神经冲动频率增加。当灌流液的 PCO_2 或 H^+ 浓度升高时，其传入冲动频率也增加。其机制是：当 PCO_2 或 H^+ 浓度升高时，进入颈动脉体细胞内的 H^+ 增多，激活细胞的 Na^+-H^+ 交换机制，使细胞内 Na^+ 浓度提高，继而抑制细胞的 Na^+-Ca^{2+} 交换活动，Ca^{2+} 外流减少，使细胞质内 Ca^{2+} 浓度升高。CO_2 较容易扩散进入外周化学感受器细胞，使细胞内 H^+ 浓度增加；而血液中 H^+ 则不易进入细胞。因此，相对而言，CO_2 对外周化学感受器的刺激作用较 H^+ 强。实验中还观察到，PO_2 降低、PCO_2 和 H^+ 浓度升高三种因素对化学感受器的刺激作用有相互增强的现象，即两种因素同时作用比单一因素的作用强。其意义在于，当机体循环或呼吸衰竭时，PO_2 降低、PCO_2 或 H^+ 浓度升高常常同时存在，它们协同作用于外周化学感受器，共同促进代偿性呼吸增强反应。

（2）中枢化学感受器：摘除动物外周化学感受器或切断其传入神经后，吸入 CO_2 仍能增加肺通气量；增加脑脊液 CO_2 和 H^+ 含量，也能刺激呼吸，以往认为这是 CO_2 直接刺激呼吸中枢所致。研究者用改变脑表面灌流液成分和 pH、局部冷阻断、电凝固损伤、电刺激、记录神经元电活动、离体脑组织块的电生理研究等方法在多种动物体内做了大量实验，结果表明在延髓有一个不同于呼吸中枢、但可影响呼吸活动的化学感受区，称为中枢化学感受器。

中枢化学感受器（central chemoreceptor）位于延髓腹外侧浅表部位，左右对称，可分为头端、中间、尾端 3 个区域（图 3-34）。头端区和尾端区都可感受化学刺激，中间区则无化学感受性。动物实验中若阻滞或损伤中间区，动物将出现通气量降低，此时再刺激头端区和尾端区则不再出现通气改变，提示中间区可能是头端区和尾端区传入冲动向脑干呼吸中枢投射的中继站。近年来研究表明，在斜方体后核、孤束核、下丘脑等部位也存在化学敏感神经元。

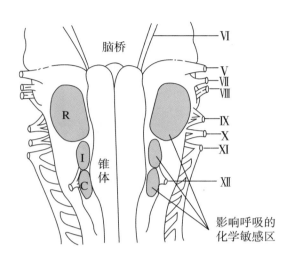

图 3-34 延髓腹外侧浅表部位化学敏感区
R. 头端区；I. 中间区；C. 尾端区

在实验中用含高浓度 CO_2 的人工脑脊液灌流脑室，肺通气明显加强。但若保持人工脑脊液的 H^+ 浓度不变，则高浓度 CO_2 基本不改变肺通气；反之，保持人工脑脊液的 CO_2 浓度不变，增加人工脑脊液中的 H^+ 浓度，肺通气加强。以上结果提示，中枢化学感受器的生理性刺激是脑脊液和局部细胞外液中的 H^+，而非 CO_2 本身。但血液中的 CO_2 能以单纯扩散的方式迅速通过血 - 脑屏障，在脑脊液中 CO_2 与水生成 H_2CO_3，后者再解离出 H^+，继而兴奋呼吸中枢。因此，CO_2 增加可通过兴奋中枢化学感受器而兴奋呼吸。由于脑脊液中碳酸酐酶含量少，CO_2 与水的反应慢，所以对 CO_2 的反应有一定的时间延迟，潜伏期较长。另外，血液中的 H^+ 不易通过血 - 脑屏障，因此血液 pH 变化对中枢化学感受器的直接作用不大，也较缓慢（图 3-35）。中枢化学感受器不能感受低 O_2 的刺激，但对 CO_2 的敏感性高于外周化学感受器。中枢化学感受器的作用可能是通过影响 CO_2 的呼出而调节脑脊液的 H^+ 浓度，维持中枢神经系统内部 pH 环境的稳态。

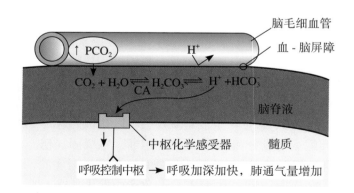

图 3-35 CO_2 与 H^+ 作用的中枢途径

当体内 CO_2 持续增多时，在最初数小时内，呼吸兴奋反应很明显，但在随后的 1 ～ 2 天内，呼吸兴奋反应逐渐减弱到原先的 1/5 左右，即存在适应现象。原因是，为了维持中枢神经系统 pH 环境的稳态，肾对血液 pH 进行调节，排出 H^+ 和保留 HCO_3^-；血液中的 HCO_3^- 可缓慢透过血 - 脑屏障和血 - 脑脊液屏障，使脑脊液和局部细胞外液的 pH 回升，减弱 CO_2 对呼吸运动的刺激作用。所以，血液中的 CO_2 对呼吸运动的急性驱动作用较强，而慢性刺激作用则较弱。

2. CO_2、H^+ 和 O_2 对呼吸运动的调节

（1）CO_2 对呼吸运动的调节：临床实践与动物实验表明，在麻醉的人或动物，动脉血 PCO_2 降至低水平时可发生呼吸暂停。因此，一定水平的 PCO_2 对维持呼吸中枢的基本活动是必要的，CO_2 是调节呼吸运动最重要的生理性化学因素。

当吸入气中 CO_2 浓度增加时，血液中 PCO_2 也随之升高，反射性引起呼吸加深、加快，肺通气量增加（图 3-36B），肺通气量增加可使 CO_2 排出量增加，从而恢复血液中 PCO_2 水平。肺通气或换气功能障碍、代谢活动增强等都可导致血液中 PCO_2 升高，引起该反射活动。血液中 PCO_2 在一定范围内升高可加强呼吸运动，但当血液 PCO_2 过高时（PCO_2 大于 80 mmHg 或当吸入气中 CO_2 含量超过 7 % 时），则起抑制作用，导致包括呼吸中枢在内的中枢神经系统活动的抑制，引起呼吸困难、头痛、头晕，甚至昏迷，严重时出现 CO_2 麻醉。

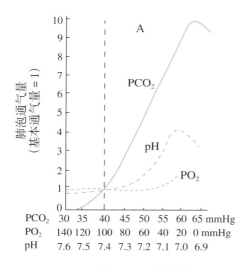

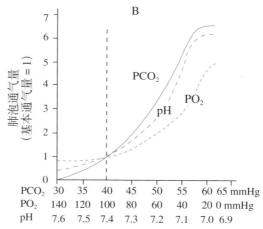

小测试3-3：测定最大随意通气量时，通常只测量 10～15 s的最深、最快的呼出或吸入气量，再换算成每分钟的最大通气量。为什么不直接测 1 min?

图 3-36 动脉血液 PCO_2、PO_2、pH 改变对肺泡通气量的影响
A. 改变三者中的单一因素而对其他两种因素的变化不加控制；B. 改变三因素之一而保持其他两者不变

CO_2 对呼吸的影响通过两条途径实现，即刺激中枢化学感受器和刺激外周化学感受器。这两条途径中前者的作用是主要的，因为动脉血 PCO_2 只需升高 2 mmHg 就可通过刺激中枢化学感受器，出现通气加强效应，而对于外周化学感受器，则需升高 10 mmHg。另外，阻断外周化学感受器的作用途径之后，CO_2 引起的通气反应仅下降约 20%，可见中枢化学感受器在 CO_2 引起的通气反应中起主要作用。但当中枢化学感受器受到抑制或麻痹，对 CO_2 的敏感性降低时，如出现睡眠呼吸暂停综合征、药物中毒性呼吸中枢麻醉等，外周化学感受器就起主要作用。另外，当动脉血 PCO_2 突然增大时，由于中枢化学感受器的反应较慢，潜伏期长，外周化学感受器在引起快速呼吸反应中可能起主要作用。

（2）H^+ 对呼吸运动的调节：当动脉血液中 H^+ 浓度升高时，呼吸运动加深、加快，肺通气量增加；相反，当 H^+ 浓度降低时，呼吸受到抑制，肺通气量减少（图 3-36B）。H^+ 对呼吸的调节也

是通过刺激中枢化学感受器和外周化学感受器实现的。中枢化学感受器对 H^+ 的敏感性较外周化学感受器高 25 倍，脑脊液中的 H^+ 是中枢化学感受器的最有效刺激，但血液中的 H^+ 难以透过血 - 脑屏障，所以血液中的 H^+ 主要通过外周化学感受器起作用。

（3） O_2 对呼吸运动的调节：当吸入气 PO_2 降低时，动脉血中 PO_2 随之降低，呼吸加深、加快，肺通气量增加。一般在动脉血 PO_2 下降到 80 mmHg 以下时，才可觉察到肺通气量的增加（图 3-36B），可见动脉血 PO_2 的改变在正常呼吸调节中作用不大，当机体严重缺氧时才有重要意义。此外，严重肺气肿、肺心病患者，肺换气功能障碍，导致机体慢性缺 O_2 和 CO_2 潴留，长时间 CO_2 潴留，使中枢化学感受器对 CO_2 的刺激出现适应现象，而外周化学感受器对低 O_2 刺激适应很慢，此时低 O_2 对外周化学感受器的刺激成为驱动呼吸的主要因素。因此，在临床上给有 CO_2 潴留的患者吸 O_2 时，应予以高度注意，不能给予快速吸入纯 O_2，否则一旦解除低 O_2 对外周化学感受器的刺激，将会引起呼吸暂停。

在高山或高空地区，由于大气压较海平面低，吸入气中氧含量降低，血中 PO_2 也随之降低，可刺激外周化学感受器，使呼吸加深、加快，此时，低氧兴奋外周化学感受器是提高血 PO_2 的一个重要途径。

低 O_2 对呼吸的刺激作用完全是通过外周化学感受器实现的。切断动物外周化学感受器的传入神经或摘除其颈动脉体，急性低 O_2 引起的呼吸刺激反应将完全消失。低 O_2 对中枢的直接作用是抑制，但其通过外周化学感受器对呼吸中枢的兴奋作用可对抗中枢途径的直接抑制效应，在严重缺氧时，这种对抗作用减弱，将导致呼吸运动减弱。

框 3-3　慢性低氧更刺激呼吸——"适应"现象

在高海拔地区的登山者发现，当他们缓慢地爬山时，经过几天而不是数小时，他们的呼吸变得很深，因此能够承受更低的大气 O_2 浓度。这种现象被称为适应现象。出现适应现象的原因是，在 2～3 天内，中枢化学感受器对 CO_2 的刺激出现适应现象，过度通气导致的 CO_2 减少对呼吸的抑制不容易发生，低 O_2 可以驱动呼吸系统达到比急性状态下更高的肺泡通气水平。一般急性暴露于低氧后通气增加 70%，而低氧 2～3 天后肺泡通气可增加 400%～500%，这将大大有助于为登山者提供额外的氧气。

PCO_2、H^+ 和 PO_2 在呼吸运动调节中的相互作用：前文讨论的是 PCO_2、H^+ 和 PO_2 三个因素中只改变其中一个因素而保持其他两个因素不变时的肺通气效应。然而，在自然呼吸情况下，一种因素的改变往往会引起另一种或另两种因素相继改变或几种因素同时改变。三者之间具有相互作用，对肺通气的影响既可因相互协同而增强，也可因相互抵消而减弱。若在实验中改变三因素之一而保持其他两者不变，可观察到各单一因素对肺泡通气的调节效应（图 3-36B）；若改变三者中的单一因素而对其他两种因素的变化不加控制时，实际观察到的是各因素对肺泡通气调节的综合效应（图 3-36A），而这种情况更接近自然呼吸的状况。上述实验均表明，CO_2 对呼吸的刺激作用最强，且共同作用比单因素作用更强；H^+ 的作用次之，低氧的作用最弱。这是由于随着 PCO_2 的升高，血中 H^+ 浓度也升高，两者的协同作用使肺通气量增加更为明显。H^+ 浓度增加时，因肺通气量增加导致 CO_2 排出增加，PCO_2 下降，可部分抵消 H^+ 的刺激作用。PO_2 降低时，肺通气量增加，呼出较多的 CO_2，使 PCO_2 和 H^+ 浓度降低，从而减弱低氧的作用（图 3-37）。

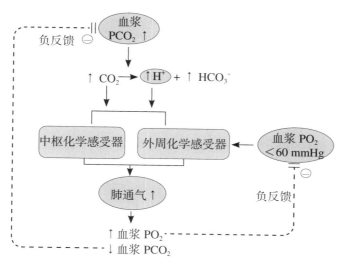

小测试3-4：动物实验中，吸入气CO_2浓度增加对动物的呼吸运动有何影响？为什么？

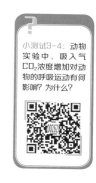

图 3-37　化学因素对呼吸调节的相互影响

（二）机械因素对呼吸运动的调节

肺及气道内存在多种类型的感受器，如存在于呼吸道平滑肌内的牵张感受器，位于气道黏膜内的激惹感受器，以及存在于肺泡壁内的 C 类无髓纤维末梢。这些感受器的传入纤维主要走行于迷走神经内，上行至脑干，终止于孤束核。这些感受器可引起各种保护性（如咳嗽）或调节性（如肺牵张）反射。

1. 肺牵张反射　19 世纪中叶，Breuer 和 Hering 在实验中发现，使麻醉动物的肺扩张或充气，可出现吸气活动受到抑制的现象；若使肺萎陷或从肺内抽气，则引起吸气活动的加强。切断迷走神经后，上述反应消失，由此推断这是由迷走神经参与的反射性反应。这种由肺扩张或缩小所引起的吸气抑制或吸气兴奋的反射称为肺牵张反射（pulmonary stretch reflex），又称黑 - 伯反射（Hering-Breuer reflex），包括肺扩张反射和肺萎陷反射。

（1）肺扩张反射：由肺扩张引起吸气抑制的反射称为肺扩张反射（pulmonary inflation reflex）。感受器位于从气管到细支气管的平滑肌中，属于牵张感受器，其阈值低，适应慢，为慢适应感受器。当吸气肺扩张时，牵拉支气管和细支气管，牵张感受器兴奋，冲动经迷走神经传入延髓，在延髓内通过一定的神经联系使吸气停止，转为呼气。可见肺扩张感受反射的意义是阻止吸气过深、过长，促使吸气转为呼气，与脑桥呼吸调整中枢共同调节呼吸频率与深度。

肺扩张反射的敏感性存在种属差异，兔的反射最灵敏，而人的反射最弱。切断家兔双侧迷走神经将导致吸气幅度加深、吸气时程延长。在人类，新生儿出生 4 ～ 5 天后，反射的敏感性显著减弱。在成年人，只有当潮气量增加至 1500 ml 以上时，才引起肺扩张反射，所以平静呼吸时，肺扩张反射不参与呼吸运动的调节。在病理情况下，如肺炎、肺水肿、肺充血等，由于肺顺应性降低，肺扩张时对气道的牵张刺激增强，可以引起该反射，使呼吸变浅、变快。

（2）肺萎陷反射：肺萎陷时引起吸气活动增强或使呼气转换为吸气的反射称为肺萎陷反射（pulmonary deflation reflex）。感受器也位于气道平滑肌内，但其性质尚不十分清楚。肺萎陷反射只在肺过度缩小时才出现，在平静呼吸中的调节意义不大，但在防止过深呼气和肺不张等方面可能起一定作用。

2. 防御性呼吸反射　呼吸道黏膜内的激惹感受器在受到机械或化学刺激时，将引起防御性呼吸反射（defensive respiratory reflex），以清除激惹物，避免其进入肺泡。主要有咳嗽反射和喷嚏反射。

（1）咳嗽反射（cough reflex）：是常见的重要防御反射，其中枢在延髓，感受器位于喉、气管和支气管的黏膜。大支气管以上部位的感受器对机械刺激敏感，二级支气管以下部位对化学刺激敏感。传入冲动经迷走神经传入延髓，从而引发一系列协调且有次序的反射效应。咳嗽时先短促或深吸气，接着声门紧闭，呼气肌强烈收缩，肺内压和胸膜腔内压急剧上升，然后声门突然打开，由于气压差极大，气体便以极高的速度从肺内冲出，将呼吸道内异物或分泌物排出。剧烈咳嗽时，因胸膜腔内压显著升高，可阻碍静脉回流，使静脉压和脑脊液压升高。

（2）喷嚏反射（sneeze reflex）：是因鼻黏膜受刺激而引起，传入神经为三叉神经，其动作与咳嗽反射类似，不同的是悬雍垂下降，舌压向软腭，而不是声门关闭，呼出气主要从鼻腔喷出，以清除鼻腔中的异物。

3. **呼吸肌本体感受性反射** 呼吸肌是骨骼肌，其内部的肌梭属于本体感受器。当肌梭受到牵拉刺激而兴奋时，其冲动经脊神经背根传入脊髓中枢，可以反射性地引起受牵拉肌肉的收缩，引起呼吸变化，这种反射称为呼吸肌本体感受性反射（proprioceptive reflex），它是一种骨骼肌牵张反射（muscle stretch reflex）。实验动物或某些患者因治疗需要而被切断脊神经背根时将引起相应的呼吸肌活动暂时性减弱，表明呼吸肌本体感受性反射参与正常呼吸运动的调节。运动或呼吸阻力增大时，肌梭受到较强的刺激，可反射性地引起呼吸肌收缩加强。可见，呼吸肌本体感受性反射的意义在于随着呼吸肌负荷的增加而相应地加强呼吸运动，这在克服气道阻力方面有重要作用。

4. **肺毛细血管旁感受器引起的呼吸反射** 在肺毛细血管旁和肺泡之间的间质中存在肺毛细血管旁感受器（juxtapulmonary-capillary receptor，J 感受器），在肺毛细血管充血、肺泡壁间质积液时受到刺激，冲动经迷走神经 C 类无髓纤维传入延髓，引起反射性呼吸暂停，继以浅快呼吸，血压降低，心率减慢。J- 感受器在呼吸调节中的作用尚不清楚，可能与肺充血、肺水肿时的急促呼吸有关。

知识拓展：异常呼吸

三、运动时和特殊环境下呼吸运动的调节

（一）运动时呼吸运动的调节

运动时机体代谢增加，呼吸系统将发生一系列变化以适应增加的机体代谢的需要。此时，呼吸加深、加快，肺通气量增大，其增加的程度随运动量而异。潮气量可从安静时的 500 ml 上升到 2000 ml，呼吸频率可从每分钟 12 ～ 18 次升至每分钟 50 次，每分通气量可达 100 L 以上，O_2 的摄入量和 CO_2 排出量也都相应增加。

运动时肺通气量的增加和运动停止后肺通气量的恢复都有一个特殊的过程。运动开始时，通气量骤然升高，继而进一步缓慢升高；运动停止时，通气量先骤然降低，继而缓慢下降，最后恢复到运动前的水平。一般认为运动开始时通气骤升与条件反射有关，是在运动锻炼过程中形成的。因为只是给予运动暗示，并未开始运动，也可出现通气量增大的反应，而且与运动者以往的经验、精神状态和实验条件等有关。此外，运动时，运动肌肉、关节的本体感受器受到刺激，其传入冲动也可以反射性地刺激呼吸，引起肺通气量急剧增加。

在运动过程中，肺通气量的增加除了与上述因素有关外，还与化学感受性反射调节等因素有关。中等程度运动时，虽然动脉血 pH、PCO_2、PO_2 的均值保持相对稳定，但它们随呼吸周期性波动的幅度明显增大，与运动强度呈正相关。动物实验中，设法在不影响血液气体平均分压的同时，缓冲上述周期性波动，动物通气量下降。剧烈运动时，血液 pH、PCO_2 和 PO_2 的均值都会发生改变，pH 降低、PCO_2 升高和 PO_2 下降，这些变化可通过化学感受性调节使肺通气量进一步增加。

运动停止后，通气不能立即恢复到安静水平，这是由于运动时 O_2 供小于 O_2 耗，欠下了"氧债"（oxygen debt），运动停止后的一段时间内，O_2 耗仍大于安静时，以偿还"氧债"，待偿还后通气才恢复。然而，此时引起肺通气量增加的刺激因素不是 CO_2 的增加，也不是缺 O_2，而是由于乳酸血症引起的 H^+ 浓度升高。在偿还氧债时，积累的乳酸中 80% 转化为糖原，20% 被代谢为 CO_2 和 H_2O。

（二）高海拔低气压时的呼吸调节

海平面大气压为 760 mmHg，随着海拔高度的增加（如登山、飞行等），空气中总压力和各组成成分的分压均逐渐降低。在海拔 5500 m 地区，大气压减为海平面值的一半，约 380 mmHg。O_2 和 N_2 在干燥空气中的容积百分比分别约为 20.96% 和 78.55%，此比值不因海拔高度而改变，因此，当高度上升至 5500 m 时，吸入气的 O_2 分压仅占 380 mmHg 的 20.96%，约 80 mmHg，肺泡中更低，仅为 45 mmHg，动脉血和组织内随即也出现 O_2 分压降低。

高海拔对机体功能的影响主要来自缺 O_2，而低压的作用不明显。在海拔 3500 m 时，就可出现缺 O_2 反应；海拔 5500m 时，可出现抽搐；海拔 7000m 以上时，可导致昏迷甚至死亡。

人体缺 O_2 的主要生理反应包括：通气反应增强、肺血管收缩和血红蛋白增高所引起的载氧增加。这些反应在动脉 O_2 分压低到 60 mmHg 以下时才会明显增强。

通气量增加是人体在急性缺氧情况下最明显同时也是最重要的生理反应。PO_2 下降刺激外周化学感受器，然后通过兴奋呼吸中枢使每分通气量增加。通气量增加使肺泡内 O_2 浓度增加，从而促进 O_2 向血液中弥散。可是，通气量增加的另一个结果是使 PCO_2 降低，改变血液 pH，使血液偏于碱性，引起高山反应。过于碱性的血液可以造成中枢神经功能失调，导致嗜睡、疲倦无力、头痛、恶心、呼吸急促、心率加快（由缺氧触发的代偿机制以增加循环运送至组织的可利用氧）、思维障碍（判断力和记忆力下降）、运动失调。人体纠正血液偏碱的机制主要是通过肾排除碳酸氢盐，这个过程一般需要 72 h。因此，急性高山反应的症状一般在到达高原几小时后出现，3、4 天以后开始有明显好转。

缺氧可以直接引起肺血管收缩，导致肺动脉压力升高。缺氧性肺动脉高压几乎是所有动物都会发生的普遍现象。一般认为缺氧性肺动脉高压可能改善肺内通气与血流的比值，改善血气交换，因而具有代偿意义。近年研究却发现，缺氧性肺动脉高压可能是导致高原肺水肿最主要的发病原因。肺血管中过高的压力使一些血管壁完整性被破坏，使液体漏出积聚在肺内（肺水肿），影响血气交换。预防高原肺水肿的主要手段就是设法减轻肺动脉高压。

红细胞内的血红蛋白是 O_2 运输的主要载体。只要 PO_2 在 60 mmHg 以上，Hb 氧饱和度基本就能保持在 90% 以上。缺氧会刺激 Hb 生成，从而提高血液载氧量。但过多的 Hb 使血液黏滞性增加，加重肺动脉高压，这是慢性高原病的重要发病机制。急性缺氧情况下，血液偏碱性等化学改变可以提高 Hb 的 O_2 亲和力，从而使摄 O_2 量增加。高原造成的缺氧在运动时尤其严重，因为在缺氧情况下 O_2 的摄取与供应出现上限，仅能满足人体基本活动所需，运动时耗 O_2 增加必然会使动脉氧饱和度大幅下降。因此，预防急性高山病的重要措施是限制活动量，尤其是要避免剧烈运动。

人们停留在高海拔数天、数周或数年后，将会逐渐适应，在低氧环境中机体仍能维持正常生活和工作。平原居民进入低氧环境后对于持续性低氧刺激产生的适应性过程和达到的生理适应状态，称为低氧习服（acclimatization to hypoxia）。引起机体产生低氧习服的机制包括肺通气量增加、红细胞增多、肺扩散容量增加、组织毛细血管数量增多、细胞利用 O_2 的能力增强等。

（三）潜水或高气压时的呼吸调节

高气压是潜水时遇到的特殊环境。在海水中每下潜 10 m，压力上升约 1 个大气压，即若下潜至 20 m 的海水中，环境压力约为 3 个大气压。根据 Boyle 定律，在恒温条件下，密闭容器中气体的压力（pressure，P）和体积（volume，V）成反比关系，由于肺内的气体可被压缩，在 20 m 深的海水中，肺内的气体容积将被压缩至海平面的 1/3，即由平均肺总量 4500 ml 压缩至 1500 ml，相当于余气量，且由于压缩后肺泡内气体的分压升高，气体可随分压梯度而进入血液，所以肺容积甚至小于余气量容积（1500ml），造成肺泡塌陷。同时，随着压力升高，呼吸将变得深而慢，其机制可能与气体压力升高后密度增加，进而导致阻力增加有关。同时，压力升高使血液中溶解过多的 O_2 和 N_2，引起急性氧中毒和氮气麻醉。

潜水员从深水处上升到水面，是减压过程。上升时由于环境压力逐渐减小，肺泡气膨胀，使跨肺压增大，当气体膨胀产生的跨肺压高于 80 mmHg 时，可对肺组织造成压力性损伤，使肺泡和血管撕裂，气体自撕裂处进入肺循环和胸膜，产生气体栓塞和气胸。同时，如减压过快，溶于体液中的气体（主要是 N_2）很快逸出，超过血液运输的能力，会在组织及血管内堆积形成气泡。气泡在关节、肌肉中可引起疼痛，在循环血液中则可导致气栓。因环境压力减小而对机体造成的有害作用称为减压病。在上升过程中采取适当措施（如减缓上升速度或加压舱）可减慢组织中的氮气向血液释放的速度，从而预防和减轻减压病。

四、新生儿呼吸运动的启动及调节

（一）新生儿呼吸运动的启动

胎儿期间，肺内由液体所充填，出生前液体量为 20 ～ 30 ml/kg 体重，相当于功能余气量，占肺总量的 40%，并以 3 ～ 4 ml/(kg·h) 的速率更新。肺内液体在分娩前分泌减少，并开始被清除，分娩过程中其含量进一步减少。肺内液体分泌的减少可能是由于分娩前和分娩过程中，产妇血液中儿茶酚胺（特别是去甲肾上腺素）和血管升压素的浓度升高，抑制了 Cl^- 的主动转运所致。胎儿肺内液体的清除，一方面是由于分娩过程中，胎儿胸腹部受到产道挤压而使肺内液体经口鼻流出，这样可排出 1/3 ～ 1/2 的肺内液体；另一方面是由于肺的吸收作用，吸收的液体中，大部分进入毛细血管，小部分进入淋巴管。出生时，肺内上皮细胞的上皮 Na^+ 通道（epithelial sodium channel，ENaC）以及 Na^+-K^+ 泵的活动增强，使肺泡上皮细胞由原来的分泌型转化为吸收型，这样便可吸收肺内液体。此外，随着呼吸运动的建立，存在于肺内液体与肺组织液之间的渗透压梯度（大约 20 mmHg）也可促进肺内液体的吸收。

新生儿第一次呼吸运动通常发生在出生 20 s 之内，有规律的自主呼吸在 2 h 内可以建立。第一次呼吸运动的启动是一个多因素作用的复杂过程。胎儿由子宫到外界环境，由于产道的挤压、缺氧、二氧化碳潴留和环境温度的改变等多种刺激，兴奋呼吸中枢，触发呼吸运动的启动。分娩过程中，胎儿胸廓受到产道挤压而处于被压缩状态，出生后胸廓向外扩张回位，加上膈肌收缩，肺随之而扩张，气体进入肺内，完成呼吸运动的启动。初始几次呼吸，吸气较长、较深，有利于肺内液体的清除和肺表面活性物质在肺泡液 - 气界面上的募集，因而有助于呼吸运动的建立和维持。胎儿娩出后两肺逐渐膨胀，血氧饱和度在 3 h 内达到 90% 以上。

胎儿出生后，肺内液体的清除很快即可完成，这对于实现正常的肺通气和肺换气功能十分重要。出生时的宫缩和产道的挤压可排出大量肺内液体，同时也会刺激儿茶酚胺和糖皮质激素的释放，促进肺内液体的吸收，促进肺表面活性物质的释放。呼吸启动后，肺泡内 PO_2 升高，有利于肺内液体的吸收；出生后的呼吸运动亦可促进肺内液体的吸收。早产和宫缩前的剖宫产不利于胎儿肺内液体的清除。胎儿肺内液体清除障碍使其残留过多，导致新生儿湿肺（wet lung of newborn），又称新生儿暂时性呼吸增快（transient tachypnea of newborn），影响肺通气和换气的过程。

新生儿肺的顺应性与肺泡的成熟度主要与 Ⅱ 型肺泡上皮细胞所产生的肺表面活性物质有关。胎龄 28 周开始，Ⅱ 型肺泡上皮细胞逐渐增多，并开始分泌表面活性物质，至分娩时（40 周）达高峰。早产儿可因 Ⅱ 型肺泡上皮细胞未发育成熟造成肺表面活性物质缺乏，肺扩张阻力过大，发生新生儿呼吸窘迫综合征（NRDS）。

（二）胎儿及新生儿呼吸特点及调节

早在孕 10 周就可检测到胎儿呼吸。在第 24 ~ 28 周时，有 10% ~ 20% 的时间发生胎儿呼吸，而 30 周以后，胎儿 30% ~ 40% 的时间有呼吸。随着妊娠继续，胎儿呼吸的持续时间增加。胎儿呼吸的不是空气，而是肺内产生的液体，呼吸运动与气体交换无关，其作用是有利于呼吸肌和肺的发育、成熟。呼吸运动也可产生一部分羊水，肺液的不断扩张是胎儿肺发育生长的重要机制。

新生儿呼吸频率较快，一般为 35 ~ 50 次 / 分，平均 38 次 / 分。由于新生儿胸廓几乎呈圆桶形，肋间肌较薄弱，呼吸运动主要靠膈肌的升降，所以呈腹膈式呼吸。加之呼吸中枢调节功能不够完善，新生儿的呼吸较表浅，节律不均匀，频率较快。随着小儿年龄增长、能够站立行走后，2 岁时腹腔脏器下降，呼吸肌逐渐发育，肋骨由水平位渐成斜位，出现胸腹式呼吸，7 岁以后此类型呼吸占绝大多数。

新生儿呼吸调节功能差（包括神经调节及体液调节），易出现深浅呼吸交替式呼吸节律不齐、间歇、暂停等现象，此与中枢神经发育不健全、迷走神经兴奋性强有关。正常的婴儿在满月以后这种情况就会逐渐消失，而早产儿和出生时体重较轻的婴儿呼吸频率较快，持续时间较长。另外，由于新生儿的肺储备不足，咳嗽反射和排痰能力不足，当发生呼吸系统疾病时，以咳嗽和咳痰为主要症状者并不常见，而是容易出现缺氧的表现（呼吸衰竭）。

在呼吸运动调节方面，早产儿对 CO_2 的刺激不敏感，足月新生儿对 CO_2 刺激的通气反应与成人近似。低 O_2 刺激对胎儿呼吸运动具有中枢性抑制作用，由于胎儿的呼吸运动并不能完成肺通气，所以其抑制作用有利于节约能量。其他调节机制，如肺牵张反射等，在出生前已基本具备，不断发育，逐步完善。

（向　阳　徐国恒　付　毅）

第五节　呼吸系统的非呼吸功能

呼吸系统的非呼吸功能（non-respiratory function）是指除肺通气和肺换气以外的其他呼吸系统功能的总称，包括滤过、防御、代谢、酸碱平衡调节、储血、免疫、体温调节、嗅觉、发音等。疾病情况下呼吸系统的非呼吸功能障碍，不仅影响呼吸系统本身的功能活动，还将影响机体其他系统或远隔器官的功能，与某些疾病特别是肺部疾病的发生发展密切相关。本节主要介绍呼吸道的保护和防御功能以及肺的滤过和代谢等功能。

一、呼吸道的非呼吸功能

呼吸道与外界大气相通，每天出入肺的气体量高达 8000 ~ 10 000 L。空气中所含的微生物、粉尘、烟雾、有害气体及变应原等可随空气吸入气道或肺泡，呼吸道通过咳嗽、黏液排出、细胞吞噬、降解或吸收等防御功能将其清除。若吸入的有害物过多或呼吸道和肺的防御功能障碍，则可能对呼吸道和肺造成损害，或经肺进入全身。

（一）加温、加湿和过滤清洁功能

1. 加温、加湿吸入气体 在呼吸活动中，吸入的空气首先进入鼻腔，再经咽部、气管和支气管到达肺。生理情况下，鼻甲、口咽部黏膜表面积大，其血液供应丰富，可对吸入气先行加温和湿化。当外界较冷的空气被吸入时，在流经气道的过程中，空气的温度可在到达肺泡之前被预热到接近体温，即 37℃，其湿度也达到饱和，从而避免寒冷干燥的空气损伤肺，并保证肺泡在体温条件下进行气体交换。临床上需注意，对气管内插管或气管切开术插管进行通气的患者应辅助进行人工加温、湿化吸入气，避免呼吸道上皮和纤毛的干燥与损伤。此外，若肺泡和肺毛细血管内温度低于体温，则可因气体溶解度的增高而在血液内溶解较多气体。当这些溶解较多气体的低温血液进入其他组织而被升温时，可因气体溶解度降低而释出气体，在血管内形成气泡，引起空气栓塞。

2. 过滤、清洁吸入气体 呼吸道具有过滤和清洁作用，可阻挡和清除随空气进入呼吸道的颗粒和异物，以保持肺泡的洁净。在鼻腔，通过鼻毛阻挡和鼻甲表面黏液的吸附，可清除直径大于 10 μm 的颗粒。直径为 2 ~ 10 μm 的颗粒可通过鼻腔进入下呼吸道，沉积并黏附于气管、支气管和细支气管壁表面的黏液上，通过黏液纤毛运动、喷嚏和咳嗽向外排出。直径小于 2 μm 的吸入颗粒虽然可以到达呼吸性细支气管、肺泡管和肺泡，其中 80% 的直径小于 0.5 μm 的颗粒又随呼出气排至体外。沉积于肺泡的颗粒则可被常驻的肺泡巨噬细胞吞噬，或随覆盖于肺泡内表面的液体进入终末细支气管，通过黏液 - 纤毛转运系统排出体外［见下文"（二）黏液 - 纤毛转运功能"］。有害气体及吸烟可减弱巨噬细胞的功能。巨噬细胞吞噬吸入的颗粒和细菌后，带着吞噬物向上游走到细支气管壁上的黏液层，随黏液排出。但若粉尘颗粒吸入过量，超过了呼吸道的上述过滤、清洁能力，则可能引起肺纤维化的发生。

雾化吸入给药是治疗肺部疾病常用的给药途径，全身性药物经肺部给药能迅速进入体循环，且可避免肝的"首过消除（first-past elimination）"作用。但若吸入气溶胶颗粒的直径大于 8 μm，则很少能到达咽以下的呼吸道。直径 1 ~ 3 μm 的颗粒可沉积于较小的气道或肺泡；而直径 0.5 μm 左右的小颗粒虽容易到达肺泡，但又可随呼气呼出。因此，对作用于特定呼吸道区域的药物，要注意其颗粒大小。此外，位于鼻腔内的嗅上皮也可以通过引起嗅觉而避免将某些有害气体吸入肺内。

框 3-4 PM2.5

颗粒物（particulate matter，PM）是主要的大气污染物之一。PM2.5 是指直径 ≤ 2.5 μm 的颗粒物。大气中 PM2.5 主要来自人为污染，如大量的化石燃料（煤、汽油、柴油）、垃圾焚烧、道路扬尘、建筑扬尘、工业粉尘、厨房油烟等。PM2.5 直径小、面积大，易吸附有害物质（如重金属、微生物等），且能在大气中悬浮较长时间，并飘至较远的地方，因此影响范围较大，对人体健康和大气环境质量的影响也很大。同样由于 PM2.5 直径小，容易通过呼吸到达肺泡，为可入肺颗粒物，因此能够引起肺、心血管系统及其他器官的损伤。

（二）黏液 - 纤毛转运功能

1. 黏液 - 纤毛转运系统 气道内的黏液与纤毛上皮细胞的纤毛协同活动，构成黏液 - 纤毛转运系统（mucociliary transport system）。上皮细胞表面的黏液毯可分为两层，下层为浆液层，厚约

5 μm，富含水分；上层为凝胶层，厚约 2 μm，黏稠似固体，可吸附外来的病原微生物和吸入的颗粒物质等。纤毛浸浴在浆液中，其顶端穿过浆液层，可达凝胶层的底部。相邻上皮细胞的纤毛协同而有规律地摆动（图 3-38），频率可达 17 Hz。纤毛摆动时，其顶端能将上面的凝胶层连同附着在其中的异物颗粒推向喉部。纤毛每次摆动可推动黏液层达 16 μm，支气管黏液毯的移动速度可达 20 mm/min。肺泡和呼吸性细支气管的上皮细胞没有纤毛，但其表面液层与支气管内黏液相连，因此支气管内纤毛摆动也可将肺泡内液层及其表面的颗粒一同排出。黏液-纤毛转运系统是呼吸系统的重要防御机制之一，在气道上皮抵御病原微生物感染及有毒颗粒刺激中发挥重要作用。

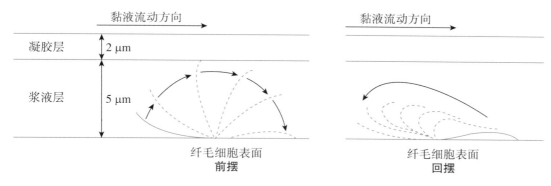

图 3-38　黏液-纤毛转运示意图

2. 黏液-纤毛转运障碍　正常的黏液-纤毛转运不仅要求有足够数量且结构完整的纤毛，还要求黏液具有最佳的黏弹性和厚度。浆液层过薄或缺如时，纤毛无法正常运动；浆液层过厚时，纤毛接触不到凝胶层而无法将其推动。吸入干燥空气或含有害物质（烟雾、二氧化硫等）的气体及感染等可引起纤毛融合、倒伏、脱落及纤毛细胞坏死等，损害黏液-纤毛的清除功能。如冬季干冷的空气会抑制黏液-纤毛的转运功能，易致上呼吸道感染。气道脱水使渗透压升高，也可损伤纤毛细胞，甚至形成黏液栓。慢性阻塞性肺疾病（chronic obstructive pulmonary disease，COPD）、支气管扩张症、支气管哮喘等可引起气道黏膜上皮细胞的纤毛发生粘连、倒伏、脱失，加之 COPD 患者黏液腺肥大、增生，黏液分泌增多、黏稠度增大，使纤毛运动受损。黏液-纤毛的清除功能障碍是 COPD 病情进行性发展的重要因素之一。在流感和支原体感染的患者中，大量纤毛细胞可能脱落，黏液纤毛运输速率显著降低。在遗传性疾病纤毛不动综合征（immobile cilia syndrome）中，纤毛动力蛋白臂的异常或囊性纤维化（cystic fibrosis，CF）所引发的黏液腺增生及黏液浓稠，均可导致黏液-纤毛的清除功能下降，致使黏液无法排出。

框 3-5　囊性纤维化

　　囊性纤维化（cystic fibrosis，CF）是一种常染色体隐性遗传性疾病，是欧美白人最常见的致寿命缩短的遗传性疾病之一，但在亚裔中极其罕见。CF 主要表现为外分泌腺的功能紊乱，可累及全身，其发病机制是由于囊性纤维化跨膜转运调节体（cystic fibrosis transmembrane conductance regulator，CFTR）基因突变所致。CFTR 蛋白主要在气道、消化道（包括胰腺和胆管系统）、汗腺及泌尿生殖道上皮细胞的顶部质膜中，是一种 Cl^- 通道，调节 Cl^- 的分泌，还可调节其他膜蛋白（如上皮钠离子通道），抑制 Na^+ 的吸收。CFTR 缺陷可引起气道上皮细胞顶部质膜 Cl^- 分泌减少，Na^+ 吸收增多，使水的分泌减少、吸收增多，从而导致黏液的黏性增加，黏液-纤毛的清除功能下降，最终引起黏液堵塞细小支气管、呼吸道反复感染、支气管扩张及肺纤维化的发生。

（三）咳嗽反射和喷嚏反射

咳嗽反射（cough reflex）和喷嚏反射（sneeze reflex）是主要的防御性呼吸反射，其生理意义在于清除呼吸道内异物或过多的分泌物，有清洁和维持呼吸道通畅的作用（详见本章第四节"呼吸运动的调节"）。

┃ 二、肺的主要非呼吸功能

机体除借鼻、气管、支气管对吸入气进行过滤、加温、润湿和对空气中微粒的黏着、纤毛摆动和黏液排出，起到保护肺的作用外，肺的滤过功能对机体也有重要的防御和保护作用。与此同时，人体内的许多生物活性物质以及外源性药物，经由肺的相关组织进行转化、摄取、合成、储存、释放或灭活，因此肺还起着重要的代谢作用。

（一）肺的滤过功能

来自全身各个系统、器官的血液几乎全部经静脉回流到右心房，然后通过右心室搏出，进入肺循环。肺循环有丰富的毛细血管网，毛细血管的内径平均为 4 ~ 5 μm，红细胞和白细胞一般需要变形才能通过。因此，体静脉系统回流血液中的微血栓、大分子蛋白、脂肪滴、气泡，甚至细菌等形成的微聚物，在随血液流经肺循环的毛细血管时，可被阻留在肺，以防带向体循环动脉，对心、脑、肾等重要器官造成危害，从而对机体起到重要的保护作用。在存在明显右向左分流的患者体内，由于肺滤过功能的减弱，体循环栓塞的发生率增高。

由于肺毛细血管有极丰富的交通吻合支，一般情况下微栓子在肺毛细血管中很少因阻塞而引起肺循环的真正障碍。肺具有强大的吞噬和清除微聚物、细菌和大分子蛋白的作用，在被阻塞部位可见白细胞聚集、巨噬细胞趋化，致使阻塞的微聚物很容易被清除或降解。肺毛细血管内皮细胞可合成并分泌丰富的组织型纤溶酶原激活物（t-PA），可激活纤溶酶原生成纤溶酶，清除微血栓及多种蛋白质微聚物。凝血酶调节蛋白在肺中的含量最高，凝血酶与之结合后可激活抗凝因子蛋白 C，分解凝血因子 V 和凝血因子Ⅷ，抑制局部凝血过程；活化的蛋白 C 还可促进纤维蛋白溶解。此外，肺组织中还含有丰富的肝素，因而具有强大的抗凝作用。在上述因素的共同作用下，肺内血栓的清除比其他组织更为迅速。与此同时，肺的滤过功能又使其易于受到血源性有害因素的攻击。当大量的病原微生物、毒素、激活的炎症细胞、炎症介质迅速入肺，超出肺的清除、防御能力时，就会造成急性肺损伤，使得肺在重症感染、全身炎症反应综合征（systemic inflammatory response syndrome，SIRS）时成为最易受累的器官。此外，从身体其他部位脱落下来的癌细胞或癌栓，以及结核分枝杆菌等，可经血液循环途径至肺，在此可能产生转移灶，不过能阻止它们向更远侧的部位扩散。

（二）肺的代谢功能

肺在体内的解剖学位置比较特殊，由心脏输出的血液几乎全部流经肺。血液经过肺循环后，某些化学物质的含量有明显增加或者减小，说明肺有摄取、合成、储存、释放、激活和分解、清除一些生物活性物质的作用，执行着重要的代谢和生物转化功能。肺可代谢循环血液与吸入气中的生物活性物质和药物，这种作用被称为肺的代谢功能（pulmonary metabolic function）。肺的代谢功能是其重要的非呼吸功能之一。

肺血管内皮细胞及其细胞表面表达的受体分子是肺发挥代谢功能的主要结构基础，在肺的代谢功能中起关键作用。这是因为肺毛细血管内皮细胞在肺内众多细胞中代谢最为活跃，且肺毛细血管床最为丰富，居全身各器官之首，而血管内皮细胞位于血管膜内，直接接触血流，其总表面积高达 126 m²，巨大的接触面积为内皮细胞迅速摄取及代谢清除提供了结构基础。此外，肺上皮细胞、肺血管平滑肌细胞、肺的肥大细胞以及肺神经内分泌细胞也具有一定的代谢功能。曾有研究显示，将未经过肺循环的血液直接灌注肾，可引起肾血管痉挛，甚至肾衰竭，其他器官灌注实验的结果相似。因此，肺通过参与多种生物活性物质的代谢，清除血液中的有害活性物质，维持血液中一些激素、生物胺、脂肪酸衍生物的适宜浓度。肺代谢功能障碍在某些疾病的病理生理变化中起着重要作用。

1. 肺表面活性物质代谢 肺表面活性物质是由 II 型肺泡上皮细胞产生的，是一种复杂的脂蛋白复合物。脂质占肺表面活性物质总质量的 85% ~ 90%，其中磷脂酰胆碱占 70% ~ 80%，主要成分为二棕榈酰卵磷脂（dipalmitoylphosphatidylcholine，DPPC）。蛋白质占肺表面活性物质总重量的 5% ~ 10%，其中包括 4 种特异性的表面活性物质蛋白，分别称为 SP-A、SP-B、SP-C 和 SP-D，其中 SP-A 和 SP-D 为亲水性蛋白，SP-B 和 SP-C 为疏水性蛋白。肺表面活性物质的脂质在 II 型肺泡上皮细胞内质网的微粒体中合成，经高尔基复合体储存于板层体内，在板层体内与表面活性物质结合蛋白结合，以胞吐的方式分泌到肺泡腔。肺泡内表面活性物质存在 4 种主要形式：板层体、管髓体（tubular myelin）、单分子层和小泡（small vesicle）。刚从 II 型肺泡上皮细胞分泌出来的肺表面活性物质呈板层体样结构，然后迅速转变为嗜锇性网格状的管髓体。管髓体的磷脂可吸附到液 - 气界面，形成具有降低表面张力作用的磷脂单分子表面膜。小泡只有微弱的表面活性，通常认为它是肺表面活性物质的非活性形式。板层体转变为管髓体有赖于 SP-A、SP-B 和 Ca^{2+} 的参与。SP-B 或 SP-C 均可促进磷脂吸附到液 - 气界面，加速处于液相中的磷脂混合物在液 - 气界面形成单分子膜而发挥降低表面张力的作用。*SP-B* 基因缺陷的婴儿可发生严重呼吸衰竭。因此，在肺表面活性物质正常发挥降低表面张力的作用中，肺表面活性物质结合蛋白是不可缺少的重要组分。肺表面活性物质分泌到肺泡腔后可迅速被清除掉，以维持其腔内含量的相对稳定。肺表面活性物质可被 II 型肺泡上皮细胞及肺泡巨噬细胞摄取，经气道黏液 - 纤毛系统向上转运排出或被肺泡液中的酶降解，其中细胞摄取是主要的清除途径。被 II 型肺泡上皮细胞通过入胞作用重摄取的肺表面活性物质，大部分不被降解而被重新送到板层体储存以再利用（图 3-39）。肺表面活性物质通过降低肺泡表面张力，从而减小吸气阻力，防止肺泡萎陷，减少肺组织液的生成，避免了上述肺泡表面张力的不利影响（见本章第一节"肺通气"）。肺表面活性物质还具有免疫调节作用，可增强肺泡巨噬细胞的吞噬、杀菌和趋化活性，SP-A 和 SP-D 可与多种细胞、病毒相互作用而促进肺泡巨噬细胞对其的吞噬。肺表面活性物质还可下调局部特异性免疫反应，减轻变应性肺损伤。

在病理情况下，肺表面活性物质将发生变化：①休克、创伤、严重感染等引起的急性肺损伤，以及缺氧、氧中毒等可破坏 II 型肺泡上皮细胞，使肺表面活性物质合成减少；②各种原因引起的肺泡过度通气，使肺表面活性物质消耗过多；③严重肺水肿和肺出血等将稀释肺表面活性物质，尤其是渗出的血浆蛋白还可灭活肺表面活性物质，导致其功能障碍；④吸入毒气、强酸强碱、细菌性肺炎、脂肪栓塞后分解形成的游离脂肪酸，以及急性胰腺炎时释放的卵磷脂酶等，均可破坏肺表面活性物质；吸烟过多、溺水和体外循环时，也会使肺表面活性物质破坏增加。

肺表面活性物质的缺乏可导致肺顺应性降低、肺泡萎陷和肺不张、肺水肿，引起局部通气 / 血流比值增大，造成严重的肺内分流，是 ARDS 的重要发病机制（见第四章"呼吸系统的基本病理过程与疾病"）。早产儿可因肺表面活性物质合成不足发生 NRDS。哮喘发作以及 COPD 可能也与肺表面活性物质功能障碍有关。此外，在疾病情况下，肺泡巨噬细胞对肺表面活性物质清除减少，肺泡及终末呼吸性细支气管内将沉着大量的表面活性物质结合蛋白及脂质，引起肺泡蛋白沉着症（pulmonary alveolar proteinosis）。

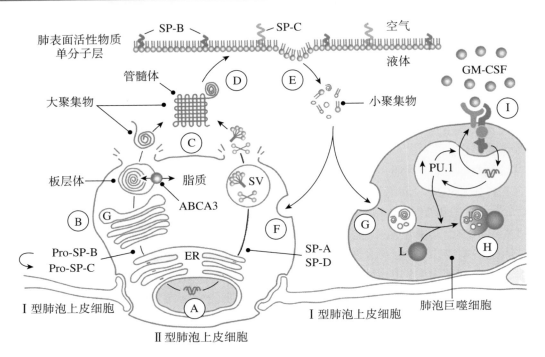

图 3-39　肺表面活性物质的合成、分泌和再循环示意图

SP-B、SP-C 在肺泡 Ⅱ 型上皮细胞内质网合成后 (A)，相继被转运到高尔基复合体 (B) 和板层体，在板层体与脂质组装为表面活性物质。由肺泡 Ⅱ 型上皮细胞合成的脂质被转运到板层体的过程部分依赖于脂质转运体 ABCA3 的介导。Ⅱ 型肺泡上皮细胞合成的 SP-A、SP-D 合成后经分泌囊泡分泌到肺泡腔，并进一步在肺泡中转化为管髓体 (C)，然后吸附到液气界面形成单分子层 (D)。失活的表面活性物质小聚集物 (E) 分别被肺泡 Ⅱ 型上皮重摄取 (70%)（F）和肺泡巨噬细胞吞噬 (30%)(G)。重摄取到肺泡 Ⅱ 型上皮细胞的表面活性物质约一半被分解、一半被再利用。被肺泡巨噬细胞吞噬的表面活性物质在细胞内与溶酶体融合形成吞噬溶酶体 (H) 后分解。肺泡巨噬细胞吞噬清除表面活性物质有赖于 GM-CSF 的刺激（I）和转录因子 PU.1 的介导

2．内源性生物活性物质代谢

（1）激活和释放内源性生物活性物质：由血管紧张素原生成的血管紧张素 Ⅰ（Ang Ⅰ）在血管紧张素转化酶（angiotensin-converting enzyme，ACE）的作用下，转化成血管紧张素 Ⅱ（Ang Ⅱ）。一般内皮细胞膜上均存在 ACE，其在肺血管内皮细胞的含量尤为丰富，因此肺是体内血管紧张素 Ⅱ 生成的主要场所。血液流经肺循环一次就能将血流中 80% 的血管紧张素 Ⅰ 转化为血管紧张素 Ⅱ。血管紧张素 Ⅱ 作用于血管紧张素 Ⅱ AT_1 受体，对外周血管及肺血管都有很强的缩血管作用，是维持血管紧张度的重要肽类激素。内毒素肺损伤时肺血管内皮细胞膜上 ACE 大量脱落，且 ACE 活性降低，从而造成体循环中血管紧张素 Ⅱ 减少，这可能是促成内毒素性休克的因素之一。许多慢性肺部疾病如肺癌、肺结核、肺气肿和支气管哮喘都存在 ACE 活性降低。

肺也可合成释放多种生物活性物质。肺血管内皮细胞是循环血液中前列环素（PGI_2）的主要来源，还可合成并释放一氧化氮（nitric oxide，NO）、一氧化碳（carbon monoxide，CO）和硫化氢（hydrogen sulfide，H_2S）3 种气体信号分子。

一氧化氮合酶（nitric oxide synthase，NOS）催化 L- 精氨酸（L-arg）产生 NO，血红素氧合酶（heme oxygenase，HO）催化血红素产生 CO，多种酶催化半胱氨酸降解生成 H_2S。肺内 NOS 有内皮型 NOS（eNOS）和诱导型 NOS（iNOS）两种亚型。NO 具有双重性，由 eNOS 激活局部产生很小量的 NO，调节肺血管平滑肌的舒张、气道平滑肌的舒张、改善肺局部通气 / 血流比值，还可防止血小板凝聚、参与肺的宿主防御和免疫功能。抑制内源性 NO 的产生可造成或加重肺损伤。但由 iNOS 激活产生高浓度 NO 后则具有细胞毒性，参与介导多种病理过程的发生，如内毒素性休克时的肺损伤、肺部炎症及肺缺血 - 再灌注损伤等，其发生机制与 NO 介导的氧化性损伤

作用有关。

在生理状态下，NOS/NO 体系在呼吸系统中的作用占优势。肺内 HO 的基础表达很低或缺失，只有在肺疾病时 NOS/NO 体系功能受损、内皮源性 NO 合成不足的情况下，HO/CO 体系才在呼吸系统的功能调节中起主要作用。例如，在氧化应激或缺氧等情况时，HO-1 表达明显增强，CO 产生增多，发挥抗氧化、抑制中性粒细胞聚集，以及降低微血管的通透性等保护作用。此外，哮喘和肺动脉高压时，肺内 CO 的生成也明显增多，使支气管和肺血管平滑肌舒张，具有减轻哮喘、抗肺纤维化及肺动脉高压等作用。

H_2S 存在于肺中，尤其在肺血管中分布很多，它与 NO 和 CO 具有类似的生物学效应。H_2S 减少将促进肺动脉高压、肺纤维化的发生；内源性 H_2S 生成过多则可加重肺组织损伤。

（2）摄取和代谢灭活内源性生物活性物质：血液流经肺时，肺可以摄取或灭活 5-羟色胺（5-HT）、去甲肾上腺素、PGD_2、PGE_2、$PGF_{2\alpha}$、白三烯、缓激肽、腺苷、ATP、ADP 和 AMP 等多种生物活性物质。血液流经肺时，可一次摄取 65% ~ 98% 的 5-HT、20% ~ 25% 的去甲肾上腺素、82% 的 PGE_2 和 58% 的 $PGF_{2\alpha}$。肺血管内皮细胞功能受损可导致血液中上述物质的浓度升高，从而对机体产生一系列的影响。肺血管内皮细胞可快速从血流中选择性摄取 5-HT，经细胞内的单胺氧化酶与醛脱氢酶代谢为无生理活性的产物后释放回血流中。因此肺血管内皮功能受损会引起循环血中 5-HT 升高，可使血管与支气管收缩、毛细血管通透性增加，参与肺动脉高压、阻塞性肺疾病、高血压以及内毒素休克的发生发展过程。但多巴胺、肾上腺素、组胺、血管紧张素 II、催产素、抗利尿激素、PGI_2 和 PGA 等物质通过肺循环时不受影响，也表明肺对内源性生物活性物质的代谢灭活是选择性的。缓激肽是具有扩血管活性的九肽分子，与血管紧张素 I 一样可被 ACE 所代谢，故可被肺或其他血管床清除。ACE 抑制剂在减少血管紧张素 II 生成的同时，也能保护缓激肽不被代谢。

3. 肺对药物的摄取与代谢　肺不仅可代谢内源性生物活性物质，也可代谢清除外源性药物。细胞色素 P450（cytochrome P450，CYP450）是代谢外源性物质（包括药物）的酶系统，主要存在于肝，在肺泡上皮细胞、肺泡巨噬细胞和肺血管内皮细胞中也有分布。其功能是通过多种氧化反应氧化外源性物质，发挥解毒作用，但有的物质在代谢后毒性反而增大，故宜统称为生物转化（biotransformation）。因为此酶在肺中分布的量远比肝少，因此药物在肺代谢的量也远少于肝。肺泡上皮细胞内的 CYP450 对吸入性麻醉剂（如氟烷、甲氧氟烷等）及吸入的空气污染物有代谢功能。肾上腺素与异丙肾上腺素作为喷雾吸入治疗哮喘时，虽不被肺血管内皮细胞摄取代谢，但可被肺上皮细胞摄取并部分代谢。有些药物通过肺循环时可被内皮细胞摄取，如 β 受体阻滞剂普萘洛尔和 α_2 受体阻滞剂可乐定，经肺循环时可分别被摄取 90% 和 50%。ACE 抑制剂如卡托普利与肺血管内皮细胞上的 ACE 有很强的亲和力，故易被内皮细胞摄取。环氧酶抑制剂如吲哚美辛能抑制前列腺素类的生物合成，对肺摄取 PGE_1 有显著影响。脂溶性高的碱性药物易于通过肺血管内皮细胞被摄取，并与之结合。如作用于神经精神的药物如丙咪嗪、氯丙嗪、安非他明、利多卡因、芬太尼及吸入性全身性麻醉药氟烷等。

某些药物在肺内累积或毒性物质直接进入肺将产生肺的局部毒性。如除草剂百草枯可进入肺泡上皮细胞，产生活性氧（主要是超氧阴离子），导致肺损伤和肺纤维化。胺碘酮、博来霉素、呋喃妥因亦可产生肺毒性，进而引起肺纤维化。

三、肺的其他非呼吸功能

肺循环血管的扩张性强，容量变动大，可起到储血库的作用。肺内存在大量可产生血小板的巨核细胞，具有血小板生成功能。此外，肺还通过控制 CO_2 的排出而参与维持酸碱平衡。

（一）肺的贮血功能

安静情况下，正常成人的肺血管内约有 500 ml 血液，约占全身血量的 10%，当机体失血时，部分血液可从肺循环系统转移至体循环，起代偿作用。同时由于肺组织和肺血管的顺应性高，因此肺血管也可以缓冲右心室射血对左心室充盈的影响。动物实验显示，完全阻断肺动脉血流后，左心室通过其主动抽吸，仍能从肺血管获得足够血液继续维持两次正常射血，可见肺的贮血功能有利于维持左心输出量的稳定。因此，肺血管是左心室的贮血库。肺循环不仅血管容量大，随着呼吸过程中肺的周期性扩张与缩小，其血管容量的变动范围也大。平静吸气时，胸膜腔内负压增大使得静脉回心血量增加，但因肺的扩张和肺血管容量也同时增大，回流到左心房的血量反而减少。

（二）肺的血小板生成功能

肺内存在大量可产生血小板的巨核细胞，而且储存有大量造血祖细胞，具有造血潜能，是造血干细胞的储存库。肺血管内平均每个巨核细胞产生 500 个血小板，由此计算得出肺所产生的血小板高达 1000 万 /h，预计约占全身血小板产生总数的 50%。肺及肺循环的疾病可影响机体血小板的生成数量，同时对肺内产生的血小板的质量也有影响。肺损伤及炎症的发生影响巨核细胞的颗粒和 mRNA 的包装，以及局部产生的血小板微粒的释放。研究发现，囊性纤维化、哮喘、急性肺损伤和慢性阻塞性肺病患者体内血小板的大小、代谢和活性都受到影响。

（三）参与维持酸碱平衡

CO_2 与 H_2O 结合生成 H_2CO_3，后者是机体在代谢过程中产生最多的酸性物质。H_2CO_3 可释出 H^+，是体内 H^+ 的重要来源；H_2CO_3 也可以 CO_2 的形式从肺排出体外，为挥发酸（volatile acid）。当体内 H^+ 浓度升高时，肺可以通过加强 CO_2 的排出而降低体内的 H^+ 浓度；当体内 H^+ 浓度降低时，肺则可通过减少 CO_2 的排出而升高体内的 H^+ 浓度。因此，肺通过控制 CO_2 的排出而参与维持酸碱平衡。若机体 CO_2 排出障碍，可引起呼吸性酸中毒，而机体 CO_2 排出过多，则可引起呼吸性碱中毒（见第四章"呼吸系统的基本病理过程与疾病"）。

四、呼吸道和肺的免疫功能

鼻咽部、纵隔、气管及大支气管周围有大量的淋巴组织，正常健康人支气管肺泡灌洗液中淋巴细胞约占细胞总数的 7%，在肺间质中亦有间质淋巴细胞分布；支气管黏膜是产生免疫球蛋白的主要部位，气道中有较高浓度的分泌型 IgA（secreted IgA，sIgA），后者是参与黏膜局部免疫的主要抗体；肺内有丰富的巨噬细胞，还存在大量补体、溶菌酶、抗菌肽（antibacterial peptide）、防御素（defensin）、肺表面活性物质结合蛋白 SP-A 和 SP-D 以及细胞因子等体液因子。SP-A 和 SP-D 可以促进吞噬细胞的吞噬杀菌活性。这些特异性和非特异性免疫机制有效地维持了肺泡内的无菌状态。肺免疫功能的损害可造成呼吸系统对感染的抵抗力下降，易罹患各种呼吸道感染性疾病。呼吸系统免疫功能的异常还可引起特异性变态反应，如哮喘即是一种以特异性变态反应为主的慢性气道炎症，呼吸道和肺免疫功能的异常是其主要发病因素之一。

（韩　仰）

小　结

　　肺通气是肺与外界环境之间的气体交换过程。肺内压与大气压之差是实现肺通气的直接动力，呼吸运动是实现肺通气的原动力。平静呼吸时胸膜腔内为负压，参与维持肺扩张和促进静脉血与淋巴液的回流。肺通气的阻力包括弹性阻力和非弹性阻力，其主要成分分别为肺泡表面张力和气道阻力。肺换气的动力是气体的分压差，还受气体的理化性质、呼吸膜的面积和厚度，以及通气/血流比值的影响。血中 O_2 和 CO_2 主要以化学结合形式进行运输。呼吸调控的基本中枢位于延髓。呼吸运动受机械性和化学感受性反射的调节。呼吸的频率和幅度随机体内外环境的变化而发生相应的变化，以适应机体代谢的需要。呼吸系统还具备非呼吸功能，包括滤过、防御、代谢、酸碱平衡调节、储血、免疫、体温调节、嗅觉、发音等。

整合思考题

　　1．请比较阻塞性肺气肿和肺纤维化两者肺功能检测的异同，并分别解释其呼吸困难和肺功能检测异常的机制。

　　2．试述胸膜腔负压形成的原理。请分析单侧开放性气胸对机体的影响，并解释其机制。

　　3．运动状态下机体可以通过哪些途径增加肌肉组织氧的供应？请简要解释其机制。

整合思考题答案

第四章 呼吸系统的基本病理过程与疾病

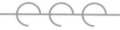 导学目标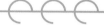

通过本章内容的学习，学生应能够：

※ **基本目标**

1. 说出缺氧、氧分压、氧容量、氧含量、氧饱和度等概念。
2. 分析4种不同类型缺氧的血氧变化特点及原因。
3. 分析缺氧对呼吸系统、心血管系统和血液系统的影响及其潜在机制。
4. 解释呼吸衰竭的概念，比较Ⅰ型和Ⅱ型呼吸衰竭的特征。
5. 总结呼吸衰竭发生的原因、发病机制及其血气变化的特点和机制。
6. 概括呼吸衰竭时呼吸系统的变化及其对呼吸功能的影响。
7. 说出急性呼吸窘迫综合征的概念，列举急性呼吸窘迫综合征的常见病因。
8. 概括急性呼吸窘迫综合征的基本病理生理过程，解释急性呼吸窘迫综合征的肺泡-毛细血管膜损伤机制。
9. 解释慢性支气管炎的发病机制，总结慢性支气管炎病理变化特点及临床病理联系。
10. 总结肺气肿的病理变化特点及临床病理联系。
11. 总结支气管哮喘的发病机制、病理变化特点及临床病理联系。
12. 总结支气管扩张症的发病机制、病理变化特点及临床病理联系。
13. 描述弥漫性间质性肺疾病的概念，并列举2013年美国胸科学会/欧洲呼吸学会关于弥漫性间质性肺病的分类。
14. 描述硅肺、石棉肺的概念，并分别总结其发病机制、病理变化及临床病理联系。
15. 描述结节病、特发性肺纤维化的概念，并分别总结其病理变化及临床病理联系。
16. 概括肺循环的生理特征和调节机制。
17. 复述肺动脉高压的诊断标准，解释缺氧肺动脉高压的形成机制。
18. 分析慢性肺源性心脏病的发生发展过程。
19. 分析肺水肿形成的机制。
20. 比较大叶性肺炎、小叶性肺炎和急性间质性肺炎的发病机制及病理变化特点。
21. 分析大叶性肺炎、小叶性肺炎的结局和合并症。
22. 总结支原体肺炎的病理变化特点及临床病理联系。
23. 分析结核病的发病机制、基本病理变化特点及转化规律。
24. 总结原发性肺结核的病理变化特点及其转归。
25. 分析全身血源性结核病的来源及其病理变化特点。
26. 分析继发性肺结核的病理变化特点及其蔓延规律。
27. 列举鼻咽癌的组织学类型。

28．列举肺癌的肉眼类型及主要组织学类型。

29．分析喉癌的发生部位及常见组织学类型。

※ 发展目标

1．举例说明哪种病因可能同时或先后引起 4 种不同类型的缺氧。

2．根据不同类型缺氧的病因和血气特点，分析氧疗的病理生理学基础。

3．综合运用本章知识分析 ARDS 的发生机制。

4．比较慢性阻塞性肺疾病与支气管哮喘的临床病理特点有何不同。

5．对比分析尘肺、结节病和结核肉芽肿病理特征的异同点。

6．分析肺动脉高压靶向药物治疗的病理生理学基础。

7．从不同类型的肺炎和机体的免疫状态综合分析不同类型肺炎的发展过程。

8．描述急性间质性肺炎的不同病因及其发病机制。

9．根据大叶性肺炎的发病特点分析其相应的临床表现。

10．从结核分枝杆菌感染和机体的免疫状态综合分析肺结核的发展过程。

11．分析肺外器官结核病的好发部位、类型及病理特点，并根据其发病特点分析相关的临床表现。

12．分析肺癌发生发展的分子机制，了解驱动基因及靶向治疗的关系及意义。

第一节　缺　氧

案例 4-1

患者，女性，23 岁。因煤气中毒 10 h 被邻居发现后急诊入院。入院时体检：体温 36.5℃，心率 115 次 / 分，呼吸 27 次 / 分，BP 92/60 mmHg。平卧位，神志不清，昏迷，面色潮红，口吐白沫，对光反射迟钝，颈软，心界不大，杂音（–），双肺呼吸音粗，可闻及细小湿啰音，腹软，肝、脾未及。实验室检查：WBC 3.6×10^{12}/L，HbCO 45%，尿蛋白阳性。血气检查结果：PaO_2 66 mmHg，$PaCO_2$ 31 mmHg，pH 7.40。ECG 检查：窦性心动过速，ST 段改变，右束支传导阻滞。诊断为一氧化碳中毒。

问题：

一氧化碳中毒如何导致机体出现缺氧？

案例 4-1 解析

一、概述

氧是正常生命活动中不可缺少的物质。正常成人静息状态下耗氧量约为 250 ml/min，活动时耗氧量增加。然而，人体内氧储存量极低，必须依靠外界环境氧的供应和机体的呼吸、血液循环不断地摄取和运输氧，供机体生命活动所需。一旦呼吸、心搏停止，可能数分钟内就死于缺氧。

正常情况下，大气中的氧气通过肺通气进入肺泡，然后弥散入血，与血红蛋白结合后，经血液循环输送至全身，供组织细胞利用。即氧在机体的代谢分为氧的供应、摄取、运输和利用 4 个基本环节。上述任一个环节出现障碍，都可导致组织供氧不足或利用氧发生障碍，从而引起组织的代谢、功能和形态结构异常变化的病理过程，称为缺氧（hypoxia）。

组织供氧由血液中的氧含量和组织的血流量决定，组织供氧 = 动脉血氧含量 × 组织血流量；组织耗氧 =（动脉血氧含量 – 静脉血氧含量）× 组织血流量。因此临床上通过血氧分压、血氧容量、血氧含量和血氧饱和度等血氧指标，反映组织供氧和用氧情况。缺氧属于基本的病理过程，在多种急性和慢性肺疾病发生发展过程中都可出现，如急性呼吸窘迫综合征、慢性阻塞性肺疾病等。因此，本章首先介绍缺氧这一基本病理过程，以加强对不同呼吸系统疾病影响机体的共性的理解和认识。

（一）血氧分压

血氧分压（blood partial pressure of oxygen，PO_2）为物理溶解在血液中的氧分子所产生的张力。每 100 ml 动脉血液溶解 0.31 ml 氧分子，由此形成的动脉血氧分压（PaO_2）为 100 mmHg，其高低主要由吸入气氧分压、肺通气与弥散功能决定；静脉血氧分压（PvO_2）为 40 mmHg，其变化反映组织、细胞对氧的摄取和利用能力。氧分压差是氧分子通过呼吸膜进入动脉血直至组织细胞内的动力。

（二）血氧容量

血氧容量（oxygen capacity of blood，CO_2max）指 100 ml 血液中的血红蛋白（Hb）充分氧合时的最大携氧量，其高低取决于血液中血红蛋白的量及血红蛋白与氧结合的能力。血氧容量正常值约为 20 ml/dl。

（三）血氧含量

血氧含量（oxygen content of blood，CO_2）指 100 ml 血液中实际含有的氧量，包括血浆中溶解的氧和结合于血红蛋白中的氧。血氧含量取决于血氧分压和血氧容量。动脉血氧含量一般为 19 ml/dl；静脉血氧含量约为 14 ml/dl。动 - 静脉血氧含量差反映组织从血液中的摄氧量。血液中氧含量降低称为低氧血症。

（四）血氧饱和度

血氧饱和度（oxygen saturation of blood，SO_2）指血液中氧合 Hb 占总 Hb 的百分数，约为血氧含量与血氧容量之比。正常人动脉血氧饱和度为 95% ~ 100%，静脉血氧饱和度为 75%。血氧饱和度的高低主要取决于血氧分压，PO_2 与 SO_2 之间的关系曲线呈"S"形，称为氧合 Hb 解离曲线。当血液中 H^+ 增多、PCO_2 升高、温度升高以及红细胞内 2,3- 二磷酸甘油酸（2,3-diphosphoglycerate，2,3-DPG）增多时，血红蛋白与氧的亲和力降低，血红蛋白释放氧增多，氧解离曲线右移；反之左移（见第三章图 3-27）。

二、缺氧的原因和发生机制

氧的获取和利用包括外呼吸、血液携氧、循环运输以及内呼吸 4 个环节，其中任一环节发生障碍，均可导致缺氧。根据缺氧的原因和血氧变化的特点，分为低张性缺氧、血液性缺氧、循环性缺氧和组织性缺氧 4 种不同类型。

（一）低张性缺氧

低张性缺氧（hypotonic hypoxia）又称为乏氧性缺氧，是以动脉血氧分压下降、血氧含量降低为基本特征的缺氧。

1．原因

（1）吸入气氧分压过低：通常发生在通风不良的矿井、坑道以及高原，吸入气的氧分压下降，导致动脉血氧分压下降、动脉血氧含量、动脉血氧饱和度也相应降低。高原地区随着海拔的升高，大气压降低，吸入气氧分压也降低（表4-1）。因吸入气氧分压降低引起的低张性缺氧又称为大气性缺氧。

表 4-1　不同海拔高度下的大气压强、吸入气的 PO_2（PiO_2）、肺泡气的 PO_2（PvO_2）和氧饱和度

海拔（m）	大气压强（mmHg）	PiO_2（mmHg）	PvO_2（mmHg）	氧饱和度（%）
0	760	159	105	95
1000	680	140	90	94
2000	600	125	70	92
3000	530	110	62	90
4000	460	98	50	85
5000	405	85	45	75
6000	366	74	40	70
7000	310	65	35	60
8000	270	56	30	50

（2）外呼吸功能障碍：肺通气功能障碍可导致肺泡气氧分压降低，PaO_2 也会降低；肺换气功能障碍时，经肺泡扩散到血液中的氧减少，导致 PaO_2 和血氧含量降低，亦可引起低张性缺氧。

（3）静脉血掺杂入动脉血：多发生于右向左分流的先天性心脏病（如法洛四联症）和肺动静脉瘘患者，未经氧合的静脉血直接掺入动脉血中，导致 PaO_2 和血氧含量降低。

2．机制　低张性缺氧发生的关键是进入血液的氧减少或静脉血掺杂入动脉血。当动脉血氧分压低于 60 mmHg 时，动脉血氧含量降低，动脉血氧饱和度降低，引起细胞、组织缺氧。驱使氧从血液向组织弥散的动力是二者间的氧分压差，当 PaO_2 降低，氧弥散的驱动力减小，血液向组织弥散的氧减少，从而导致动 - 静脉血氧含量差减小；但在慢性低张性缺氧时，由于组织利用氧的能力代偿性增强，可使动 - 静脉血氧含量差变化不明显。急性低张性缺氧时，由于 Hb 无明显变化，动脉血氧容量一般正常；而慢性低张性缺氧因红细胞和 Hb 代偿性增多，导致动脉血氧容量增高。

正常情况下，毛细血管中脱氧血红蛋白浓度为 2.6 g/dl，在低张性缺氧时，动脉血氧分压降低，血氧含量降低，脱氧血红蛋白增多。当毛细血管血液中脱氧血红蛋白浓度超过 5 g/dl 时，皮肤和黏膜可呈青紫色，称为发绀。

（二）血液性缺氧

由血红蛋白含量减少、血红蛋白携氧能力降低或氧合血红蛋白不易释出氧而导致组织供氧不足引起的缺氧称为血液性缺氧（hemic hypoxia），由于此时血氧分压和血氧饱和度正常，故又称为等张性缺氧（isotonic hypoxia）。

1．原因

（1）贫血：严重贫血时，单位容积血液中红细胞和 Hb 数量减少，导致血液携氧能力降低，引起缺氧，又称为贫血性缺氧。

（2）一氧化碳中毒：一氧化碳可与 Hb 结合成为碳氧血红蛋白，一氧化碳与 Hb 的结合能力

是氧与 Hb 结合能力的 210 倍。当吸入气中含 0.1% 的一氧化碳时，便有 50% 的 Hb 与之形成碳氧血红蛋白，从而失去携氧能力。当一氧化碳与 Hb 分子中的某个血红素结合时，会增强其余 3 个血红素对氧的亲和力，使氧解离曲线向左移动，导致与 Hb 结合的氧不易释放；同时一氧化碳还会抑制红细胞内糖酵解，使 2,3-DPG 生成减少，氧解离曲线进一步左移，加重机体缺氧。含碳氧 Hb 的血液颜色鲜艳，所以一氧化碳中毒的患者皮肤呈现樱桃红色。

（3）高铁血红蛋白血症：血红素中的二价铁被氧化为三价铁后，成为高铁血红蛋白，从而失去携氧能力。而且当 Hb 中的一部分 Fe^{2+} 氧化成 Fe^{3+} 后，剩余 Fe^{2+} 虽能结合氧，但不易释放出氧，氧解离曲线左移，组织缺氧。食用大量含硝酸盐的腌菜后，经肠道细菌作用还原生成的亚硝酸盐吸收入血，可使 Fe^{2+} 氧化为 Fe^{3+}，导致高铁血红蛋白血症，因高铁血红蛋白呈棕褐色，患者可出现发绀，称为肠源性发绀。过氯酸盐、磺胺衍生物等氧化剂也可引起高铁血红蛋白血症。此外，高铁血红蛋白血症也可由遗传缺陷导致，如先天性缺乏 NADH- 高铁血红蛋白还原酶。

（4）血红蛋白与氧的亲和力异常增高：输入大量库存血时由于 2,3-DPG 含量低，导致氧解离曲线左移，结合的氧不易释放，引起组织缺氧；输入大量碱性液体时，由于 pH 值升高，导致 Hb 与氧的亲和力增强；Hb 中某些氨基酸突变，可导致其与氧的亲和力增强，引起组织缺氧。

2．机制　在血液性缺氧时，血红蛋白的数量减少或携带氧的能力降低，导致血氧容量和动脉血氧含量降低，而 PaO_2 正常。贫血以及 Hb 与氧亲和力增强引起的缺氧，其 SaO_2 正常；而一氧化碳中毒和高铁血红蛋白血症引起的缺氧，SaO_2 降低。贫血患者毛细血管床中平均血氧分压较低，氧从血管向组织弥散的驱动力减小，动 - 静脉氧含量差减小。严重贫血的患者面色苍白，即使合并低张性缺氧，其脱氧血红蛋白也不易增多至 5 g/dl，所以不易出现发绀。

（三）循环性缺氧

循环性缺氧（circulatory hypoxia）指组织血流量减少，导致组织供氧不足所引起的缺氧，又称低动力性缺氧。

1．原因

（1）组织缺血：见于休克和心力衰竭患者，其心输出量减少，导致全身组织供血不足；动脉血栓形成和栓塞、动脉炎、动脉粥样硬化等造成血管阻塞，引起局部器官和组织缺血，又称为缺血性缺氧和低灌注性缺氧。

（2）组织淤血：全身静脉压增高（如心力衰竭），造成全身毛细血管床淤血；局部静脉回流受阻，可造成局部组织毛细血管床淤血，又称为淤血性缺氧。

2．机制　循环性缺氧时，PaO_2、血氧容量、动脉血氧含量和血氧饱和度均正常。由于组织缺血或淤血，血流速度降低，血液流经毛细血管时间延长，组织从单位容量血液中摄取的氧量增多，静脉血氧含量降低，动 - 静脉血氧含量差大于正常。但供应组织的血液总量降低，弥散到组织细胞的总氧量仍不能满足机体需要，因此出现缺氧。缺血性缺氧时，组织器官苍白；而淤血性缺氧时，组织器官呈暗红色。

（四）组织性缺氧

因为组织细胞内的生物氧化过程发生障碍，不能有效地利用氧而导致组织细胞缺氧称为组织性缺氧（histogenous hypoxia）。

1．原因

（1）细胞氧化磷酸化过程受损：凡影响线粒体电子传递或氧化磷酸化的因素都可导致组织性缺氧。如氰化物进入体内生成 CN^- 与氧化型的细胞色素氧化酶中的 Fe^{3+} 结合，导致细胞色素氧化酶不能被还原为 Fe^{2+} 的还原型，从而失去电子传递功能，氧化磷酸化受阻。砷化物和甲醇也能抑制细胞氧化磷酸化过程，这类原因引起的缺氧又称为组织中毒性缺氧。

（2）线粒体损伤：严重缺氧、高压氧、细菌内毒素、大剂量放射线照射等均可以造成线粒体损伤，引起组织细胞生物氧化障碍。

（3）维生素缺乏：许多维生素是呼吸链中多种辅酶的组成成分。脚气病患者因维生素 B_1 缺乏导致丙酮酸氧化脱羧障碍，影响组织有氧氧化。维生素 PP 是辅酶 I 和辅酶 II 的组成成分，并具有可逆性的加氢和脱氢特性，其严重缺乏也会导致组织利用氧障碍。

2. 机制　组织性缺氧时，PaO_2、血氧容量、动脉血氧含量和血氧饱和度均正常。由于组织细胞生物氧化过程受损，利用氧障碍，故组织摄取氧减少，静脉血氧含量高于正常，造成动 - 静脉血氧含量差降低。因组织用氧障碍，毛细血管中氧合血红蛋白较正常为多，患者皮肤呈红色或玫红色。

各种类型缺氧的血氧变化特点见表 4-2。

表 4-2　缺氧时血氧的变化

缺氧的类型	血氧分压	血氧容量	血氧含量	血氧饱和度	动 - 静脉血氧含量差
低张性缺氧	↓	N or ↑	↓	↓	↓
血液性缺氧	N	↓	↓	N	↓
循环性缺氧	N	N	N	N	↑
组织性缺氧	N	N	N	N	↓

注：↓ 表示降低；↑ 表示升高；N 表示没有变化

临床患者常同时存在两种或两种以上类型的缺氧，如心力衰竭患者主要表现为循环性缺氧，若合并了肺水肿，又可发生低张性缺氧。休克时可以引起循环性缺氧，大量失血时还可引起血液性缺氧，晚期感染细菌毒素可造成细胞损伤，发生组织性缺氧，如果合并急性呼吸窘迫综合征，又会伴发低张性缺氧。

三、缺氧对机体的影响

缺氧对机体的影响取决于缺氧程度、速度、持续时间和机体的反应性、功能状态。不同类型的缺氧对机体影响既有相似之处，也各具特点；同一类型的缺氧也会因发生的原因、速度和患者的反应性不同而有不同的表现。早期、轻度缺氧时主要引起机体代偿性反应，以增加对组织的供氧量和（或）提高组织细胞摄取和利用氧的能力；而重度或急性缺氧时可因机体无法或来不及代偿，导致细胞功能和代谢障碍，以损伤反应为主，甚至引起死亡；慢性缺氧时机体代偿反应和损伤反应可同时存在。

（一）对呼吸系统的影响

1. 代偿性反应　在氧分压高于 60 mmHg 时，肺通气量增加不明显。当氧分压低于 60 mmHg 时，可刺激颈动脉体和主动脉体化学感受器，反射性地引起呼吸加深、加快，从而使肺通气量增加。呼吸加深、加快的代偿意义：①增加肺泡通气量和肺泡气内氧分压，进而提高动脉血氧分压；②胸廓运动增强，胸腔内负压增大，促进静脉回流，进而增加回心血量，提高心输出量和肺血流量，使血液摄取和运输更多的氧。低氧通气反应还受缺氧持续时间的影响，如当人进入高原后，动脉血氧分压下降之初，肺泡通气量可立即增加 65%，数日后肺泡通气量可达海平面时的 5 ～ 7 倍，而久居高原后，肺通气量逐渐回落，只比海平面时的高 15%。因长期的低张性缺氧，可导致外周化学感受器对动脉血氧分压的敏感性下降，通气反应减弱，这是慢性低张性缺氧患者的一种适应性反应，因为深快的呼吸导致呼吸肌耗氧量增加，而减弱呼吸运动可减少呼吸肌耗氧量，缓解机体氧的供需矛盾。

血液性缺氧、循环性缺氧以及组织性缺氧，若未合并动脉血氧分压降低，则无呼吸加深、加快的代偿性表现。

2. 损伤性变化

（1）急性轻症高原病：急性轻症高原病是指当机体从平原进入高原地区，在数小时至数日内出现头痛、乏力、头晕、恶心、呕吐、食欲减退、睡眠障碍、发绀、水肿等非特异性症状，又称为急性高原反应。其发病可能与低氧血症、钠水潴留及颅内压增高有关。急性轻症高原病的发病与海拔高度，进入高原的速度、方式、季节，以及生理、心理状态等多种因素相关，因此其发病率报道也有较大差异。急性轻症高原病根据症状程度分为轻、中、重度，轻症患者一般不需特殊处理，多数经 12～48 h 症状可自行缓解或消失。严重患者应给予吸氧、药物治疗，以防止恶化发展为高原肺水肿或高原脑水肿。

（2）高原肺水肿：高原肺水肿指机体从平原进入高原后，因低氧导致以肺间质或肺泡水肿为特征的一种高原特发病；其临床表现包括胸闷、咳嗽、呼吸困难、不能平卧，咳多量粉红色泡沫痰，听诊有水泡音，甚至神志不清。高原肺水肿通常起病急、进展快，救治不及时可导致死亡，是一种严重的急性高原病。高原肺水肿发病可能与下列因素有关：①动脉血氧分压降低引起交感神经兴奋，容量血管收缩，回心血量和肺血流量增加，毛细血管流体静压增加，促进间质性肺水肿的发生；②缺氧导致肺血管收缩，肺循环的阻力增加，肺动脉压增高，肺毛细血管内压增高，导致非炎性漏出，血管内红细胞、液体和血浆蛋白从肺泡 - 毛细血管壁漏出到肺泡腔内，发生间质性肺水肿和肺泡水肿；③缺氧引起肺血管内皮细胞受损，产生继发性炎性反应，肺泡 - 毛细血管膜通透性增加而发生肺水肿；④缺氧诱导肺泡上皮细胞水通道蛋白以及 Na^+-K^+-ATP 酶表达降低，导致肺泡的液体清除能力降低，促进肺水肿发生。

（3）中枢性呼吸衰竭：当动脉血氧分压 < 30 mmHg 时，缺氧直接抑制呼吸中枢，导致肺通气减少，发生中枢性呼吸衰竭，表现为浅而慢的呼吸，甚至周期性呼吸以及呼吸停止。

框 4-1　创造高原医学奇迹的吴天一院士

青藏铁路，全长 1956 km，是世界上海拔最高、线路最长的高原铁路，海拔 4000 m 以上的地段占全线的 85%，肺泡内氧分压平均只有内陆的 50%。为保障铁路建设者的身体健康，作为医学专家组组长的吴天一院士主持制定了一整套高原病防治的健康保障措施和急救方案。他力主在青藏铁路工程全线配置 17 个制氧站、25 个高压氧舱，作为生命保障线，保障工人们的氧气需求。针对青藏高原缺氧、高海拔的特点，他创新性提出"高压舱、高压袋、高流量吸氧"及"低转、低转、再低转"的"三高三低"急救处置流程，通过"三高"为急性高原病患者提供生命支持，通过"三低"使高原病患者快速脱离高原以得到进一步救治，在世界屋脊上创造了 14 万筑路大军连续高强度作业而急性高原病"零死亡"的高原医学史上的奇迹。

（二）对心血管系统的影响

1. 代偿性反应

（1）心功能增强：轻、中度低张性缺氧时，心率增快，心输出量增加，从而增加组织细胞的供血量，提高对组织细胞的供氧。引起心输出量增多的机制：PaO_2 降低通过加强胸廓运动增强肺牵张反射，反射性地引起交感神经兴奋，心率增加；交感神经兴奋，引起儿茶酚胺释放增多，作用于心肌细胞 β 肾上腺素受体，使心肌收缩力增强，泵血增加；交感神经兴奋导致外周血管收缩，回心血量增多。此外，低张性缺氧时，胸廓运动增强也有利于增加回心血量，可使心功能增强，心输出量增多。

（2）血流重新分布：机体缺氧时心、脑组织供血量增多。其机制为：①低张性缺氧时交感神经兴奋，儿茶酚胺释放增多。由于皮肤、内脏、骨骼肌和肾的血管 α 肾上腺素受体密度高，对儿茶酚胺的敏感性较高，表现为明显收缩；②心、脑组织缺氧时，由于局部乳酸、前列环素和腺苷等扩血管物质增多，导致心、脑血管扩张，从而增加心、脑主要生命器官的供氧量；③缺氧时心、脑血管平滑肌细胞表面 Ca^{2+} 激活型钾通道（K_{Ca}）和 ATP 敏感性钾通道（K_{ATP}）开放，钾外向电流增加，细胞膜超极化，Ca^{2+} 进入细胞内减少，血管平滑肌松弛，血管扩张。

（3）缺氧性肺血管收缩：肺泡气和混合静脉血氧分压下降引起该部位肺小动脉收缩，使流经缺氧局部的肺血流量减少，有利于保持局部肺泡通气/血流比值正常，流经此处的血液得以较充分地氧合。同时其他非缺氧部分的肺泡通气量和血液流量比值仍然保持正常。

（4）组织毛细血管密度增加：缺氧时胞质内缺氧诱导因子-1（hypoxia-inducible factor-1，HIF-1）增多，上调血管内皮生长因子以及与血管增生有关的细胞因子的基因表达，诱导缺氧组织内毛细血管增生，密度增加，缩短氧从血管向组织细胞弥散的距离，增加对组织的供氧量。

2．损伤性变化

（1）心肌舒缩功能降低：严重的缺氧导致心肌收缩和舒张功能减弱。其发生机制：心肌缺氧造成 ATP 生成不足，从而导致 Ca^{2+} 运转和分布异常，使心肌收缩性减弱；严重的心肌缺氧可造成心肌细胞收缩相关蛋白质的破坏，心肌收缩力也随之下降；慢性缺氧红细胞代偿性增多，血液黏滞度增高，心脏射血阻力增大，心室重构，最终导致心肌收缩功能障碍。

（2）回心血量减少：缺氧时增多的乳酸及腺苷等代谢产物导致血管扩张，大量血液淤滞在外周血管，造成回心血量减少。严重缺氧时呼吸中枢受到抑制，呼吸幅度降低，胸腔负压减小，外周静脉回流血量减少。严重缺氧导致心肌收缩力减弱，心输出量降低，回心血量减少；回心血量降低进一步导致心输出量减少，形成恶性循环。

（3）心律失常：严重缺氧能够引起多种心律失常，如窦性心动过缓、期前收缩甚至心室颤动。PaO_2 严重降低使颈动脉体反射性地兴奋迷走神经，导致窦性心动过缓；缺氧时细胞内外离子分布异常，心肌细胞内 Na^+ 增加、K^+ 减少，静息膜电位降低，心肌兴奋性、自律性升高，而传导性下降，发生期前收缩甚至心室颤动。

（4）缺氧性肺动脉高压：长期或慢性缺氧导致肺动脉高压，甚至肺源性心脏病。缺氧性肺动脉高压的发病机制比较复杂，缺氧性肺血管收缩和肺血管重塑是其发病的两个基本环节，缺氧可通过抑制钾通道、激活细胞外钙敏感受体等不同机制引起肺动脉平滑肌细胞胞质 Ca^{2+} 升高，促进肺血管收缩；同时缺氧诱导的 HIF-1α、ROS、RhoA/ROCK 等信号通路可促进血管平滑肌细胞和成纤维细胞肥大增生，血管壁中胶原和弹性纤维沉积，导致肺血管重塑，共同促进肺动脉高压的发生发展。其发病机制在本章第六节"肺循环与肺动脉高压"中将详细阐述。缺氧性肺动脉高压是肺源性心脏病发病的中心环节，长期的肺动脉压力升高，肺循环阻力增加，导致右心室后负荷增加，最终引起右心肥大甚至右心衰竭。

（三）对血液系统的影响

1．代偿性反应

（1）红细胞和血红蛋白生成增多：久居高原的居民红细胞计数明显高于平原地区居民。红细胞增生是慢性缺氧最重要的代偿方式之一，通过红细胞数量增多提高组织供氧，但不增加呼吸肌耗氧。红细胞增多主要是因缺氧诱导肾小管旁间质细胞 HIF-1α 表达增加、活性增强，与促红细胞生成素基因 3' 端增强子结合，增强了促红细胞生成素基因的表达，从而导致促红细胞生成素生成增多。

（2）红细胞向组织释放氧的能力增强：缺氧诱导红细胞内 2,3-DPG 生成增加，氧解离曲线右移，有利于红细胞释放更多的氧供组织利用。缺氧时红细胞内 2,3-DPG 生成增多的机制：缺氧时脱氧血红蛋白增多，其分子内的中央孔穴较大，可结合 2,3-DPG，导致红细胞内游离 2,3-DPG 减少，从而使其对磷酸果糖激酶、二磷酸甘油酸变位酶的抑制作用减弱，使糖酵解增强，促进 2,3-DPG 生成。此外，PaO_2 下降导致肺通气增加可能造成呼吸性碱中毒，pH 升高可激活磷酸果糖激酶，使糖酵解增强，2,3-DPG 生成增加；pH 升高还可抑制 2,3-DPG 磷酸酶的活性，抑制 2,3-DPG 分解。

当 PaO_2 在 60 mmHg 以上时，血红蛋白与氧的亲和力降低，有利于血液向组织细胞供氧，具有积极代偿意义。

2. 损伤性变化　红细胞数量过度增加造成血液黏滞度增高，血流的外周阻力增大，心脏后负荷加重，这是缺氧导致心力衰竭的又一重要原因。在吸入气氧分压过度降低时，肺泡氧分压明显降低，红细胞内过多的 2,3-DPG 妨碍血红蛋白与氧结合，使动脉血氧含量过低，导致组织供氧严重不足。

（四）对中枢神经系统的影响

中枢神经系统代谢活跃，对氧的需求量高，对缺氧的耐受性差。缺氧直接导致中枢神经系统功能损害，急性低张性缺氧引起的表现与 PaO_2 下降程度直接有关。急性缺氧通常引起情绪激动、头痛、记忆力和思维力下降甚至丧失；慢性缺氧易导致嗜睡、疲劳、注意力不集中、精神抑郁等症状。严重缺氧会导致烦躁不安、惊厥、昏迷甚至死亡。缺氧引起的中枢神经系统功能障碍主要由脑细胞肿胀、坏死以及间质性脑水肿造成。脑水肿的发生机制：①缺氧扩张脑血管，增加脑血流量和脑毛细血管流体静压，导致组织液生成增多；②缺氧所致的代谢性酸中毒、ROS 以及炎症介质可增加毛细血管壁通透性，造成间质性脑水肿；③缺氧致脑细胞 ATP 生成减少，细胞膜钠泵功能障碍，从而导致细胞内钠、水潴留，引起脑细胞水肿；④脑血管扩张和间质水肿使颅内压增高，压迫脑血管，进一步加重脑缺血缺氧，形成恶性循环。

（五）缺氧引起的细胞反应及其机制

缺氧时诱导的细胞反应是机体代谢和功能变化的分子基础。细胞对缺氧的反应亦包括适应性代偿反应和损伤性反应，其反应取决于细胞对缺氧的敏感性、缺氧的程度和持续时间等。

1. 代偿性反应

（1）细胞内呼吸功能增强：慢性缺氧诱导细胞内线粒体的数目增多、表面积增加，线粒体内呼吸链中的酶如细胞色素氧化酶含量增多，酶活性增高，从而使线粒体的氧化磷酸化能力增强，细胞利用氧的能力增强。

（2）糖酵解增强：缺氧时，ATP 生成减少，ATP/ADP 比值降低，磷酸果糖激酶活性增强；缺氧导致丙酮酸氧化脱羧障碍，丙酮酸和 NADH 增加，乳酸脱氢酶活性增加；慢性缺氧还可诱导参与糖酵解的酶基因表达增强，从而使其合成增加，糖酵解加强，在一定程度上补偿能量的不足。

（3）肌红蛋白增加：慢性缺氧时，肌红蛋白含量增加，其与氧的亲和力明显高于血红蛋白与氧的亲和力，因此肌红蛋白可从血液中摄取更多的氧，增加氧在体内的贮存。在动脉血氧分压进一步降低时，肌红蛋白可释放出大量的氧供细胞利用。

（4）低代谢状态：缺氧可使细胞耗能减少，糖、蛋白质、脂肪合成减少，离子泵的功能下降，细胞处于低代谢状态，减少能量消耗，有利于维持氧的供需平衡。

急性缺氧时机体主要通过增加肺通气量和心输出量进行代偿，但这些代偿本身增加了能量和氧的消耗。慢性缺氧时的主要代偿方式是红细胞增加和组织利用氧的能力增加，通过提高血液的携氧能力和更加充分地利用氧，增加机体对缺氧的耐受性。由于其本身并不增加机体的耗氧量，因此是一种非常经济的代偿方式。

2．损伤性变化

（1）细胞代谢障碍：细胞缺氧使线粒体呼吸功能降低，ATP 生成减少。糖有氧氧化受阻，无氧酵解增强，乳酸生成增多，引起乳酸酸中毒。脂肪分解增加，血中游离脂肪酸和酮体增多。蛋白质分解增加，血浆氨基酸含量增高，尿素氮排泄增多，出现负氮平衡。ATP 生成减少导致细胞膜钠泵功能障碍，导致细胞内 Na^+ 含量增高。

（2）细胞功能障碍

1）细胞膜损伤：一般而言，细胞膜是细胞缺氧最早发生损伤的部位。缺氧时 ATP 减少、酸中毒和溶酶体酶释放损伤细胞膜，导致细胞膜离子泵功能障碍、膜通透性增加、膜流动性下降和膜受体功能障碍。

2）线粒体损伤：急性缺氧时，线粒体氧化磷酸化功能障碍，导致 ATP 生成减少；严重缺氧引起线粒体结构损伤，表现为线粒体肿胀、钙盐沉积、外膜破裂和基质外溢。主要机制在于，缺氧诱导大量氧自由基增加，导致膜脂质过氧化反应而破坏生物膜的结构和功能；缺氧时大量 Ca^{2+} 在线粒体内聚集并形成磷酸钙沉淀，抑制氧化磷酸化，使能量生成减少。

3）溶酶体损伤：缺氧和酸中毒时，溶酶体膜稳定性降低，通透性增高，严重时溶酶体膜破裂。溶酶体内蛋白水解酶逸出，引起细胞自溶；溶酶体酶进入血液循环可破坏血管平滑肌，增加血管通透性，造成广泛的细胞损伤。

3．细胞反应的分子机制　缺氧时细胞水平的一系列变化通常是通过调控基因表达实现的。这一过程还涉及细胞对氧的感受以及缺氧信号的传递、整合，最终引起各种细胞效应。

（1）氧感受和氧感受器：主动脉体、颈动脉体以及气道上皮均能感受机体的缺氧，其根本原因是这些部位存在氧敏感细胞，如颈动脉体上的主细胞、气道上皮的肺神经上皮小体等。机体内除普遍存在氧感受器及其途径外，不同细胞可能还存在不同的氧感受机制，因此，细胞对氧感受的分子机制是一个复杂的过程。

1）血红素蛋白：血红素蛋白是包含血红蛋白、细胞色素 aa3、P450 以及含细胞色素 b558 的辅酶Ⅱ氧化酶的一类含卟啉环配体蛋白质。研究认为血红素是细胞的一种氧感受器，主要基于以下依据：首先，低氧可导致促红细胞生成素等对低氧敏感的基因表达水平升高，这是因为氧浓度降低使血红蛋白不能结合足够的氧，从而使其保持还原状态，产生低氧信号；其次，$CoCl_2$ 和 $NiCl_2$ 可取代卟啉环中的 Fe^{2+}，从而使血红蛋白不能与氧结合，诱导发生低氧状态，进而导致促红细胞生成素等对低氧敏感的基因表达水平增加；此外，运用铁络合剂降低细胞游离的 Fe^{2+}，可抑制有功能的血红蛋白合成，降低其与氧的结合，引起细胞缺氧，从而增加促红细胞生成素的基因表达。但是，血红蛋白在感受氧浓度变化、发生分子构象改变后，如何引起下游信号分子的产生和转导机制尚不清楚。

2）氧敏感的钾通道：机体对缺氧的急性反应依赖颈动脉体Ⅰ型细胞、肺神经上皮小体细胞和肺动脉平滑肌细胞等可兴奋细胞上的氧敏感钾通道。目前已知的氧敏感钾通道包括 TASK-1、Kv1.2、Kv1.4、Kv1.5、Kv2.1、Kv3.1b、Kv3.3、Kv3.4 等，这些不同亚型的氧敏感钾通道在不同组织、不同细胞中的分布和功能不尽相同。

低氧刺激下，颈动脉体Ⅰ型细胞分泌多巴胺、乙酰胆碱等神经递质，反射性引起肺通气和心血管活动的增强，这一过程主要是由Ⅰ型细胞上的 TASK-1 和 Kv1.4 氧敏感钾通道所介导的。

氧敏感钾通道在低氧介导的血管张力调节过程中发挥重要作用。研究发现，维持细胞膜静息电位的关键离子通道 Kv2.1 与 Kv9.3 异二聚体，在低氧状态下处于关闭状态，是低氧引起肺血管收缩的部分原因；低氧亦可诱导 Kv1.2 与 Kv1.5 共表达形成的通道被抑制，因此，Kv2.1/Kv9.3、Kv1.2/Kv1.5 被认为是肺动脉平滑肌细胞上的氧敏感钾通道。

大脑对低氧的反应依赖于离子通道的调节，低氧可引起大多数皮质和海马神经元细胞产生超极化，主要是由钙离子激活的钾通道和 ATP 依赖的钾通道激活所致；但持续、严重的低氧会导致神经元细胞大量摄取钙离子和钠离子，使神经元发生不可逆的除极化，加速其死亡。

3）线粒体上的氧感受器分子：线粒体对 PO_2 的变化十分敏感，尤其是颈动脉体球细胞的线粒体。氰化物、环孢素等线粒体电子传递链抑制剂可刺激球细胞产生类似低氧的反应，由于这些抑制剂作用于细胞色素，提示线粒体的氧感受与细胞色素有关。颈动脉体线粒体中存在与 O_2 低亲和力的细胞色素，细胞色素 P450 是一种具有氧感受作用的单氧化酶，可发挥氧感受器作用。低氧抑制线粒体电子传递链活动，导致胞质中的电子供体累积减少，而这种氧化还原作用亦可充当氧感受器作用，线粒体还可通过产生的 ROS 而发挥氧感受器作用。

4）脯氨酸羟化酶：脯氨酸羟化酶（prolyl hydroxylase，PHD）是依赖氧、α- 酮戊二酸、Fe^{2+} 催化的一类加双氧酶。低氧刺激导致其活性下降，从而降低 HIF-1α 脯氨酰残基羟基化，抑制 HIF-1α 降解，引起 HIF-1α 表达增加。因 PHD 的酶活性对氧浓度敏感，并在调控 HIF-1α 活性和表达中发挥重要作用，因此被认为是慢性缺氧反应中的氧感受器之一。

细胞对缺氧反应的氧感受器和信号转导途径可能因细胞类型、缺氧时间、严重程度的差别而不同；同种细胞对缺氧可同时或先后出现多种反应，也可能由相同或不同的氧感受器和信号转导途径所介导。通常，在急性缺氧时，氧感受器途径主要有线粒体细胞色素氧化酶 -H_2O_2/ROS、血红素蛋白 -ROS；而慢性缺氧时，氧感受器途径由脯氨酸羟化酶 -HIF-1α 及其介导的基因表达。

（2）缺氧信号转导：氧感受器在低氧刺激下，可产生多种信号分子，引起相关信号途径的变化，从而导致各种不同反应。

1）活性氧及其信号转导：ROS 是氧感受器受到刺激后产生的重要信号分子，其中主要以 H_2O_2 的形式存在。缺氧究竟是诱导 ROS 生成增多还是减少一直是该领域长期存在争议的问题，其可能的主要原因是 ROS 检测方法的缺陷。随着 ROS 检测技术的进步，越来越多的研究趋于一致性地认为缺氧可诱导 ROS 产生增多。

作为细胞的第二信使，ROS 的作用十分广泛，包括激活 AP-1、NF-κB 转录因子，调控离子通道、转运蛋白、G 蛋白偶联受体、激酶、磷酸酶等的活性，从而调节细胞基因表达、增殖、迁移、分化、凋亡等各种表型。丝裂原活化蛋白激酶（mitogen-activated protein kinase，MAPK）通路激活是缺氧诱导的经典信号转导途径之一。MAPK 由细胞外信号调节蛋白激酶（extracellular regulated kinases，ERKs）、应激活化蛋白激酶（stress activated protein kinases/Jun N-terminal kinases，SAPK/JNK）和 p38 丝裂原活化蛋白激酶（p38 MAPK）3 个家族成员组成。ROS 在缺氧诱导的 MAPK 通路激活中发挥重要作用。研究表明，ROS 可通过激活 RhoA、Rac1、Ras 等进一步激活下游蛋白激酶，如 Raf-1、MEKK1-3、MEKK4，继而引起 ERK、p38 以及 JNK 的活化。

2）细胞内钙离子及其信号转导：缺氧诱导颈动脉体球细胞神经递质释放的关键环节是细胞内 Ca^{2+} 浓度增加，作为细胞内的第二信使，胞质 Ca^{2+} 浓度增加可激活包括蛋白激酶在内的多种酶、调控转录因子活性及基因表达，从而参与细胞对缺氧的反应应答。目前认为，缺氧导致颈动脉体球细胞胞质 Ca^{2+} 浓度升高的主要机制是通过电压依赖性的 Ca^{2+} 内流增加所致。缺氧诱导肺动脉平滑肌细胞胞质 Ca^{2+} 增加是肺血管收缩和肺血管重塑的核心环节，其主要机制包括：缺氧抑制电压依赖性钾通道，细胞膜去极化，导致 L 型钙通道开放，胞外 Ca^{2+} 内流；缺氧可通过激活电压非依赖性钙通道，如受体操纵型钙通道，从而引起 Ca^{2+} 内流；肌质网 Ca^{2+} 释放是缺氧诱导胞质 Ca^{2+} 增加的主要来源，缺氧可激活肌质网膜上的兰尼碱敏感型钙通道，即雷诺丁受体（ryanodine receptor，RyR），引起肌质网内 Ca^{2+} 释放。此外，肌质网膜上的肌醇三磷酸（IP_3）敏感型钙通道，即 IP_3 受体激活，也参与缺氧诱导的肌质网 Ca^{2+} 释放。

缺氧诱导细胞内 Ca^{2+} 浓度增加后可进一步调控细胞内多种钙依赖性蛋白酶的活性，包括激活磷脂酶，促进膜磷脂的降解，从而导致细胞膜或细胞器膜的损伤；激活 Ca^{2+} 依赖性蛋白水解酶，进一步促进 ROS 生成增加。Ca^{2+} 浓度增加可进一步激活 ERKs、MAPK 等信号途径，影响细胞对缺氧的反应。

（3）缺氧基因表达及调控：缺氧刺激下，细胞内多种基因的转录和表达发生变化，从而影响细胞功能和表型。这些发生变化的基因统称为缺氧反应基因，而缺氧反应基因的表达调控主要包括转录调控和转录后调控。

1）缺氧反应基因的转录调控：缺氧诱导因子（HIF）实际上是一种转录因子，在缺氧诱导基因表达的调控中发挥重要作用。现已发现包括促红细胞生成素、内皮细胞生长因子（endothelial cell growth factor，VEGF）等近百种基因是 HIF-1 的靶基因，HIF-1 通过与其特异性结合位点结合，启动基因的转录。

知识拓展：细胞如何感知和适应氧气供应的变化——2019 年诺贝尔生理学或医学奖简介

2019 年诺贝尔生理学或医学奖被授予威廉·凯林、彼得·拉特克利夫与格雷格·赛门扎三位科学家，以表彰他们"发现细胞如何感知和适应氧气供应"。HIF-1 是由 HIF-1α 和 HIF-1β 组成的异源二聚体，由于 HIF-1β 对氧含量变化不敏感，使 HIF-1α 受缺氧的调节成为 HIF-1 功能研究的核心。HIF-1α 有很多重要的结构域，其中 ODD（oxygen-dependent degradation）结构域是介导 HIF-1α 降解的结构域，位于其游离的羧基端；两个反式激活功能域，分别为 NAD（aminoterminal transactivation domain）和 CAD（carboxyterminal transactivation domain），缺氧时二者的活性增强。因 NAD 与 ODD 结构域有部分重叠，其作用与抑制蛋白降解有关；而 CAD 结构域在缺氧状态下增强与 CBP/p300、TIF2 等转录共活化因子的结合，可促进 HIF-1α 转录。蛋白水平的调控是 HIF-1α 活性调节的最重要环节，常氧状态下，HIF-1α 在体内的水平极低，一经合成立刻被分解，其主要原因是 ODD 结构域在常氧状态下第 402 位和 564 位脯氨酸残基羟基化，从而与 pVHL（von Hippel-Lindau tumor suppressor protein）途径中的其他氨基酸残基形成氢键，导致其经泛素 - 蛋白酶体途径降解；而缺氧状态下，脯氨酸羟化酶活性减弱，抑制 HIF-1α 的脯氨酸羟基化，使其泛素化降解途径阻滞，HIF-1α 表达水平增高。此外，细胞内还存在多种 HIF-1 的抑制蛋白，有些抑制蛋白同时也是 HIF-1 的靶基因，通过竞争性结合 HIF-1β，抑制下游基因表达，或直接与 HIF-1α 相互作用，抑制 HIF-1 的转录激活。这些抑制蛋白包括 PHDs（使 HIF-1α 脯氨酸羟基化，与 pVHL 结合，进入泛素降解途径）、天冬氨酸羟化酶（使 HIF-1α 天冬氨酸羟基化，阻止其与 p300 的结合，抑制 HIF-1 转录激活）、p53（与 HIF-1α 直接结合，抑制 HIF-1 的稳定性和转录激活）等。

HIF 家族成员还包含 HIF-2 和 HIF-3α，HIF-2 与 HIF-1 的生物化学性质相似，其中 HIF-2α 与 HIF-1α 的调节机制亦类似，但 HIF-2α 的表达具有细胞特异性，不似 HIF-1α 几乎在所有组织和细胞中表达。HIF-3α 可能是 HIF 系统的内在抑制蛋白，对于调节 HIF 系统活性、抑制 HIF-1 过度激活具有重要作用。

激活蛋白 -1（activator protein-1，AP-1）也是调控缺氧反应基因表达的重要转录因子，缺氧刺激下，AP-1 可调控包括 VEGF、一氧化氮合酶、酪氨酸激酶等在内的多种基因表达。AP-1 还可与 HIF-1、NF-κB、GATA-2 等其他转录因子协同，促进缺氧反应基因的表达。缺氧诱导 AP-1 活化的机制可能与 JNK 依赖的信号通路有关，也有报道与缺氧诱导的胞质 Ca^{2+} 浓度升高以及非受体型酪氨酸激酶激活的 G 蛋白偶联受体信号通路有关。

核转录因子 -κB（nuclear transcription factor-κB，NF-κB）是由一组具有高度保守的 Rel 同源结构序列组成的蛋白家族，生理状态下存在于细胞质中，与其抑制分子 IκB 相结合。当细胞受到缺氧等刺激后，IκB 被泛素化降解，NF-κB 核定位序列暴露，从而发生核转位。缺氧诱导 Src 激活的 Ras/Raf 激酶促进 IκB 的酪氨酸磷酸化，导致 IκB 与 NF-κB 解离，是 NF-κB 激活的可能机制之一。缺氧诱导 NF-κB 的靶基因包括 TNF-α、IL-6、环加氧酶 -2、巨噬细胞炎性蛋白 -2 等。

p53 是调控促凋亡基因表达的四聚体转录因子。缺氧诱导 p53 活化在细胞凋亡中发挥重要作用。有研究报道，ROS 介导缺氧诱导的 p53 活化；另外，缺氧诱导的 HIF-1 与 MDM2 结合，可抑制 p53 降解，促使 p53 稳定表达。

2）缺氧反应基因的表观遗传学机制：DNA 甲基化、组蛋白修饰介导的染色质结构改变（DNA 序列不发生变化）是常见的基因表观遗传学调控方式。DNA 甲基化是指由于甲基转移酶的催化作用，在 DNA 上的 CG 核苷酸的胞嘧啶上选择性地添加甲基，形成 5- 甲基胞嘧啶。缺氧可影响甲基转移酶的活性和功能，从而导致 DNA 甲基化水平发生变化，调控缺氧相关基因的表达。然而，当前对缺氧影响 DNA 的甲基化的研究结果不是非常一致。有研究认为缺氧导致基因组总体甲基化水平表现为增高，另有研究显示总体甲基化水平降低。也有观点认为其与缺氧时间有关，如短时间缺氧诱导总体 DNA 甲基化水平降低，而长期缺氧导致 DNA 甲基化修饰增强。

组蛋白修饰是指在组蛋白修饰酶作用下，组蛋白发生甲基化、乙酰化、磷酸化、泛素化等修饰，从而导致染色质结构改变，变得疏松或更为紧密，影响其与基因转录相关蛋白的结合，调控基因表达。缺氧可通过多种途径调控组蛋白修饰：①缺氧通过诱导 HIF 表达增加，并入核与缺氧反应元件结合，募集组蛋白乙酰化转移酶 p300/CBP，导致组蛋白 3、组蛋白 4 乙酰化水平增加，促进基因表达；②缺氧可通过激活 JMJD1A、抑制 JARID1A，降低组蛋白 H3K9me2 而增强 H3K4me3 水平，促进基因表达；③缺氧可增强 HIF 与 Reptin 的结合，募集组蛋白去乙酰化酶 1，导致组蛋白 3、组蛋白 4 去乙酰化，抑制基因表达；④缺氧还可通过增加 G9a 表达，增加组蛋白 H3K9me2 水平，进而抑制基因表达。不同的组织、细胞类型中可能通过上述不同机制影响基因表达。

3）缺氧反应基因的转录后调控：转录后调控是指对转录产物进行一系列修饰和加工，包括对 mRNA 前体的剪接和加工、mRNA 由细胞核移位至细胞质的过程和定位、mRNA 的稳定性和降解过程等。RNA 结合蛋白（RNA binding proteins，RBPs）是特异性调控 mRNA 稳定性的重要分子，RBPs 与 RNA 分子结合，可避免 RNA 酶解，延长其寿命。RBPs 还可调节 RNA 的转录和剪接，其与 RNA 聚合酶和（或）转录因子结合的情况下，影响 RNA 转录。有研究表明，RNA 结合蛋白 76/NF90（DRBP76/90）是 VEGF 的 mRNA 结合蛋白，在缺氧诱导的 VEGF mRNA 稳定性和蛋白质合成中发挥重要作用，靶向干扰 DRBP76/90 可显著抑制缺氧诱导的 VEGF mRNA 和蛋白质表达。基因的转录后调控是近年研究的热点，缺氧相关基因的转录后调控有待更深入的研究。

（4）缺氧对细胞表型的影响：不同类型细胞对不同程度的缺氧反应存在巨大差异，有的细胞会发生增殖肥大，如红细胞增多、血管平滑肌细胞增殖增加和凋亡减少、成纤维细胞增生、心肌细胞肥大等；而有的细胞也可发生凋亡、坏死，如内皮细胞、心肌细胞、骨骼肌细胞等。

1）缺氧对细胞增殖的影响：生理状态下，肺血管平滑肌细胞增殖水平很低，与细胞凋亡水平保持平衡。缺氧刺激下，肺血管平滑肌细胞增殖增加，分化、迁移且细胞外基质合成增多，导致肺血管中膜增厚、血管周围胶原沉积，引起肺血管重塑。肺动脉平滑肌细胞由正常的收缩型向合成 / 分泌型转换是平滑肌细胞增殖的前提条件。缺氧可诱导肺动脉平滑肌合成并释放内皮素（endothelin，ET）、白介素（interleukin，IL）、血管紧张素 II（angiotension II，Ang II）以及血小板衍生生长因子（platelet-derived growth factor，PDGF）、成纤维细胞生长因子（fibroblast growth factor，FGF）、胰岛素样生长因子（insulin-like growth factor，IGF）等细胞因子和生长因子，诱导细胞增殖调控基因如 c-myc、c-fos、c-Jun 等表达增强，促进平滑肌细胞增殖。缺氧促进肺动脉平滑肌细胞增殖的信号转导途径非常复杂，其中较为经典的包括 MAPK 信号通路、磷脂酶 C- 蛋白激酶 C 信号通路、JAK-STAT 信号通路等，而其中最关键的信号分子是缺氧诱导的 ROS 产生和胞质 Ca^{2+} 浓度升高，进而诱导下游多种不同信号转导途径的激活。

2）缺氧对细胞分化的影响：细胞分化指同一来源的细胞逐渐产生形态结构、功能特征各不相同的细胞类型的过程，细胞分化的本质是基因组在时间和空间上选择性表达，调控不同基因表达的开启或关闭，使细胞出现特异性标志蛋白质。缺氧刺激下，细胞的分化程度和分化方向会受到影响。氧浓度变化在胚胎发育过程中十分显著，因此缺氧对干细胞分化的影响也受到关注。以往一直认为，成年哺乳动物脑内的神经细胞不具有更新再生的能力，但越来越多的研究表明，成年脑组织中存在神经干细胞（neural stem cells，NSCs），NSCs不仅可通过自身分裂产生相同的细胞来维持其存在，而且可进一步分化成其他各种成熟的神经细胞。低氧可显著增强NSCs的增殖能力和分化选择性。研究发现，低氧培养的NSCs更多地分化为多巴胺能神经元细胞，且分化的神经元细胞合成和释放多巴胺和去甲肾上腺素。有研究报道，通过激活诱导型一氧化氮合酶（inducible nitric oxide synthase，iNOS）合成的NO可抑制细胞DNA合成和NSCs的增殖，促使NSCs从增殖状态转向分化状态，因此iNOS被认为是影响NSCs从增殖向分化过渡的关键分子。另有研究发现，在NSCs分化为成熟神经细胞的过程中，iNOS也参与调控神经轴突生长和突触建立。此外，常氧培养的NSCs未检测到iNOS表达，而缺氧诱导其iNOS表达，且其表达水平与缺氧时间呈正相关性，也提示iNOS是影响缺氧干细胞增殖、分化的可能机制之一。HIF-1在缺氧诱导的干细胞分化调控中发挥着重要作用，神经细胞特异性HIF-1α缺失，导致神经细胞数量减少，造成小鼠脑发育缺陷。另有研究发现，Notch信号抑制神经干细胞分化的靶蛋白之一是HIF-1，其机制是Notch的胞内段与HIF-1α结合，从而抑制缺氧诱导的神经前体细胞分化。

血管新生不仅出现在胚胎发育过程中，还出现在创伤修复、肿瘤生长/转移、视网膜病、糖尿病、心血管疾病的发生发展过程中。血管新生包括血管发生和血管生成两个基本过程，血管发生是内皮前体细胞，即成血管细胞分化为内皮细胞，从头形成原始血管网的过程；而血管生成是指从已存在的血管长出新毛细血管的过程，即由血管内皮细胞增殖、分化、迁移形成新的血管的过程。缺氧是血管新生的一个关键触发因素，内皮祖细胞是参与血管新生的重要细胞，VEGF可动员内皮祖细胞，且被认为是目前最强的促血管形成的分子，具有促进增殖、出芽和内皮细胞管道形成的作用。VEGF可通过PLC激活下游PKC、或通过Ras/Raf/MEK/ERK的经典MAPK信号通路、或PI3K/AKT等信号通路促进血管内皮细胞增殖。此外，研究发现HIF-1可诱导基质细胞趋化因子（stromal cell-derived factor-1，SDF-1，即CXCL12）表达增加，与循环内皮祖细胞上的CDXR4结合，促进CDXR4$^+$细胞黏附、迁移至缺血组织，干扰缺血组织SDF-1或循环内皮祖细胞CDXR4的表达，可抑制内皮祖细胞向损伤部位迁移。

3）缺氧对细胞凋亡的影响：细胞凋亡是细胞死亡的一种方式，在生理状态下也存在，在缺氧条件下，细胞凋亡失衡是导致缺氧相关疾病的重要原因之一。缺氧诱导线粒体释放细胞色素C，进一步加速线粒体损伤。细胞色素C释放诱导caspase级联反应，是启动缺氧诱导细胞凋亡的重要机制。缺氧诱导细胞色素C释放可能与线粒体通透性转换孔开放有关，缺氧刺激下，线粒体通透性转换孔发生不可逆性开放，导致线粒体肿胀、破裂，细胞色素C随破裂的线粒体膜进入细胞质；而环孢素可保护线粒体通透性转换孔，减少细胞色素C的释放，从而抑制缺氧引起的细胞凋亡、减轻细胞损伤。缺氧诱导的胞质Ca^{2+}浓度升高一方面可启动caspase依赖的细胞凋亡途径，另一方面可促进相关信号通路中的蛋白磷酸化，调控细胞凋亡。此外，缺氧诱导的ROS产生增多也可通过影响c-Jun、c-fos等凋亡相关基因的表达，促进细胞凋亡。

Caspase级联反应在缺氧细胞凋亡中扮演着重要角色，caspase-3的活化是其中的重要环节。缺氧诱导细胞ATP减少可直接激活caspase-3；缺氧诱导线粒体损伤，释放的凋亡诱导因子（apoptosis inducing factor，AIF）可直接激活caspase-3；胞质Ca^{2+}浓度升高亦可直接激活caspase-3。但由于caspase-3前体在胞质和线粒体中均存在，因此无法确定其前体是在胞质还是在线粒体中被激活。Fas、p53、c-Jun等凋亡相关基因均参与缺氧诱导的细胞凋亡调控，如缺氧诱导p53上调，可进一步导致ROS产生增加，诱导细胞凋亡。HIF-1α在缺氧诱导的细胞凋亡调控中亦发挥重要作用。研究发现，缺氧诱导的p53高表达可抑制HIF-1α转录激活，而p53的活化又需 HIF-1α 协同诱导，即缺氧诱导 HIF-1α 上调后可促进 *p53* 活化，当 *p53* 活性增强到一定程度后又抑制 HIF-1α 转录激活，形成负反馈。

缺氧诱导细胞凋亡的另一机制是细胞抗凋亡作用被抑制。研究表明，缺氧可诱导凋亡抑制蛋白 Bcl-2 高表达，可通过抑制 ROS 增加、减少线粒体损伤、拮抗细胞凋亡，从而对细胞起到一定的保护作用；而慢性缺氧时，Bcl-2 表达显著降低，进而促进细胞凋亡的发生。

四、治疗缺氧的病理生理基础

缺氧的治疗主要是针对病因治疗和纠正缺氧。从理论上讲，吸入氧分压较高的空气或纯氧对各种类型的缺氧均有一定疗效。但是，氧疗的效果常因缺氧的类型不同而有较大差异。

（一）低张性缺氧

对于低张性缺氧，吸氧是最有效的治疗方法。吸氧可提高肺泡气氧分压，促进氧在肺中的弥散和交换，提高 PaO_2、动脉血氧含量和血氧饱和度，进而增加血液向组织供氧。大多数急性高原病患者，吸氧后症状可显著缓解，甚至痊愈。因肺通气功能障碍引起的低张性缺氧患者，吸入空气中的氧分压是正常的，同时要改善肺通气功能。

（二）血液性缺氧

对于贫血性缺氧患者，应首先治疗贫血，增加血红蛋白含量，提高血液携氧能力。一氧化碳中毒患者应立即撤离中毒现场，防止继续吸入一氧化碳。高铁血红蛋白血症患者要静脉应用亚甲蓝和维生素 C 等还原剂促进高铁血红蛋白还原。血液性缺氧的特点是动脉血氧分压正常，动脉血氧饱和度已达 95% 左右，吸氧虽然可以提高动脉血氧分压，但血氧含量增加很少。对于严重的一氧化碳中毒患者可选用高压氧治疗，可促进一氧化碳的排出，从而取得较好疗效。

（三）循环性缺氧

对循环性缺氧患者最重要的是改善患者的循环状态，增加组织血液灌流量和减轻组织淤血。对伴有肺循环障碍的患者，吸氧可增加肺泡氧向血中的弥散，有一定治疗作用。目前高压氧疗被作为脑缺血性疾病、心肺复苏后的脑功能障碍、脑水肿等的综合治疗措施之一，可明显提高整体治疗效果。

（四）组织性缺氧

组织性缺氧需要首先针对病因进行治疗。例如，对急性氰化物中毒的患者，主要采用亚硝酸盐和硫代硫酸钠的联合疗法进行解毒，虽然单纯吸氧效果不及其他类型缺氧，但可以通过氧疗提高血浆与组织间的氧分压梯度，从而促进氧的弥散，也可能有一定治疗效果。

（胡清华　向若兰）

小测试4-1：3名研究人员乘坐气球升空做一些实验。不幸的是，他们在大约7620 m（Bar.280 mmHg）的高度时失去了意识。当其中一人恢复知觉时，气球正在迅速下落，但他的两个同伴都已经没有生命体征。请分析导致研究人员失去意识的主要原因。

第二节 呼吸功能不全

案例 4-2

患者，男性，68 岁，吸烟 50 年，反复咳嗽、咳痰 28 年，每年发作持续超过 2 个月。近 6 年开始出现呼吸困难。2 天前开始发热，咳黄黏痰，痰不易咳出，喘息加重。体格检查：体温 38.3℃，脉搏 108 次/分，呼吸 27 次/分，血压 120/80 mmHg。患者呼吸浅快，神志不清，消瘦，口唇发绀，胸廓呈桶状胸，触觉语颤减弱，叩诊过清音，呼吸音粗，双肺满布哮鸣音，肺底散在湿啰音。血常规：白细胞 $12.2 \times 10^9/L$；动脉血气分析：pH 7.22，PaO_2 53 mmHg，$PaCO_2$ 79 mmHg；胸部 X 线检查：两肺透亮度增加。诊断：慢性支气管炎（急性发作期），阻塞性肺气肿（急性加重期）。

案例 4-2 解析

问题：

1. 按照血气分析结果，患者是否存在呼吸衰竭？属于哪种类型？
2. 该患者呼吸衰竭的病因是什么？表现为吸气困难还是呼气困难？为什么？

一、概述

正常人通过外呼吸从大气摄取 O_2 和排出 CO_2，保持机体动脉血氧分压（PaO_2）和二氧化碳分压（$PaCO_2$）在正常范围。在海平面和静息状态下呼吸空气，成年人 PaO_2 的正常范围：$(100 - 0.32 \times$ 年龄$) \pm 4.97$ mmHg，受年龄因素的影响；$PaCO_2$ 正常范围为（40 ± 5.04 mmHg），极少受年龄因素影响。呼吸衰竭（respiratory failure）是指因肺通气和（或）肺换气功能发生严重障碍，以致在静息状态和吸入一个大气压空气的条件下，患者的 PaO_2 明显降低，低于 60mmHg 的一种病理过程。发生呼吸衰竭时，可不伴有或伴有 $PaCO_2$ 的明显增高，后者指 $PaCO_2 > 50$ mmHg。但是，当吸入气体氧浓度（FiO_2）不是 20% 时，可采用呼吸衰竭指数（respiratory failure index，RFI）作为呼吸衰竭的诊断指标。$RFI = PaO_2/FiO_2$（100/0.2），如 $RFI \leqslant 300$ 可诊断为呼吸衰竭。

呼吸衰竭是多种呼吸系统疾病发生发展过程中可能出现的一种病理过程。呼吸衰竭的发生和发展常有一个过程，尤其慢性呼吸衰竭可存在呼吸功能逐渐降低的过程。如果外呼吸功能障碍所导致的 PaO_2 降低或 $PaCO_2$ 升高没有达到上述水平，或在静息时血气值正常且没有明显的临床症状，只在体力负荷增加时 PaO_2 才明显降低，这种状态通常被称为呼吸功能不全（respiratory insufficiency）。呼吸功能不全和呼吸衰竭只是程度不同，呼吸功能不全是呼吸衰竭的早期阶段。

呼吸衰竭按动脉血气变化特点或发病缓急可以分为不同的类型。

1. 按动脉血气变化分类 呼吸衰竭必定有 PaO_2 的明显降低（< 60 mmHg），故依据 $PaCO_2$ 是否明显增高，呼吸衰竭可分为Ⅰ型和Ⅱ型呼吸衰竭两类。

（1）Ⅰ型呼吸衰竭：又称低氧血症型呼吸衰竭，$PaO_2 < 60$ mmHg，但 $PaCO_2$ 正常甚至降低，即只有缺氧而无 CO_2 潴留。

（2）Ⅱ型呼吸衰竭：又称高碳酸血症型呼吸衰竭，在 PaO_2 显著降低的同时，伴有 $PaCO_2$ 显著增高（高于 50 mmHg），主要见于总肺泡通气量显著降低的患者。

2. 按发病缓急分类

（1）急性呼吸衰竭：是指由于病因的突发或迅速发展，引起通气或（和）换气功能严重损害，在短时间内引起的呼吸衰竭。常见的原因有急性气道阻塞、外伤、急性呼吸窘迫综合征（acute respiratory distress syndrome，ARDS）、药物中毒或颅脑病变抑制呼吸中枢、严重呼吸肌麻痹等。

（2）慢性呼吸衰竭：是指一些慢性疾病逐渐导致呼吸功能损害，经过较长时间的发展所导致的呼吸衰竭。最常见的病因是各种慢性阻塞性肺疾病，在较长一段病程中患者虽有缺氧或伴 CO_2 潴留，但通过机体代偿适应，其生理功能障碍和代谢紊乱较轻，表现为呼吸功能不全；在病程晚期出现呼吸衰竭的症状和体征。

（3）慢性呼吸衰竭的急性加重：临床上亦较常见，指在慢性呼吸衰竭的基础上，合并有呼吸系统感染或气道痉挛等情况，出现急性加重，在短时间内 $PaCO_2$ 明显上升和 PaO_2 明显下降，称为慢性呼吸衰竭的急性加重。这种情况尽管归属于慢性呼吸衰竭，但其病理生理学改变和临床情况兼有急性呼吸衰竭的特点。

3. 其他分类方法 根据发病的主要机制不同，可分为通气性呼吸衰竭和换气性呼吸衰竭；根据原发病变部位不同，可分为中枢性呼吸衰竭和外周性呼吸衰竭。

二、病因和发病机制

肺通气和肺换气是外呼吸进行气体交换的两个基本环节，因此，肺通气和（或）肺换气都能影响外呼吸功能，严重时可引起呼吸衰竭。由此可知，呼吸衰竭的发病机制可从通气功能障碍和换气功能障碍两方面进行探讨。值得注意的是，一些原因引起的通气功能障碍往往同时存在换气功能障碍（表 4-3）。

表 4-3 呼吸衰竭的原因和常见疾病

原因	常见疾病
气道阻塞性疾患	气管 - 支气管疾患，如慢性阻塞性肺疾病、重症哮喘、肿瘤、异物、纤维化瘢痕等引起气道阻塞和肺通气不足，大多可伴有肺通气 / 血流比例失调，导致呼吸功能不全或衰竭的发生
肺组织疾患	肺组织肺炎、肺不张、肺气肿、严重肺结核、急性肺损伤、肺血管炎、弥漫性肺纤维化、肺水肿、硅肺等，均可引起肺弥散面积减小、肺顺应性减低、肺通气 / 血流比例失调，导致呼吸功能不全或衰竭的发生
胸廓与胸膜疾患	胸部外伤、严重的气胸特别是张力性气胸、严重脊柱畸形、大量胸腔积液、胸膜肥厚与粘连等，均可影响胸廓运动和肺泡扩张，造成肺通气减少，引起肺通气和换气功能障碍，导致呼吸功能不全或衰竭的发生
神经肌肉疾患	颅脑病变（如脑血管疾病、颅脑外伤、脑炎、脑瘤）和镇静催眠剂中毒（过量镇静药、安眠药、麻醉药）等可因直接或间接抑制呼吸中枢引起呼吸衰竭。脊髓颈段或高位胸段损伤（肿瘤或外伤）、脑脊髓灰质炎、多发性脊神经炎、重症肌无力、有机磷中毒、破伤风以及严重的钾代谢紊乱等，由于支配呼吸肌的神经冲动传递障碍或呼吸肌运动减弱，可引起限制性通气不足，导致呼吸功能不全或衰竭的发生

（一）肺通气功能障碍

肺通气功能障碍通常是指肺泡通气不足（alveolar hypoventilation）。正常成年人静息状态时肺泡通气量约为 4 L/min，由于肺泡的通气直接参与血液间气体的交换，故肺泡通气量又称为有效通气量。当肺通气功能障碍引起肺泡通气量明显不足时，可发生呼吸衰竭。肺泡通气不足包括限制性通气不足和阻塞性通气不足。

1．限制性通气不足　由于吸气时肺泡扩张受限制所引起的肺泡通气不足，称为限制性通气不足（restrictive hypoventilation）。

平静呼吸时，由吸气肌收缩引起吸气运动是主动的过程；呼气则是吸气肌舒张、肋骨与胸骨借重力作用复位及肺泡弹性回缩的被动过程。因此，参与呼吸过程的吸气运动动力不足和胸廓、胸腔或肺部疾病均可引起肺泡扩张的阻力增加，使肺泡扩张受限，导致限制性通气不足。

（1）肺泡扩张动力不足：呼吸肌活动障碍（disorders of the respiratory muscles）和胸廓与胸腔疾病（disorders of chest wall）是导致肺泡扩张动力不足（hypo-motility of pulmonary ventilation）的主要原因。

1）呼吸肌活动障碍：颅脑病变、过量镇静药、安眠药、麻醉药可直接或间接引起呼吸中枢抑制。脑脊髓灰质炎、多发性脊神经炎等周围神经的器质性病变可造成驱动呼吸肌做功的神经冲动发放或传递障碍。长时间呼吸困难和呼吸运动增强可引起呼吸肌疲劳；呼吸肌萎缩、重症肌无力、缺氧、酸中毒和低钾血症等可导致呼吸肌功能障碍。上述原因均可影响肺泡扩张的动力并进而导致限制性通气不足。

2）胸廓和胸腔疾病：严重胸廓畸形、多发性肋骨骨折、胸膜纤维化等都能限制胸廓扩张，影响吸气运动，引起肺泡扩张动力不足。

（2）肺泡扩张阻力增加：肺是一种弹性器官，具有良好的顺应性，即具有可扩张和弹性回缩的性能。由于肺泡扩张是被动的，所以，当胸廓顺应性和（或）肺的顺应性降低时，表现为肺通气阻力增加（increased ventilation resistance）和肺泡扩张受限。

1）胸廓顺应性降低：在呼吸运动中，胸廓顺应性和胸膜腔的完整性对维持肺泡通气量有十分重要的作用。严重的胸廓畸形、胸膜纤维化、多发性肋骨骨折等可使胸廓扩张受限制，引起胸廓顺应性降低并限制肺泡扩张；胸腔大量积液或张力性气胸压迫肺组织，严重腹水与肝、脾大等影响膈肌运动，也都影响吸气时肺泡的扩张。

2）肺的顺应性降低：严重的肺纤维化使肺弹性纤维大量破坏；肺充血、水肿导致肺实变和肺水肿；肺表面活性物质的显著减少引起广泛、严重的肺不张，均能使肺的顺应性明显降低。肺顺应性明显降低是使肺泡扩张的弹性阻力增大、肺泡通气量减少和引起限制性通气不足的另一类常见和重要的原因。

肺表面活性物质减少的原因：①合成不足和成分变化：见于婴儿呼吸窘迫综合征时的 Ⅱ 型肺泡上皮细胞发育不全，ARDS 或肺部感染等引起急性肺损伤时导致的 Ⅱ 型肺泡上皮细胞受损。近年来，有关表面活性物质蛋白（surfactant protein，SP）在呼吸衰竭特别是 ARDS 中的作用受到了研究者的重视。SP 根据其结构分为 SP-A、SP-B、SP-C 与 SP-D，其主要功能是促进肺表面活性物质吸附于气 - 液面，并扩展成单分子膜，从而有利于表面活性物质发挥作用。已发现 ARDS 高危患者的 SP-A 降低。②过度消耗、破坏和稀释：见于肺过度通气、急性胰腺炎或严重肺水肿患者。

由于肺和（或）胸廓的顺应性降低，使呼吸的弹性阻力增加，患者吸气时，必须加强呼吸肌做功才能使胸廓和肺有所扩张，因此，常表现出以浅速呼吸为主的呼吸状态。

2．阻塞性通气不足　因呼吸道狭窄或阻塞所致的通气障碍称为阻塞性通气不足（obstructive hypoventilation）。

成人气道阻力为呼吸时的非弹性阻力，正常为 0.75 ～ 2.25 mmHg·s/L，其值等于大气压与肺内压之差与单位时间内气体流量之比。影响气道阻力的因素有气道内径、长度和形态、气流的速度和形式（层流、湍流）等，其中最主要的是气道内径。生理情况下气道阻力 80% 发生在直径大于 2 mm 的支气管与气管，仅 20% 发生在直径小于 2 mm 的外周小气道。

气管痉挛，管壁肿胀或纤维化，黏液、渗出物、异物等阻塞气道管腔，肺组织弹性降低使对小气道管壁的牵引力减弱等，均可使气道内径变窄或不规则，引起气流阻力增加和阻塞性通气不足。另外，阻塞性睡眠呼吸暂停综合征（obstructive sleep apnea syndrome，OSAS）患者因在睡眠状态下上气道软组织、肌肉的可塌陷性增加，可导致气道阻塞。

由于气道阻塞可以位于大气道或小气道，因此呼吸困难的形式有所不同。

（1）中央性气道阻塞：中央性气道（大气道）阻塞是指气管分叉处以上气道发生的狭窄和阻塞。阻塞可以发生在中央性气道的胸内或胸外不同部位。

1）阻塞位于胸外部位：见于声带麻痹、喉头炎症和水肿等，患者表现为吸气性呼吸困难（inspiratory dyspnea）。这是由于吸气时气体流经病灶时引起的压力降低，可使气道内压明显低于大气压，导致气道狭窄加重，但呼气时气道内压始终大于大气压，反而可使狭窄减轻（图 4-1A）。当患者极度用力吸气时，可出现胸骨上窝、锁骨上窝、肋间隙凹陷的"三凹征"。

2）阻塞位于胸内部位：由于吸气时胸膜腔内压降低，使气道内压大于胸膜腔内压，所以病灶部位狭窄和阻塞减轻；呼气时由于胸膜腔内压升高而压迫气道，使气道狭窄加重（图 4-1B），患者表现为呼气性呼吸困难（expiratory dyspnea）。

（2）外周性气道阻塞：外周性气道阻塞指肺内内径小于 2 mm 的小支气管或细支气管发生的气道狭窄和阻塞，多见于 COPD 和哮喘。小支气管的软骨呈不规则的块状，细支气管则完全无软骨支撑，管壁薄，且与周围肺泡结构紧密相连，故在吸气与呼气时，可随胸膜腔内压的改变使其内径扩大和缩小。吸气时随着肺泡的扩张，受周围弹性组织牵拉，细支气管口径变大、管道伸长；呼气时小气道缩短、变窄。COPD、哮喘主要损害小气道，不仅可使管壁增厚、痉挛和顺应性降低，而且管腔也可被分泌物堵塞，肺泡壁的损坏还可降低对细支气管的牵引力，因此小气道阻力大大增加。吸气时，因胸膜腔内压降低和肺泡扩张，小气道口径容易变大，阻塞有一定程度的减轻；呼气时，胸膜腔内正压增加，细支气管周围弹性组织的牵拉减弱，小气道阻塞加重，气道阻力明显增加；用力呼气时，小气道甚至闭合，因此患者表现为呼气性呼吸困难。

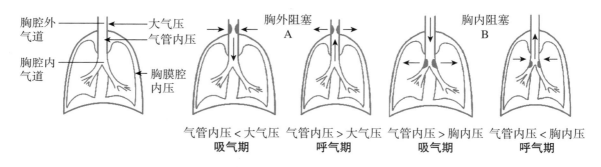

图 4-1　不同部位气道阻塞在吸气和呼气时气道阻力变化

COPD、哮喘患者用力呼吸时小气道闭合，使肺泡气难以呼出，并导致呼气性呼吸困难的机制可以用"等压点（isobaric point）"上移的理论进行解释。所谓"等压点"是指在呼气过程中可能存在的气道内压与胸膜腔内压相等的部位（或指气道壁内外压力相同的部位）。生理情况下，在吸气时气道各部气流压力始终大于肺泡内压和胸膜腔内压，故不可能出现等压点；在平静呼气时，由于胸膜腔内压最大时还是负值，也不可能存在等压点；当用力呼气时，胸膜腔内压大于大气压。而气道内压由小气道至中央气道（气流的下游方向）逐渐下降（逐渐接近于 1 个大气压），所以在肺内小气道壁上必然有一部位其气道内压可与胸膜腔内压相等，形成等压点。等压点下游端的气道内压低于胸膜腔内压，管壁承受内向的压力。由于正常人的等压点位于软骨性气道部位，尽管气道受压，也不会被压缩使内径缩小。慢性支气管炎时，大支气管内黏液腺增生，小气道壁炎性充血水肿、炎性细胞浸润、上皮细胞与成纤维细胞增生、细胞间质增多，二者均可引起气道管壁增厚狭窄；气道高反应性和炎症介质可引起支气管痉挛；炎症累及小气道周围组织，引起组织增生和纤维化可压迫小气道；气道炎症使表面活性物质减少，表面张力增加，使小气道缩小而加重阻塞；黏液腺及杯状细胞分泌增多可促使炎性渗出物形成黏痰堵塞小气道。由于小气道的堵塞，患者在用力呼气时小气道压降低更显著，因而使等压点上移（肺泡方向）至无软骨支撑的膜性气道。肺气肿患者由于肺弹性回缩力降低，使呼气之初肺泡内压就有明显降低，用力呼气时也可引起等压点上移。因此，这些患者常出现呼气性呼吸困难（图4-2）。

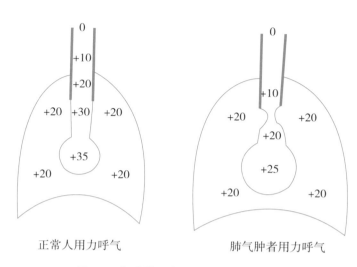

正常人用力呼气　　　　　肺气肿者用力呼气

图 4-2　气道等压点上移引起的气道闭合

数值单位为 cmH_2O

由于中央性气道与外周性气道阻塞使呼吸的非弹性阻力增加，患者呼吸时，只能通过使呼吸肌做功增加才能克服气道阻力，因此，呼吸形式趋于缓慢、幅度加深。

3. 肺泡通气不足时的血气变化　对于单纯性肺低通气而言，总肺泡通气量不足使肺泡气氧分压（P_AO_2）降低和肺泡气 CO_2 分压（P_ACO_2）增高，当肺泡毛细血管内血液流经肺泡并与肺泡气交换平衡后，不能使血液动脉化，导致动脉血液 PO_2 降低而 PCO_2 增高，最终出现 II 型呼吸衰竭。此时，$PaCO_2$ 的增值与 PaO_2 降低值间存在一种比例关系，即比值相当于呼吸商（respiratory quotient，R）。

呼吸商是机体在同一时间内产生和释放的 CO_2 与摄取和利用的 O_2 之间的比值，即：

$$R = \frac{P_ACO_2 \times V_A}{(P_IO_2 - P_ACO_2) \times V_A} \tag{4-1}$$

式（4-1）中，P_IO_2 为吸入气氧分压（PO_2 of inspired gas），在海平面条件下 P_IO_2 为 150 mmHg。V_A 为肺泡通气量。因为 P_ACO_2 应等于 $PaCO_2$，故 $P_ACO_2 \times V_A$ 为机体产生并释放的 CO_2。（$P_IO_2 - P_ACO_2$）$\times V_A$ 为机体摄取和利用的氧。由式（4-1）可得：

$$P_AO_2 = P_IO_2 - (P_ACO_2/R) \tag{4-2}$$

当 V_A 减少一半时，P_ACO_2 由正常的 40 mmHg 增加至 80 mmHg，在 R 为 0.8 时，P_AO_2 就由正常的 100 mmHg 降低至 50 mmHg。$PaCO_2$ 升至 80 mmHg，比正常值升高 40 mmHg，PaO_2 从正常值降至 50 mmHg，两者变化值（40/50）之商为 0.8，等于呼吸商，这是单纯性肺低通气时血气变化的特点。

$PaCO_2$ 是反映总肺泡通气量变化的最佳指标。

$$PaCO_2 = P_ACO_2 = \frac{0.863 \times VCO_2}{V_A} \tag{4-3}$$

由式（4-3）可知，血液 $PaCO_2$ 取决于每分钟肺泡通气量（V_A，L/min）和体内每分钟产生的二氧化碳量（carbon dioxide production，VCO_2，ml/min），如果 VCO_2 不变，V_A 的减少与 P_ACO_2 增高成反比。

式（4-33）中，$VCO_2 = F_ACO_2 \times V_A$；$FACO_2$ 为肺泡气中 CO_2 的浓度为：

$$F_ACO_2 = P_ACO_2 / (PB\text{-}47) \tag{4-4}$$

在式（4-4）中，PB 为大气压，47 为肺泡气饱和水蒸气压（47 mmHg）；为在体温 37℃和水蒸气饱和状态（BTPS）下的肺泡通气量，换算成标准状态（STPD）即 0℃，760 mmHg 和干燥的气体容量，则：

$$VCO_2 = F_ACO_2 \times V_A = P_ACO_2/(PB\text{-}47) \times V_A \times 273/(273+37) \times (PB-47)/760 \tag{4-5}$$

$$P_ACO_2 = VCO_2/ V_A \times 310/273 \times 760 = VCO_2 (L/min) / V_A (L/min) \times 863 \tag{4-6}$$

VCO_2 常用单位为 ml/min，转化为 L/min 应除以 1000。可见，如 VCO_2 不变，V_A 减少必然引起 P_ACO_2 相应增高。

正如前述，一些原因引起的通气功能障碍往往同时存在换气功能障碍，而非单纯的通气不足，例如慢性支气管炎时，肺泡通气量减少仅见于外周小气道狭窄或阻塞的病变局部，无病变部位的肺泡通气量常代偿性增高，使 CO_2 排出量增加。因此，对于此类患者，不但 $PaCO_2$ 升高与 PaO_2 下降不成比例，而且因肺泡通气量代偿性增高程度的不同，$PaCO_2$ 可能降低、正常或升高。

（二）肺换气功能障碍

良好的肺泡通气、正常的肺泡弥散膜和与通气匹配的肺毛细血管血流，是肺进行正常换气的基本条件。因此，肺换气功能障碍包括弥散障碍（diffusion impairment）、肺泡通气与血流比例失调以及解剖分流增加。

1. 弥散障碍 肺泡气与肺泡毛细血管血液之间的气体交换必须通过气体的物理弥散过程。气体的弥散量取决于弥散速率和血液与肺泡接触的时间。其中影响弥散速率的因素有肺泡 - 毛细血管膜（简称呼吸膜）两侧的气体分压差、呼吸膜的面积与厚度（弥散距离）以及气体的分子量和溶解度。弥散障碍是指由于呼吸膜面积减小或异常增厚和弥散时间缩短所引起的气体交换障碍。

（1）弥散障碍的原因

1）呼吸膜面积减小：气体弥散速率与弥散面积成正比。正常成人的肺约有 3 亿个呼吸，呼吸膜的弥散总面积约为 70 m²。静息状态下，参与换气的面积约为 40 m²，所以呼吸膜储备量很大。肺实变、肺不张、肺叶切除、肺气肿或肺毛细血管关闭和阻塞均可使参与气体交换的呼吸膜面积减小。只有当弥散面积减小一半以上时，才可能发生换气功能障碍。

2）呼吸膜厚度增加：气体交换常在呼吸膜的薄部（1 μm）进行。气体弥散速率与呼吸膜厚度成反比，膜越厚，气体经历的交换距离越大，需要时间越长，单位时间内交换的气体量就越少。呼吸膜薄部由肺泡上皮细胞、肺泡上皮毛细血管膜之间很小的间隙、毛细血管内皮细胞及基底膜构成，其总厚度不足 1 μm，有的部位可达 0.2 μm。但气体面从肺泡腔弥散到红细胞内还需经过肺泡表面的液体层、血管内血浆和红细胞膜，其总厚度不到 5 μm，故正常气体交换过程很快。任何使弥散距离增大的疾病或病理改变，如肺水肿、透明膜形成、肺纤维化及肺泡毛细血管扩张或稀血症导致血浆层变厚等，都会使气体弥散距离增大和弥散速度减慢，导致气体弥散量减少。

3）弥散时间缩短：弥散时间缩短是指因血流速度加快，使血液流经肺泡的时间变短，因而肺泡气与血流之间的气体交换时间缩短。正常静息时，血液流经肺泡毛细血管的时间约为 0.7 s，由于扩散距离很短，只需 0.25 s 血液氧分压就可升至肺泡气氧分压水平。轻度呼吸膜面积减小和膜增厚的患者，虽然弥散速度减慢，一般在静息时气体交换仍可在正常的接触时间（0.7 s）内达到血气与肺泡气的平衡，而不致发生血气异常（图 4-3）。但上述患者在体力负荷增加如快速活动或感染等情况下，心输出量增加、心率

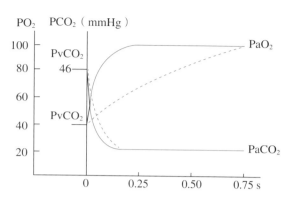

图 4-3　血液通过肺泡毛细血管时的血气变化
—— 表示健康者，---- 表示肺泡膜增厚者

加快，使肺血流加快，血液流经肺泡时间过于缩短，使得弥散膜面积、厚度或弥散距离的改变对肺换气影响更加突出，导致气体交换不充分而发生低氧血症。

（2）弥散障碍时的血气变化：呼吸膜的病变加上肺血流增快通常只会引起 PaO_2 降低，不使 $PaCO_2$ 增高。在气体弥散交换过程中，CO_2 相对分子质量虽然比 O_2 大，但 CO_2 在水中的溶解度却比 O_2 大 24 倍，故 CO_2 的弥散系数比 O_2 大 20 倍。因此，CO_2 弥散速度（弥散系数 / 分压差）比 O_2 约大 1 倍，因而血液中的 CO_2 能较快地弥散入肺泡，与 P_ACO_2 取得平衡。如果患者肺泡通气量正常，就可以保持 CO_2 的弥散、排出正常，故 $PaCO_2$ 与 P_ACO_2 正常；如果存在代偿性通气过度，则可使 $PaCO_2$ 与 P_ACO_2 低于正常，此时患者出现 I 型呼吸衰竭。

2．肺泡通气 / 血流比值失调　肺泡的通气与周围毛细血管血流的比例必须协调，才能保证有效的气体交换，也即需要维持适当的肺泡通气 / 血流比值。健康成人在静息状态下 $\dot{V}_A/\dot{Q}$ 为 0.84（见第三章第三节）。如肺的总通气量正常，但局部肺通气或（和）血流不均匀，造成部分肺泡的 $\dot{V}_A/\dot{Q}$ 失调，就可影响全肺气体交换的效率，可能引起 PaO_2 甚至 $PaCO_2$ 发生异常改变。这是肺部疾患引起呼吸衰竭最常见、最重要的机制。

健康人的肺各部分通气与血流的分布也是不均匀的。直立位时，由于重力等因素的作用，肺尖部的通气和血流量都较肺底部的小，但血流的减少更为显著，故肺部的 $\dot{V}_A/\dot{Q}$ 自上而下递减。（图 3-23，图 4-4），且随年龄的增长，这种差别更大，但由于呼吸膜面积远远大于实际需要，所以不会影响肺换气。这种生理性的肺泡通气与血流比例不协调是造成正常 $PaCO_2$ 比 P_ACO_2 稍低的主要原因。肺部疾患时，由于肺部病变程度与分布的不均匀，使各部分肺的通气与血流比例不一，可能造成严重的 $\dot{V}_A/\dot{Q}$ 失调，导致换气功能障碍。

（1）肺通气与血流比例失调的类型和原因：在病理情况下，肺泡通气与血流比例失调有 3 种类型，即部分肺泡血流不足、部分肺泡通气不足和解剖分流增加。

1）部分肺泡 $\dot{V}_A/\dot{Q}$ 降低：在支气管哮喘、慢性支气管炎、阻塞性肺气肿等引起的阻塞性通气障碍，或因肺纤维化、肺水肿等引起的限制性通气障碍，都可导致病变部位肺泡通气量明显减少，而血流未相应减少，甚至还可因炎性充血等使血流增多（如大叶性肺炎早期），使 $\dot{V}_A/\dot{Q}$ 显著降低，以致流经这部分肺泡的静脉血液未经充分动脉化而掺入动脉血内（图 4-5C）。这种情况类似动 - 静脉短路，故称为静脉血掺杂（venous admixture），吸氧可有效提高 PaO_2，故又称为功能性分流（functional shunt）。生理情况下，由于肺内通气分布不均匀，正常成人形成的功能性分流约占肺血流量的 3%，而当慢性阻塞性肺疾患严重时，功能性分流可增加到肺血流量的 30% ～ 50%，从而严重影响换气功能。

2）部分肺泡血流不足：肺动脉栓塞、弥散性血管内凝血、肺动脉炎、肺血管收缩等，都可使患病部位 $\dot{V}_A/\dot{Q}$ 显著大于正常。由于患部的肺泡血流少而通气正常甚至增加，肺泡通气不能充分被利用，故称为无效腔样通气或死腔样通气（dead space-like ventilation）（图 4-5D）。正常成

人在静息时肺通气量约为 6 L/min，其中也有部分通气不参与呼吸交换，即为无效通气量或死腔通气量（dead space ventilation，V_D），约有 2 L/min，约占潮气量（tidal volume，V_T）的 30%；有效通气量即总肺泡通气量约为 4 L/min。某些疾病时死腔样通气可显著增多，使 V_D/V_T 高达 60% ～ 70%，从而导致呼吸衰竭。但吸氧治疗可提高由于这类死腔样通气出现的 PaO_2 降低，故又称为功能性死腔（functional dead space，V_{Df}）。

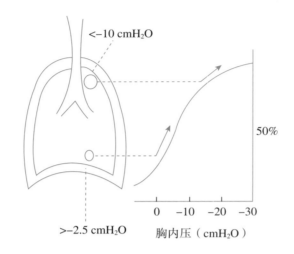

图 4-4　直立体位时胸膜腔内压与肺泡通气分布的特点

左图：健康成人直立时，由于受重力影响，肺尖部的胸膜腔内负压大（< -10 cmH₂O），而肺基底的胸膜腔内负压小（> -2.5 cmH₂O），使得在功能余气量位时肺尖部分肺泡已处于膨胀状态（大圆圈），而肺基底部肺泡的扩张度小（小圆圈）。右图：直立体位时胸膜腔内压变化与肺扩张变化关系曲线。从功能余气量开始吸气，由于肺尖部分肺泡已处于膨胀状态，故进入肺尖部的气量较少（箭头斜率小），更多气体将进入肺基底部（箭头斜率大）。

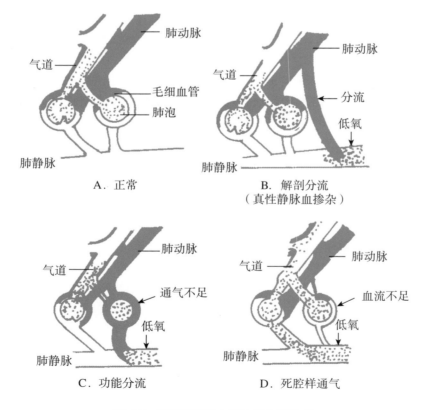

图 4-5　肺泡通气与血流比例失调模式

（2）肺泡通气与血流比例失调时的血气变化：无论是部分肺泡通气不足引起的功能性分流增加，还是部分肺泡血流不足引起的死腔样通气增加，所引起的血气变化的特点基本相同，均可导致 PaO_2 降低；而 $PaCO_2$ 可正常或降低，但 $\dot{V}_A/\dot{Q}$ 严重失调时，$PaCO_2$ 也可升高。例如，当死腔样通气过度增加，使有效肺泡通气量明显减少时，可出现 Ⅱ 型呼吸衰竭

当部分肺泡通气严重不足时，病变部位肺的 $\dot{V}_A/\dot{Q}$ 可低达 0.1 以下，这样流经此处的血液 PO_2 和 O_2 含量降低，PCO_2 与 CO_2 含量则增高。这种血气变化可引起代偿性呼吸运动增强和总通气量有一定程度增加，主要是使健康的肺部（无通气障碍）或通气障碍较轻的肺泡通气量增加。由于健康的肺部肺泡 $\dot{V}_A/\dot{Q}$ 显著大于正常，使流经这部分肺泡的血液 PO_2 升高，但 O_2 含量则增加很少。其原因是由于氧解离曲线呈"S"形，正常肺泡毛细血管血氧饱和度已处于曲线的平台段，无法携带更多的氧，故氧含量变化不大。另外，二氧化碳解离曲线在生理范围内呈直线，决定了流经代偿部位的血液在充分动脉化过程中释放更多 CO_2 进入肺泡，使血液 PCO_2 与 CO_2 含量明显降低。最终结果是，来自 $\dot{V}_A/\dot{Q}$ 降低区与 $\dot{V}_A/\dot{Q}$ 增高区的血液混合后，所形成的动脉血中 O_2 含量和 PaO_2 都是降低的，在代偿后使总肺泡通气量达正常时，$PaCO_2$ 和 CO_2 含量则可正常。如代偿性通气增强过度，可使 $PaCO_2$ 低于正常。如肺通气障碍的范围较大，加上代偿性通气增强不足，使总肺泡通气量低于正常，则 $PaCO_2$ 高于正常。

当流经部分肺泡的血流明显不足时，$\dot{V}_A/\dot{Q}$ 上升，有时病变区肺泡 $\dot{V}_A/\dot{Q}$ 可高达 10 以上。由于血流少于通气，血液能充分动脉化和 PaO_2 显著升高，但其增加的 O_2 含量却很少。相反，在健康的肺部因血流量增加而使其 $\dot{V}_A/\dot{Q}$ 低于正常（不考虑代偿性呼吸增强因素），这部分血液不能充分动脉化，PO_2 与 O_2 含量均可显著降低，$PaCO_2$ 与 CO_2 含量均明显增高。来自两部分的血液混合后其 PaO_2 降低，$PaCO_2$ 的变化则取决于代偿性呼吸增高的程度，可以降低、正常或升高。

比较机体对死腔样通气和功能性分流的代偿，往往对前者更容易。因为功能性分流时患部的血流可代偿性有所减少，但仍有多数血液在未动脉化的情况下掺杂入动脉血；而死腔样通气时，只要病变范围在一定限度内，肺循环的血流通过正常肺泡时，能经呼吸加深、加快，增加健康肺泡的通气量，使偏低 $\dot{V}_A/\dot{Q}$ 有所增高，接近或达到正常。

3. 解剖分流增加　解剖分流（anatomic shunt）指静脉血未经肺部的气体交换直接进入动脉。在生理情况下，肺内存在一部分静脉血经支气管静脉和极少的肺内动 - 静脉交通支直接流入肺静脉，掺入动脉血；心肌内也有少量静脉血直接流入左心。这些解剖分流的血流量占心输出量的 2% ～ 3%。某些肺的严重病变，如肺实变和肺不张等，使该部分肺泡完全失去通气功能，但仍有血流，流经的血液完全未进行气体交换而掺入动脉血，类似解剖分流（图 4-5B）。这种分流与解剖分流被称为真性分流（true shunt），以区别上述仍存在气体交换的功能性分流。

在某些病理过程中，如支气管扩张症常伴有支气管血管扩张和肺内动 - 静脉短路开放，使解剖分流量增加，静脉血掺杂异常增多。在患者呼吸衰竭的发病机制中，单纯的通气不足，单纯的弥散障碍，单纯的肺内分流增加或单纯的死腔增加的情况较少，往往是几个因素同时存在或相继发生作用。例如休克引起的急性呼吸窘迫综合征，既有由肺不张引起的肺内分流，有微血栓形成和肺血管收缩引起的死腔样通气，又有由肺水肿引起的气体弥散功能障碍。

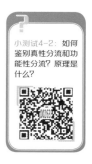

小测试4-2：如何鉴别真性分流和功能性分流？原理是什么？

三、呼吸衰竭对机体的影响

呼吸衰竭时发生的低氧血症和高碳酸血症可影响机体各系统的代谢和功能，首先是一系列代偿适应性反应，以改善组织的供 O_2，调节酸碱平衡，改变组织器官的功能和代谢以适应新的内环境。呼吸衰竭严重时，如机体代偿不全，则可出现严重的低氧血症和高碳酸血症，会造成中枢神经系统等重要器官的代谢功能紊乱。

（一）酸碱平衡及电解质紊乱

呼吸衰竭时，可因外呼吸功能障碍引起呼吸性酸中毒和（或）代谢性酸中毒；由于机体的代偿性呼吸加深、加快，则出现呼吸性碱中毒；若给呼吸衰竭患者应用人工呼吸机不当、利尿剂或$NaHCO_3$过量使用等也可发生医源性代谢性碱中毒。因此，临床上呼吸衰竭患者常为混合性酸碱平衡紊乱。另外，患者如伴发肾功能障碍、休克等病理过程，则往往同时存在血液电解质平衡的紊乱。

1. 代谢性酸中毒 呼吸衰竭引起严重缺氧时无O_2代谢加强、乳酸等酸性产物增多，可导致代谢性酸中毒发生。此外，患者可能出现功能性肾功能不全，使肾小管排酸保碱功能降低，造成酸性物质潴留，以及引起呼吸衰竭的原发病（如感染）或可能出现的病理过程（如休克）均可导致代谢性酸中毒，此时，患者血清K^+浓度可增高。当乳酸这类代谢产物产生增多和排出受阻时，尽管HCO_3^-降低，但血氯浓度可无明显变化。

2. 呼吸性酸中毒 Ⅱ型呼吸衰竭时，大量CO_2潴留引起的高碳酸血症可导致呼吸性酸中毒，急性呼吸衰竭多为失代偿性呼吸性酸中毒；慢性呼吸衰竭由于肾的排酸保碱作用，多为代偿性呼吸性酸中毒。血清电解质的主要变化为：①血钾增高；②血氯降低，因高碳酸血症使红细胞中HCO_3^-生成增多，后者发生"氯离子转移"作用，使细胞外Cl^-转移进入红细胞；另外，酸中毒时肾小管在重吸收HCO_3^-的同时排NH_4Cl和$NaCl$增加。呼吸性酸中毒合并代谢性酸中毒时，血清钾更易增高；血Cl^-或降低，或正常，视两种酸中毒严重程度而定。

3. 呼吸性碱中毒 Ⅰ型呼吸衰竭（如ARDS和重度的肺纤维化）时，由于缺氧引起的呼吸运动反射性增强可导致肺过度通气，大量CO_2排出体外，体内$PaCO_2$下降，发生呼吸性碱中毒。此时患者可因细胞内外离子交换和肾的作用使血K^+浓度降低，血Cl^-浓度增高。

4. 代谢性碱中毒 Ⅱ型呼吸衰竭患者如果使用呼吸机通气过度，使CO_2排出过多，可以导致代谢性碱中毒，或纠正酸中毒和钠水潴留时，使用$NaHCO_3$、利尿剂过量导致代谢性碱中毒。

5. 混合性酸碱平衡紊乱 Ⅱ型呼吸衰竭时，机体缺氧可引起代谢性酸中毒，而潴留的CO_2引起呼吸性酸中毒，从而出现相加型混合酸中毒。急性呼吸衰竭时CO_2潴留可使pH值迅速下降，如与代谢性酸中毒同时存在，可因严重酸中毒引起血压下降、心律失常，甚至心脏停搏。Ⅰ型呼吸衰竭患者，如果通气过度，则可发生代谢性酸中毒合并呼吸性碱中毒。

（二）呼吸系统变化

外呼吸功能障碍造成的低氧血症和高碳酸血症必然从不同的途径影响呼吸功能。氧分压对呼吸系统的影响详见本章第一节"缺氧"。一定程度的$PaCO_2$增高是导致呼吸兴奋的重要因素，$PaCO_2$主要作用于中枢化学感受器，并反射性引起呼吸中枢兴奋和呼吸加深、加快。$PaCO_2$每增加1 mmHg，通气量增加2 L/min。但当$PaCO_2$超过80 mmHg时，则会抑制呼吸中枢，此时患者的呼吸运动主要靠动脉血低氧分压对血管化学感受器的刺激得以维持。此时如果进行氧疗，只能吸入浓度为24% ~ 30%的O_2，以免过快纠正缺氧反而出现呼吸抑制。但对慢性呼吸衰竭患者，尽管$PaCO_2$超过80 mmHg，由于肾代偿，血浆中HCO_3^-浓度增加，患者有时并不出现CO_2麻醉的表现。

引起呼吸衰竭的呼吸系统疾病本身也会导致呼吸运动形式的变化。如中枢性呼吸衰竭时，可出现浅而慢和节律异常的呼吸（潮式呼吸、间歇呼吸、抽泣样呼吸、叹气样呼吸等）。其中最常见者为潮式呼吸，可能由于呼吸中枢敏感性严重下降而引起呼吸暂停，必须依赖血中$PaCO_2$升高到一定程度才引起短时间周期性呼吸中枢兴奋；呼吸运动增强，肺排出CO_2增多，当$PaCO_2$降低到一定程度又可导致呼吸暂停，如此形成周期性呼吸运动。限制性通气障碍性疾病所致的肺顺应性降低导致呼吸变浅而快，主要是因牵张感受器或肺毛细血管旁感受器（juxtapulmonary-capillary receptor，J 感受器）受刺激而反射性引起。阻塞性通气障碍时，由于阻塞的部位不同，表现为吸气性呼吸困难或呼气性呼吸困难。

在生理状态下，肺通气 1 L 呼吸肌耗氧约 0.5 ml。在静息时呼吸运动的耗氧量占全身耗氧量的 1% ～ 3%。呼吸衰竭时，如存在长时间增强的呼吸运动，使呼吸肌耗氧增加，加上血氧供应不足，可能导致呼吸肌疲劳，使呼吸肌收缩力减弱；长期疾病导致的营养不良将引起呼吸肌肌力下降。呼吸肌疲劳使呼吸变浅而快，呈点头或提肩呼吸。呼吸变浅进一步导致肺泡通气量减少，从而加重呼吸衰竭。

（三）心血管系统变化

低氧血症与高碳酸血症对心血管的直接作用是抑制心脏活动，并使血管扩张（肺血管例外）。但轻、中度的 PaO_2 降低和 $PaCO_2$ 升高可通过兴奋心血管运动中枢，使心率加快、心肌收缩力加强、外周血管收缩，加上呼吸运动增强使静脉回流增加，导致心输出量增加。严重的缺氧和高碳酸血症可直接抑制心血管中枢和心脏活动，出现周围循环衰竭、血压下降、心收缩力下降、心律失常、心脏停搏等严重后果（详见本章第一节“缺氧”）。

慢性呼吸衰竭累及心脏的最主要的后果是引起右心肥大与衰竭，称为肺源性心脏病（cor pulmonale），其发病机制详见本章第六节“肺循环与肺动脉高压”。呼吸衰竭也可累及左心，导致左心舒缩功能障碍。肺源性心脏病患者在心功能失代偿时有半数肺动脉楔压增高，说明伴有左心功能不全，其中也可能有部分病例合并有冠心病；急性呼吸窘迫综合征的死亡病例中也有半数发生左心衰竭。所以，目前一般认为，肺部疾病也可累及左心，其机制主要为：①低氧血症和酸中毒同样能使左室肌收缩性降低；②胸膜腔内压的高低同样也影响左心的舒缩功能；③右心扩大和右心室增厚将室间隔推向左心侧，可降低左心室的顺应性，导致左室舒张功能障碍。

（四）中枢神经系统变化

中枢神经系统对缺氧最敏感，当 PaO_2 降至 < 60 mmHg 时，可出现智力和视力轻度减退。如 PaO_2 迅速降至 40 ～ 50 mmHg 以下，会引起一系列神经精神症状，如头痛、不安、定向与记忆障碍、精神错乱、嗜睡，以至惊厥和昏迷。慢性呼吸衰竭患者 PaO_2 低达 20 mmHg 时神志仍可清醒，而急性呼吸衰竭患者 PaO_2 达 26 mmHg 时即可昏迷。CO_2 潴留可使中枢神经系统出现多种精神神经功能紊乱，因 CO_2 潴留可引起脑血管显著扩张，脑血流增加，引起颅内压升高和持续性头痛，尤以夜间和晨起为甚。当 $PaCO_2$ 超过 80 mmHg 时，可引起头痛、头晕、烦躁不安、言语不清、扑翼样震颤、精神错乱、嗜睡、抽搐、呼吸抑制等，称为 CO_2 麻醉（carbon dioxide narcosis）。

由呼吸衰竭引起的脑功能障碍称为肺性脑病（pulmonary encephalopathy）。早期患者常出现头痛、头晕、烦躁不安、言语不清、精神错乱等，后期患者随着病情加重出现间歇抽搐、昏睡、昏迷，以及腱反射减弱或消失、锥体束征阳性体征等。以 Ⅱ 型呼吸衰竭为例，引起肺性脑病的机制如下。

1．对脑血管的影响

（1）脑血管扩张：缺氧和高碳酸血症（CO_2 潴留）都使脑血管扩张。尤其高浓度 CO_2 潴留能显著扩张脑血管。例如，$PaCO_2$ 升高 10 mmHg 约可使脑血流量增加 50%。由于脑血管扩张、脑血流增多导致颅内压升高，患者出现头痛、呕吐等症状。

（2）脑水肿形成：缺氧使脑内细胞生成 ATP 减少，影响细胞膜 Na^+-K^+ 泵功能，使细胞内 Na^+、水增多而形成细胞水肿。细胞水肿包括脑血管内皮细胞水肿和脑细胞水肿，统称为脑水肿。脑充血、脑水肿使颅内压增高，压迫脑血管，更加重脑缺氧，由此形成恶性循环，严重时可导致脑疝形成。

（3）脑血管内皮损伤：缺氧和酸中毒还能损伤血管内皮，使其通透性增高，导致脑间质水肿，也可引起血管内凝血，这也是肺性脑病发生的重要因素之一。

2. 对脑细胞的影响

（1）酸中毒：缺氧和 CO_2 潴留都可导致酸中毒发生。但是，高碳酸血症时，引起脑组织液的 pH 增高比血液更为严重，其原因是：①血液中 CO_2 易进入脑组织液，而 HCO_3^- 不易通过血 - 脑屏障，故中枢的酸中毒更明显。②正常脑脊液的缓冲作用较血液弱，其 pH 也较低（7.33 ~ 7.40），PCO_2 比动脉血高，所以呼吸衰竭时脑脊液的 pH 变化比血液更为明显。当脑脊液 pH 低于 7.25 时，脑电活动变慢，而当 pH 低于 6.8 时脑电活动则完全停止。神经细胞内酸中毒一方面可增加脑谷氨酸脱羧酶活性，使抑制性神经递质 γ- 氨基丁酸生成增多，导致中枢抑制；另一方面脑内磷脂酶活性增强，使溶酶体酶释放，引起神经细胞和组织的损伤。

（2）脑细胞缺氧：引起缺氧性细胞损伤，详见本章第一节"缺氧"。

部分肺性脑病患者表现为神经兴奋、躁动，可能因发生代谢性碱中毒所致。然而酸中毒的患者也有 1/3 表现为神经兴奋，其机制尚不清楚。

（五）血液系统变化

慢性呼吸衰竭患者会出现红细胞增多。由于慢性缺氧，低氧血流经肾时刺激间质细胞生成并释放促红细胞生成素，促使红细胞分化成熟，红细胞增多（详见本章第一节"缺氧"）。

（六）泌尿系统变化

缺氧与高碳酸血症能反射性地通过交感神经使肾血管收缩，肾血流量严重减少，轻者尿中出现蛋白质、红细胞、白细胞及管型等，严重时可发生急性肾衰竭，出现少尿、氮质血症和代谢性酸中毒。若肾结构无明显改变，为功能性肾衰竭，只要外呼吸功能好转，肾功能就可较快地恢复正常。若患者合并有心力衰竭、弥散性血管内凝血或休克，则肾的血液循环和功能障碍会更严重。

（七）消化系统变化

呼吸衰竭时可出现胃肠黏膜糜烂、坏死、出血与溃疡形成等病变，主要见于慢性呼吸衰竭的患者。发生机制：①严重缺氧：可使胃壁血管收缩，能降低胃黏膜的屏障作用；② CO_2 潴留：可增强胃壁细胞碳酸酐酶活性，使胃酸分泌增多；③若患者合并有弥散性血管内凝血、休克等，会进一步加重消化系统的缺血缺氧状态。

四、呼吸衰竭防治的病理生理基础

呼吸衰竭可直接危及生命，所以必须采取及时有效的抢救。其处理原则是在保持呼吸道畅通的条件下，改善通气和氧合功能，纠正缺氧和 CO_2 潴留以及代谢功能紊乱，防治多器官功能损害，从而为基础疾病和诱发因素的治疗争取时间和创造条件。

（一）提高 PaO_2

凡是呼吸衰竭必定存在低张性缺氧。因此，应通过鼻导管或面罩吸氧，提高 P_AO_2，进而通过弥散增加动脉血氧分压和氧饱和度，使 PaO_2 提升到 60 mmHg 以上。应注意在以下不同情况需采取不同的方法提高患者的 PaO_2。

1. 单纯性弥散功能障碍或 I 型呼吸衰竭 由于只有缺氧而无 CO_2 潴留，以及氧的弥散能力比二氧化碳低 20 多倍，故吸入较高浓度的氧（一般不超过 50%）才可提高氧的弥散能力，改善缺氧。

2. 通气不足或 II 型呼吸衰竭　应依据肺泡通气量和 P_AO_2 的关系曲线给予较低浓度的氧（30% 左右），使 PaO_2 达到 60 mmHg 为止。以免虽然快速改善了缺氧状态，但缺氧导致的呼吸中枢的兴奋作用也同时消退，而不能改善与缺氧同时存在的 CO_2 潴留，使病情进一步复杂化。

3. 严重通气 / 血流比例失调　当肺内分流量 > 30% 以上时，吸入纯氧也难以纠正缺氧，可通过增加外源性呼气末正压（PEEP），使肺泡开放，改善气体交换面积，提高 PaO_2 和 SaO_2，改善缺氧。

（二）改善肺通气

呼吸衰竭的患者多有程度不同的通气障碍，特别是 II 型呼吸衰竭患者，增高的 $PaCO_2$ 由肺通气量减少所致，改善通气、增加肺泡通气量是纠正血气异常的重要手段。因此，在进行氧疗之前，必须采取多种措施，使呼吸道保持通畅，增加肺通气以降低 $PaCO_2$。

1. 解除呼吸道阻塞　如用抗生素治疗气道炎症；用 β_2 受体激动剂和抗胆碱药喷雾或雾化吸入扩张支气管，半小时后再用吸入糖皮质激素消炎抗过敏；也可用体位引流，必要时可用纤维支气管镜吸出分泌物。若效果不佳，可进行鼻气管插管或气管切开，建立人工气道。

2. 增强呼吸动力　呼吸兴奋剂能刺激呼吸中枢或外周化学感受器，增强呼吸中枢兴奋，使呼吸运动增强，提高患者的呼吸频率和潮气量。但若对一般慢性呼吸衰竭患者使用中枢兴奋剂，在增加肺通气的同时也增加呼吸肌耗 O_2 量和加重呼吸肌疲劳，反而得不偿失。所以，临床应用呼吸兴奋剂时，应掌握其适应证。如呼吸中枢兴奋剂尼可刹米等，对因服用安眠药以及睡眠呼吸暂停综合征、特发性肺泡低通气综合征等原发于呼吸中枢抑制所致限制性通气障碍是适用的，但对呼吸肌功能障碍、肺水肿、肺炎、ARDS 和肺间质纤维化等以换气障碍为特点的呼吸衰竭，呼吸兴奋剂有弊无利，应列为禁忌。

3. 机械通气　临床各种呼吸衰竭患者，可以根据其病理、病理生理和各种通气障碍的方式不同，合理采用呼吸机进行机械通气并调节呼吸机的合理参数指标，以达到改善通气和换气功能，又能避免机械通气可能造成的不良反应。例如，COPD 和危重哮喘患者的缺氧主要是由于通气 / 血流比例失调和肺通气不足，通过呼吸机的使用可增加 V_A 使 P_AO_2 明显上升；PEEP 能扩张塌陷的气道，改善气体分布和通气 / 血流比值，减少肺内分流，提高 PaO_2。另外，PEEP 可降低内源性呼气末正压（PEEPi），减少吸气肌做功，有利于呼吸肌功能的恢复，这也是治疗呼吸肌疲劳的主要方法。机械通气的主要不良反应或并发症包括：①通气过度，造成呼吸性碱中毒；②通气不足，加重原有的呼吸性酸中毒和低氧血症；③过高的气道压力可导致气胸和纵隔气肿或间质性肺气肿；④并发呼吸机相关肺炎（ventilator associated pneumonia，VAP）。

4. 营养支持与预防　慢性呼吸衰竭患者由于呼吸困难影响进食量和胃肠消化及吸收功能差，机体处于负代谢状态，常伴有营养不良。临床表现为机体免疫功能降低，感染不易控制，易发生呼吸肌疲劳，故除了使用机械通气使呼吸肌休息外，还应补充营养以改善呼吸肌功能。

（三）防治原发病和去除诱因

积极防治各种可能引起呼吸衰竭的原发疾病，或在发病后积极处理，如行部分肺切除手术前，应检查患者心脏与肺的功能储备。功能储备不足者切除部分肺后可发生呼吸衰竭、肺动脉高压与肺源性心脏病。注意消除各种诱因，如感染、过量输液、吸入高浓度氧等。慢性阻塞性肺疾患的患者如发生感冒与急性支气管炎，可诱发呼吸衰竭与右心衰竭，故应注意预防与及时治疗呼吸道感染。

（四）改善内环境及重要器官的功能

水、电解质紊乱和酸碱平衡紊乱的存在，可进一步加重呼吸系统的功能障碍，并可干扰呼吸衰竭的治疗效果，因此及时纠正酸碱平衡及电解质紊乱，可改善心、脑、肾等脏器功能。应采用各种对症治疗，预防和治疗肺动脉高压、肺源性心脏病、肺性脑病、肾功能不全和消化道功能障碍等。

（贺　明　王瑾瑜）

第三节　急性呼吸窘迫综合征

🌓 案例 4-3

案例 4-3 解析

　　患者，女性，64 岁。乏力 1 周、气急 5 天，加重伴咳嗽 2 天。患者 1 周前有活禽接触史，5 天前开始出现气急、胸闷，2 天前症状加重，伴咳嗽、咳痰、痰中带血，有畏寒。查体：T 38.9 ℃，P 104 次 / 分，R 34 次 / 分，BP 140/80 mmHg。烦躁，呼吸窘迫，口唇发绀，无颈静脉怒张，两肺可闻及干、湿啰音，未闻及哮鸣音。既往有糖尿病病史 5 年，高血压病史 3 年，否认药物过敏史。实验室检查：白细胞 8.64×10^9/L，中性粒细胞 83%，pH 7.36，PaO_2 48 mmHg，$PaCO_2$ 27.7 mmHg，SaO_2 84%。肺部 CT 显示：两肺散在高密度阴影，右侧少量胸腔积液。

　　问题：

　　1．该患者可能的诊断是什么？判断依据有哪些？

　　2．该患者应采取哪些治疗措施？为什么？

　　急性呼吸窘迫综合征（ARDS）是一种常见的病死率很高的危重病症，为心源性以外的各种肺内外致病因素所导致的急性低氧血症型呼吸衰竭，临床主要表现为呼吸急促、吸氧难以纠正的低氧血症、肺水肿和肺顺应性降低。2012 年发表在《美国医学会杂志》的 ARDS 新定义和诊断标准包括：在已知临床损伤或新的或恶化的呼吸道症状出现后 1 周内发病；胸部 X 线检查或 CT 扫描双肺透光度降低，且不能完全用胸腔积液、肺叶 / 肺塌陷或结节来解释，如果没有危险因素存在，需要客观评估（如超声心动图）从而排除液体静力性水肿；其呼吸衰竭不能完全由心力衰竭或体液超负荷解释；并且患者的氧合状态分为：①轻度：200 mmHg ＜ PaO_2/FiO_2 ≤ 300 mmHg，呼气末正压或持续气道正压 ≥ 5 cmH_2O；②中度：100 mmHg ＜ PaO_2/FiO_2 ≤ 200 mmHg，呼气末正压 ≥ 5 cmH_2O；③重度：PaO_2/FiO_2 ≤ 100 mmhg，呼气末正压 ≥ 5 cmH_2O（海拔高于 1000 m 时，用动脉血氧分压 [PaO_2] 与吸入氧分数 [FiO_2] 之比计算校正系数：[$PaO_2/FiO_2 \times$（大气压 / 760）]。

　　ARDS 发病过程大致分为渗出（或炎症）期、增生期和纤维化期，然而这三期并非完全独立，往往是相互重叠的。以下从肺泡 - 毛细血管膜损伤及其损伤后修复、纤维化的机制来论述 ARDS 的发病。

┃ 一、病因与发病机制

　　ARDS 的病因或危险因素很多，常见直接损伤因素包括肺内严重感染、肺疾患引起的感染性休克、吸入胃内容物、肺外伤等；常见间接损伤因素有败血症、肺外疾患引起的感染性休克、外伤、输血等。自 2000 年以来，由于机械通气、晶体液复苏和输血策略的改变，作为 ARDS 诱发原因的创伤性损伤有所减少。近年，电子烟和电子烟相关的肺损伤成为 ARDS 的新病因。最值得注意的是，导致 COVID-19 大流行的 SARS-CoV-2 病毒是近年 ARDS 患者死亡的重要原因。

ARDS 渗出期的特征是弥漫性肺泡 - 毛细血管膜损伤，导致毛细血管通透性增强，富含蛋白质的液体渗出，以及肺泡上皮液体转运障碍，从而造成间质和肺泡水肿；同时肺泡上皮受损引起肺表面活性物质生成减少、透明膜形成，导致肺顺应性降低、肺不张，最终引起难治性低氧血症。ARDS 的增生期对患者生存至关重要，其特征是 Ⅱ 型肺泡上皮细胞的恢复，随后分化为 Ⅰ 型肺泡上皮细胞。一旦上皮细胞发生再生，渗出液的重吸收以及肺泡结构和功能就可以重建。ARDS 发生的早期即可启动促纤维化通路，一部分患者会进展到纤维化期，从而限制功能的恢复。

（一）肺泡 - 毛细血管膜损伤

肺泡 - 毛细血管膜由肺泡上皮细胞和毛细血管内皮细胞以及二者的基底膜组成，是气体交换的主要场所。肺泡 - 毛细血管膜损伤是 ARDS 的典型特征，一方面致病因子直接作用于肺泡上皮细胞、肺毛细血管内皮细胞，引起广泛损伤；另一方面主要通过激活白细胞、巨噬细胞、血小板等，造成失调的炎症反应，间接引起损伤。

1. 中性粒细胞 中性粒细胞浸润肺部是 ARDS 的标志，外源性和内源性炎症刺激可被中性粒细胞的特异性受体识别，活化的中性粒细胞产生多种细胞毒性产物，包括活性氧（ROS）、颗粒酶、蛋白酶、炎症介质，并形成中性粒细胞细胞外陷阱（NETs），导致肺损伤。这些产物又会触发多种趋化信号的产生，诱导正反馈，从而进一步增强炎症反应。

（1）中性粒细胞黏附、游出与募集：中性粒细胞是最早被募集到损伤或炎症部位的免疫细胞。ARDS 时，由于炎症刺激，除中性粒细胞本身外，单核细胞、肺泡巨噬细胞、血小板、嗜酸性粒细胞、肥大细胞、内皮细胞等多种细胞产生的具有趋化作用的介质增加，如补体 C5a、PEG2a、LTB4、血小板激活因子、花生四烯酸等，诱导中性粒细胞附着于血管内皮细胞，并从循环系统迁移到肺组织。一般中性粒细胞黏附、游出、迁移至炎症区的过程分为滚动、黏附、爬行和迁移 4 个阶段。中性粒细胞在内皮上的滚动是由选择素所介导的，但与体循环中的中性粒细胞不同，肺循环中性粒细胞的外渗通常发生在毛细血管后小静脉中，由于该节段血管直径多小于中性粒细胞直径（6 ~ 10 μm），细胞需变形通过，因此也有观点认为，中性粒细胞在肺微循环的渗出初期无滚动阶段，且在这种情况下中性粒细胞的运输时间延长。

选择素介导中性粒细胞滚动之后，后者在内皮细胞上停滞、黏附，这一过程由整合素和趋化因子所介导。在细胞因子和趋化因子的作用下，中性粒细胞膜上整合素 CD11/CD18 表达增强，与内皮细胞上的黏附分子 ICAM-1 结合，促进其黏附于内皮细胞；黏附于内皮上的中性粒细胞影响内皮细胞骨架，诱导紧密连接发生改变，从而促进中性粒细胞的迁移。

（2）中性粒细胞损伤肺泡 - 毛细血管膜的机制：中性粒细胞过度激活，表现出多种免疫应答，包括烟酰胺腺嘌呤二核苷酸磷酸（NADPH）氧化酶活性增加产生大量 ROS，以及蛋白水解酶释放，从而造成肺组织损伤。ROS 的损伤机制包括直接破坏靶细胞的 DNA；或触发膜脂质过氧化，导致靶细胞裂解；还可诱导细胞内蛋白（如丝裂原活化蛋白 MAP 激酶）磷酸化和转录因子（如 NF-κB）活化，促进 TNF-α 和 IL-1β 等炎症介质的释放。此外，ROS 激活细胞内钙信号，在发挥促炎作用的同时进一步增强内皮通透性。研究报道，COVID-19 相关 ARDS 患者由于 ROS 水平较高，导致肺血管损伤、通透性增强和血栓形成等并发症，且 NADPH 氧化酶复合物（Nox2）产生的 ROS 与 COVID-19 患者的血栓形成事件有关。

在 ARDS 和 COVID-19 相关 ARDS 中，活化中性粒细胞产生各种细胞毒性产物、NETs 和促炎细胞因子〔如 IL-6β、IL-8、IL-1、TNF-α、单核细胞趋化蛋白 19（MCP-19）、粒细胞 - 巨噬细胞集落刺激因子（GM-CSF）等]，导致炎症反应、组织损伤和肺功能障碍已得到确认。有研究证实，减少中性粒细胞募集可减轻细胞毒性介质的产生，肺组织中性粒细胞增加则显著促进 ARDS 的发病。然而，中性粒细胞募集在 ARDS 中的作用却远比上述描述更为复杂，仍有待进一步探索。

2. 巨噬细胞　有观点认为，巨噬细胞参与 ARDS 的整个发病过程，包括早期渗出和后期损伤组织修复以及纤维化。越来越多的证据表明，巨噬细胞，包括肺泡巨噬细胞和肺间质巨噬细胞都在 ARDS 发病中具有重要作用。早期渗出阶段，病原体通过 Toll 样受体（TLR）、含有受体的富含亮氨酸的核苷酸结合寡聚结构域（NLR）、跨膜 C 型凝集素受体（CLRs）和视黄酸诱导的基因 I 样受体（RLR）等识别并激活巨噬细胞，促进驻留的肺泡巨噬细胞呈 M1 极化，释放 TNF-α、IL-1β、IL-6、IL-12、IL-15、IL-23、趋化因子 CCL8、MCP-1、巨噬细胞炎症蛋白 2（MIP-2）、ROS、活性氮物种（RNS）以及蛋白水解酶等多种促炎介质，诱导中性粒细胞黏附、迁移进入肺和肺泡间隙。因此，M1 巨噬细胞被认为在 ARDS 肺组织损伤过程中具有启动子的作用。

3. 血管内皮细胞　血管内皮损伤是 ARDS 的一个关键特征，在肺损伤期间，多种炎症介质可造成内皮细胞损伤，激活的内皮细胞又进一步生成和释放 IL-1β、IL-8、MIP、TNF-α 等，并上调 ICAM-1、VCAM-1、PECAM-1、E- 选择素、P- 选择素等，促进更多的中性粒细胞黏附、迁移至炎症灶。对于 SARS-CoV-2 病毒，已经确认其可通过血管紧张素转换酶 2（ACE2）感染内皮细胞，直接导致内皮损伤。

内皮受损可表现为内皮细胞的凋亡、脱落。内皮屏障功能破坏导致液体和大分子进入间质间隙和肺泡腔，引起肺水肿。内皮细胞损伤导致多种血管舒缩活性物质产生失调，如内皮素 -1、血管紧张素 -2、NO 和 PGI_2 等，从而促进血管收缩以及炎症细胞的募集和激活，并促进血栓形成。

4. 肺泡上皮细胞　肺泡上皮细胞凋亡是 ARDS 的又一个重要特征，当 I 型肺泡上皮细胞受到损伤后，其表面参与液体转运的蛋白分子，如水通道蛋白 AQP 表达下调以及 Na^+-K^+-ATPase 活性降低，严重影响肺泡内液体的清除，从而造成肺泡水肿，促进 ARDS 的发生发展。Fas/FasL 通路的激活是急性肺损伤患者肺泡上皮损伤的重要机制，此外还有机械因素、局部缺血或细菌产物引起的直接上皮坏死。

Ⅱ 型肺泡上皮细胞在受到直接损伤因子、炎症介质或氧化应激等作用损伤后，其产生的肺表面活性物质减少，加上水肿液的稀释作用以及肺泡过度通气消耗表面活性物质，使肺泡表面张力增加，肺顺应性下降，导致肺不张。

5. 血小板　ARDS 患者循环血液中血小板减少，其主要原因是血小板在肺内大量聚集、血管内发生凝血和纤溶，使其被大量消耗。ARDS 时内毒素、凝血酶、免疫复合物、组织因子以及胶原暴露等均可激活血小板，导致其黏附、聚集和释放。血小板聚集释放进一步产生 TXA_2、PAF、LTs 等，引起血管收缩、肺动脉高压和渗透性肺水肿。有研究发现，重症 COVID-19 患者循环血液中血小板活化增强，并且与不良结局相关，同时发现过度活化的血小板分泌细胞外囊泡和多磷酸盐，通过中性粒细胞加剧血栓炎症级联反应。

此外，在 ARDS 发生发展中还观察到嗜酸性粒细胞的增多和活化，其活化可释放 ROS 和碱性蛋白、嗜酸性细胞阳离子蛋白等，从而发挥损伤作用。

（二）肺损伤修复与肺纤维化

1. 损伤修复的机制　ARDS 损伤修复包括炎症细胞和细胞因子的清除、肺泡水肿液的吸收以及肺泡 - 毛细血管屏障的修复。炎症消退包括促炎途径的下调和抗炎途径的上调，T 调节细胞在这一过程中起着至关重要的作用。Th2 淋巴细胞分泌的 IL-13 和 IL-4 可促进 M2 巨噬细胞极化，进入抗炎表型。M2 巨噬细胞吞噬凋亡中性粒细胞，进一步增加 IL-10 和 TGF-β 等抗炎因子的释放，产生抗炎反应，最终通过清除炎症部位的凋亡中性粒细胞促进机体组织的修复，缓解上皮细胞损伤，恢复肺屏障功能。

肺泡上皮液体运输的恢复需要肺泡上皮的再生。为了修复受损的上皮，存活的Ⅱ型肺泡上皮细胞通过增殖和分化为Ⅰ型肺泡上皮细胞，从而取代丢失的上皮细胞。ARDS 肺损伤后，Ⅱ型肺泡上皮细胞通过启动 Wnt/β-catenin 信号通路快速分裂和增殖，除此之外，TGF-β 信号通路、FOXM1 信号通路对Ⅱ型肺泡上皮细胞增殖也发挥重要调控作用。巨噬细胞也参与上皮损伤修复，巨噬细胞来源的 TNF-α 刺激Ⅱ型肺泡上皮细胞中 GM-CSF 的产生，并通过自分泌信号通路促进其增殖。严重损伤时，还可导致支气管肺泡干细胞、KRT5⁺ 的上皮祖细胞等替代祖细胞动员参与上皮细胞修复，KRT5⁺ 上皮祖细胞的扩增由 HIF-NOTCH 和纤维细胞生长因子受体 2 信号通路驱动。

Ⅰ型肺泡上皮细胞死亡后，Ⅱ型肺泡上皮细胞增殖并分化为Ⅰ型细胞，其中 WNT -β-catenin 通路失活对于Ⅱ型肺泡上皮的转分化至关重要。有研究表明，转录因子 YAP/TAZ 在Ⅱ型肺泡上皮细胞向Ⅰ型肺泡上皮细胞分化中发挥关键作用，且 YAP/TAZ 特异性敲除的Ⅱ型肺泡上皮细胞表现出延长的炎症和纤维化过程。Ⅱ型肺泡上皮细胞向Ⅰ型肺泡上皮细胞分化是驱动肺泡结构重建的重要环节。当紧密的上皮屏障恢复，各种内源性因素，如儿茶酚胺和皮质类固醇可上调肺泡液清除率，促进水肿液的吸收。

成纤维细胞对 ARDS 的基质修复具有重要作用，IL-1、TNF-α、TGF-β、MCP-1 等细胞因子可激活成纤维细胞，刺激胶原合成。ARDS 损伤修复还包括微血管的重建，炎症、氧化应激等损伤可通过诱导促血管生成因子和促炎介质生成激活血管生成级联反应，包括 VEGF、TGF-β、COX-2、血管生成素 2（Ang-2）、Tie-2（Ang 受体）、IL-6、IL-8、TNF-α 等。

2. 肺纤维化的机制　肺纤维化是 ALI/ARDS 的晚期并发症，其特征是成纤维细胞增生和 ECM 沉积过多。在 ARDS 损伤修复期，即 AEC Ⅱ细胞向 AEC Ⅰ细胞的增殖和分化、成纤维细胞增生、基质重建阶段，广泛的基底膜损伤以及再上皮化不足或延迟即可导致纤维化形成。实际上，ARDS 早期由于炎症介质、生长因子的作用即可启动促纤维化。研究表明，上皮细胞可以通过细胞表面整合素（包括 αvβ6 整合素）激活 TGF-β，正反馈进一步上调 αvβ6，从而引起成纤维细胞增殖、肌成纤维细胞转分化、细胞外基质蛋白的产生和沉积，促进肺纤维化形成。受损的上皮细胞释放 PDGF、结缔组织生长因子（CTGF）增加在成纤维细胞促纤维化反应中亦具有重要作用。成纤维细胞的促纤维化反应也受到炎症介质的调控，如 IL-11 通过 ERK 依赖性信号途径促进成纤维细胞向肌成纤维细胞的转分化，并刺激胶原蛋白产生；IL-17、IL-25 可促进成纤维细胞增殖和胶原生成；IL-4 和 IL-13 的过度表达可通过 TGF-β 途径诱导胶原沉积。

基质金属蛋白酶（MMPs）在基质降解中发挥重要作用，有助于 ALI/ARDS 晚期病理性纤维增生反应的消退。M1 巨噬细胞通过直接或间接产生 MMPs 在基质降解中发挥重要作用，即 M1 巨噬细胞不仅可自身产生 MMPs，还可诱导其他细胞，如肌成纤维细胞表达 MMP-13 和 MMP-3。与 M1 巨噬细胞表达 MMPs 相反，M2 巨噬细胞显著表达抗炎细胞因子和金属蛋白酶的组织抑制剂，从而增加细胞外基质合成，抑制基质降解，促进纤维化。然而，另有报道，IL-4 极化 M2 巨噬细胞可通过表达精氨酸酶 -1（arginase-1，Arg-1）和抵抗素样 α 基因来抑制纤维化。因此，巨噬细胞在肺纤维化中的作用有待进一步探索。肌成纤维细胞活化、细胞外基质沉积以及肺组织纤维化的严重程度可能部分取决于 M1 与 M2 巨噬细胞在肺组织损伤局部微环境中的平衡。

二、急性呼吸窘迫综合征对机体的影响

ARDS 发生时，水肿液、纤维化、肺不张引起气道阻塞，炎症介质引起支气管收缩，或炎症介质、低氧导致肺血管收缩，以及微血栓形成等现象的存在，导致肺泡低通气、肺内分流和死腔样通气增加。因此，肺泡通气与血流比例失调是 ARDS 患者发生呼吸衰竭的最主要机制。患者通常发生Ⅰ型呼吸衰竭，当肺部病变广泛而严重时，患者从Ⅰ型呼吸衰竭加重为Ⅱ型呼吸衰竭。

ARDS 时机体的血气变化、酸碱平衡和电解质变化，以及对呼吸系统、循环系统和中枢神经系统的影响在本章第二节"呼吸功能不全"中已详细阐述。需补充的是，有研究表明，ARDS 与继发性脑损伤密切相关，其中最常见的是出血性脑卒中（占所有继发性脑损伤的 25%），但 ARDS 患者出血性脑卒中的机制尚不完全清楚。推测其发生可能从急性呼吸窘迫综合征患者脑小血管病（CMB）的发生中得以解释，即 ARDS 时由于低氧血症和炎症导致内皮功能障碍、血 - 脑屏障破坏以及随后的红细胞外渗，导致 CMB，在急性疾病期间可能进一步发展为出血性脑卒中。缺血性脑损伤在急性呼吸窘迫综合征中也很常见，其发生与脓毒性休克引起的脑梗死和继发于机械通气引起的气体栓塞相关。此外，ARDS 患者通常存在短期和长期认知障碍，包括记忆和注意力障碍。其发生与灌注减少和难治性缺氧易损伤包括下丘脑、丘脑和皮质区域等与神经认知功能密切相关的脑区有关。

三、急性呼吸窘迫综合征防治的病理生理学基础

ARDS 虽是急性肺损伤导致的呼吸衰竭，但常累及循环系统、肾、中枢神经系统等，因此必须采取综合治疗。其基本原则包括消除病因和诱因、提高 PaO_2、降低 $PaCO_2$，具体在本章第二节"呼吸功能不全"中已述。

值得注意的是，机械通气是 ARDS 患者管理的基石，机械通气可有效地维持呼吸功能，但要尽量减轻呼吸机引起的肺损伤，这种医源性继发性肺损伤可增强全身炎症反应，促进多器官衰竭和死亡的发生。而低潮气量通气可减少医源性继发性肺损伤，患者预后较好。一项 COVID-19 相关 ARDS 的回顾性队列研究认为患者尽管采用了最佳呼吸机管理，但仍符合呼吸衰竭严重程度的特定标准，则可接受体外膜肺氧合（ECMO）治疗。此外，国内外 ARDS 诊疗指南建议神经肌肉阻断和早期俯卧位的抢救策略可使 ARDS 患者获益。

针对 ARDS 发病环节的药物治疗研究虽然取得了大量进展，但阻断 ARDS 发病的不同环节，包括减轻肺泡 - 毛细血管膜损伤、减轻肺水肿以及纤维化的药物临床疗效却仍比较有限，比如尽管在动物水平的病理生理基础研究和临床前实验中获得了很好效果的 β_2 激动剂、角化细胞生长因子以及他汀类药物，在 ARDS 患者的临床常规治疗中却未见疗效。由于 ARDS 病因复杂、具有异质性，患者的临床疗效存在差异性，因此在 ARDS 药物治疗中需对患者进行病因分层、执行个体化药物治疗。

知识拓展：急性呼吸窘迫综合征动物模型

（朱莉萍）

第四节　气道阻塞性疾病

案例 4-4

患者女性，76 岁，因"反复咳嗽和咳痰 34 年，呼吸困难 3 年，加重 2 个月"入院。34 年前患者在受凉后出现咳嗽和咳痰，为黄白色痰，服用"头孢类药物"后好转。此后症状间断出现，性质同前，多发生于冬春季，每年可持续 3 个月以上，未系统诊治。3 年前冬季起患者无明显诱因出现活动后呼吸困难，行走约 100 m 时出现，伴频繁咳嗽和咳痰，痰为白色泡沫痰，量中等，偶有夜间不能平卧，并伴乏力和头晕。予化痰和利尿治疗效果

不佳。后上述症状反复出现，冬季加重，持续约 4 个月，诊断为"肺气肿"。1 年前起出现双下肢水肿。2 个月前患者无明显诱因出现呼吸困难加重，休息时即可出现，行走约 10 m 即加重，伴口唇发绀。超声心动图提示右心房和右心室增大（右心房面积 23 cm²，右心室前后径 36 mm），三尖瓣反流（重度）、肺动脉高压（重度），PASP 89 mmHg。患者入院后病情逐渐加重，最终患者因"心力衰竭"死亡。最终诊断：慢性支气管炎，继发肺气肿和慢性肺心病。

　　问题：

　　1. 慢性支气管炎的病理特点是什么？

　　2. 慢性支气管炎反复发作的主要危害是什么？为什么？

　　3. 肺气肿时，肺含气量增加，为什么患者反而表现为缺氧？

　　常见的气道阻塞性疾病（obstructive lung diseases of airway）有慢性阻塞性肺疾病（chronic obstructive pulmonary disease，COPD）、支气管哮喘（asthma）和支气管扩张症（bronchiectasis）等。

一、慢性阻塞性肺疾病

　　根据慢性阻塞性肺疾病全球倡议（Global Initiative for Chronic Obstructive Lung Disease，GOLD）2023 年修订版，慢性阻塞性肺疾病（chronic obstructive pulmonary disease，COPD，简称慢阻肺）的定义如下：COPD 是一种异质性肺部状态，以慢性呼吸道症状（呼吸困难、咳嗽、咳痰）为特征，是由于气道异常（支气管炎、细支气管炎）和（或）肺泡异常（肺气肿）导致的持续性（常为进展性）气流阻塞。

　　COPD 常发生于小气道（直径 < 2 mm 的细小支气管），与慢性支气管炎和肺气肿密切相关。当慢性支气管炎和肺气肿患者肺功能检查出现气流受限、并且不能完全可逆时，则诊断为慢阻肺。

（一）慢性支气管炎

　　慢性支气管炎（chronic bronchitis）是因长期的物理和化学因子刺激、反复感染、机体内在因素等多种因素引起的气管、支气管黏膜及其周围组织的慢性非特异性炎症。临床以咳嗽和咳痰为主要症状，以反复发作的慢性过程为特征，每年至少持续 3 个月以上，至少持续 2 年以上。慢性支气管炎是一种常见病，中老年人群中发病率达 15% ～ 20%，常见于重度吸烟者，可进展为阻塞性肺气肿和慢性肺源性肺心病。

　　1. 病因和发病机制　　慢性支气管炎的病因复杂，迄今尚不完全清楚，可能是以下多种因素长期作用的结果。

　　（1）吸入物质的慢性刺激和季节因素

　　1）吸烟：吸烟者比不吸烟者患慢性支气管炎的比例高 2 ～ 8 倍。香烟烟雾中含有焦油、尼古丁和镉等有害物质，可以直接损伤呼吸道黏膜；并可以干扰纤毛的运动而损伤其自净功能；吸烟还可以抑制肺泡巨噬细胞的吞噬和免疫功能，并最终使呼吸道易被感染。

　　2）大气污染：尤其是可吸入颗粒物（直径 ≤ 5μm）会直接损伤呼吸道黏膜，而汽车尾气中的 SO_2 和 NO_2 可与呼吸道黏膜中的水分结合形成酸，致使黏膜水肿、上皮细胞损伤和脱落以及纤毛运动障碍，并最终导致呼吸道防御能力下降。

　　3）寒冷：寒冷会使支气管黏膜局部的小血管痉挛、缺血，并使纤毛运动障碍和分泌物排出受阻，从而有利于病原体的侵入和繁殖。寒冷是慢性支气管炎急性发作的重要原因和诱因，故慢性支气管炎通常见于冬季。

（2）病原体感染：包括反复的病毒（如流感病毒、鼻病毒、腺病毒和呼吸道合胞病毒等）感染和继发细菌（如流感嗜血杆菌和肺炎链球菌等）感染。

（3）内在因素：年老体弱、营养不良（维生素C、A、D缺乏）、支气管哮喘等可导致全身及呼吸道局部防御免疫功能下降，这些都是慢性支气管炎的高危因素。

2．病理变化　病变可累及气管、支气管和细小支气管等，病理变化包括：①支气管黏膜上皮细胞损伤：表现为纤毛粘连、倒伏和脱落，以及上皮细胞变性、坏死及脱落等；②鳞状上皮化生：支气管假复层纤毛柱状上皮被鳞状上皮取代（图4-6），这是机体对慢性刺激的一种适应性改变，化生的鳞状上皮对慢性刺激的抵抗力更强，但是丧失了假复层纤毛柱状上皮的自我净化功能；③杯状细胞增生：正常支气管黏膜的杯状细胞与纤毛柱状上皮细胞数目之比为1∶4，而慢性支气管炎时变为1∶2～1∶1（图4-7），这是支气管黏膜对慢性刺激的适应性改变，目的是产生更多黏液包裹有害物质，形成痰液并排出体外；④黏液腺增生肥大：正常黏液腺与浆液腺之比为1∶1，而慢性支气管炎时可达2∶1，这也是慢性支气管炎患者痰多的原因之一；⑤黏膜下间质慢性炎细胞浸润：包括单核淋巴细胞和浆细胞散在浸润；⑥喘息型慢性支气管炎可出现支气管壁平滑肌增生和肥大；⑦若慢性支气管炎炎症重，支气管管壁会被破坏，进而出现纤维性修复。

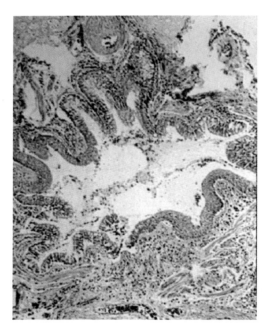

图4-6　慢性支气管炎，显示支气管黏膜灶状鳞状上皮化生，杯状细胞明显增生，黏膜下间质少量淋巴细胞散在浸润，毛细血管扩张充盈，平滑肌束明显增生（HE染色，×10）

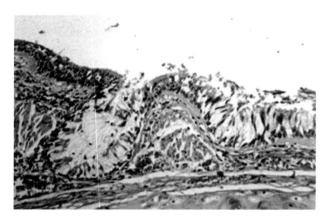

图4-7　慢性支气管炎，显示支气管黏膜中杯状细胞明显增生（HE染色，×20）

3．临床病理联系　慢性支气管炎的主要临床表现为咳嗽、咳痰，这是由于支气管黏膜受炎症反复刺激及黏液分泌增多而出现咳嗽、咳痰的症状。痰液一般为白色黏液泡沫状，在急性发作期，咳嗽加剧，可出现黏液脓性或脓性痰。支气管痉挛或狭窄及黏液分泌物阻塞管腔，常可导致喘息。双肺听诊可闻及哮鸣音。病变晚期可因支气管黏膜和腺体萎缩（慢性萎缩性气管炎）、分泌物减少而痰量减少或无痰，出现干咳。

在疾病早期，肺功能检查一般无明显气流受限。随着病情进展，逐渐出现气道狭窄、阻力增加和气流受限，进入慢性阻塞性肺疾病阶段。

（二）肺气肿

肺气肿（pulmonary emphysema）是指呼吸性细支气管及其远端的肺组织永久性扩张，通常伴有肺泡间隔破坏，但是没有明显的肺纤维化。

1. 病因和发病机制

（1）吸烟：烟草燃烧时释放的氧自由基，可以氧化 α_1- 抗胰蛋白酶（antitrypsin，AT）活性中心的蛋氨酸，使 α_1-AT 失活，为"功能性" α_1-AT 缺乏症，从而使中性粒细胞释放的弹力蛋白酶和肺巨噬细胞释放的基质金属蛋白酶活性增强，导致肺组织损伤。此外，烟草中的尼古丁可以趋化中性粒细胞至局部肺组织中发挥致炎作用。

（2）小气道阻塞：会引起慢性炎症，吸引巨噬细胞和中性粒细胞聚集到局部并产生弹力蛋白酶和基质金属蛋白酶，降解肺弹力纤维，并最终导致肺气肿的发生。

（3）α_1- 抗胰蛋白酶缺乏症（α_1-antitrypsin genetic deficiency）：α_1-AT 是存在于血清、组织液和巨噬细胞中的多种蛋白水解酶的抑制剂，在肝细胞内合成后释放至血清中，能抑制炎症时中性粒细胞和巨噬细胞分泌的弹性蛋白酶的作用。α_1-AT 缺乏症患者家族中肺气肿的发病率比一般人群高 15 倍，且为全腺泡型肺气肿。

2. 肺气肿的病理分型　根据肺气肿发生的部位分为肺泡性肺气肿、间质性肺气肿和其他类型肺气肿。

（1）肺泡性肺气肿（alveolar emphysema）：病变发生在肺腺泡（acinus）内（图 4-8），因其常合并有小气道阻塞性通气障碍，故也称阻塞性肺气肿（obstructive emphysema）。根据其发生部位和范围，又可分为：①腺泡中央型肺气肿（centriacinar emphysema）：位于肺腺泡中央的呼吸性细支气管囊状扩张，而肺泡管、肺泡囊和肺泡不扩张。常见于肺上叶，与吸烟密切相关（图 4-9）。②全腺泡型肺气肿（panacinar emphysema）：呼吸性细支气管、肺泡管、肺泡囊和肺泡弥漫性扩张，肺气肿均匀地累及全部腺泡。常见于肺下叶，可能与 α_1-AT 缺乏症有关。③腺泡周围型肺气肿（periacinar emphysema）：腺泡周边部肺泡管和肺泡囊扩张，近侧端呼吸性细支气管基本正常，常发生于胸膜下肺组织，可发展为肺大疱。由于此型肺气肿多系小叶间隔受牵拉或炎症病变所致，也称隔旁肺气肿（paraseptal emphysema）。

知识拓展：COPD 动物模型构建与评估

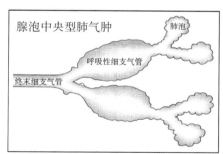

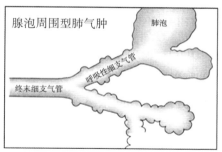

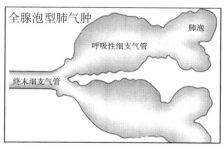

图 4-8　肺气肿病理分型模式图

图 4-9　肺气肿的肉眼观

（2）间质性肺气肿（interstitial emphysema）：肋骨骨折、胸壁穿透伤或剧烈咳嗽等，可引起肺内压急剧升高，导致细支气管或肺泡间隔破裂，空气进入肺间质形成间质性肺气肿。气体在胸膜下、肺小叶间隔形成串珠状气泡，也可沿细支气管壁和血管周围的组织间隙扩散至肺门、纵隔，甚至在上胸部和颈部皮下形成皮下气肿。

（3）其他类型肺气肿：①瘢痕旁肺气肿（paracicatricial emphysema）：常见于肺组织瘢痕灶周围，是由肺泡破裂融合形成的局限性肺气肿，因其发生位置不固定，且形态及大小不一，故也称为不规则型肺气肿。若气肿囊腔直径超过 2 cm，破坏肺小叶间隔，则称肺大疱（bullae of lung），位于胸膜下的肺大疱破裂可引起气胸；②代偿性肺气肿（compensatory emphysema）：是指肺萎缩及肺叶切除后，残余肺组织或肺炎性实变病灶周围肺组织肺泡代偿性过度充气、膨胀，通常不伴肺泡壁的破坏，故属非真性肺气肿；③老年性肺气肿（senile emphysema）：老年人的肺组织常发生退行性变，肺弹性回缩力减弱，肺余气量增多而引起肺膨胀，因不伴肺泡间隔破坏，故并非真性肺气肿，而是过度充气（over inflation）。

3．病理变化

（1）肉眼观：肺苍白且膨大，边缘钝圆。肺颜色苍白的原因是肺气肿时肺泡间隔断裂，肺毛细血管床减少所致。气肿肺显著膨胀，失去弹性，剖胸时气肿部分不能回缩，指压后压痕不易消退。切面肺组织呈蜂窝状（图 4-10），触之捻发音增强。因肺气肿类型不同，所见囊腔的大小、分布部位及范围均有所不同。全腺泡型较腺泡中央型肺气肿更膨胀，上 2/3 肺部病变更严重。

（2）镜下观：肺泡扩张，肺泡间隔变窄、断裂，相邻肺泡融合成较大的囊腔（图 4-11）。肺泡间隔破坏，由中性粒细胞和肺巨噬细胞释放的弹性蛋白酶和基质金属蛋白酶溶解破坏所致。肺泡间隔内毛细血管床数量减少，间质内肺小动脉内膜纤维性增厚。小支气管和细支气管可见慢性炎症改变。腺泡中央型肺气肿的气囊壁上可见柱状或低柱状的呼吸上皮及平滑肌束的残迹。全腺泡型肺气肿的囊泡壁上偶见残存的平滑肌束片段，而较大的囊泡腔内有时还可见间质和肺小动脉构成的悬梁。

4．临床病理联系　本病病程进展缓慢，患者早期无明显症状和体征，常在咳嗽、咳痰等慢性支气管炎症状的基础上，出现逐渐加重的呼气性呼吸困难，有气促、胸闷和发绀等缺氧症状。如果肺大疱破裂，可出现突然加剧的呼吸困难等气胸的临床表现。严重者因长期处于过度吸气状态而使肋骨上抬，肋间隙增宽。胸廓前后径几乎等于左右径，横截面为圆形，形成肺气肿患者特有的体征——"桶状胸"。叩诊呈过清音，触诊语音震颤减弱，听诊呼吸音弱，呼气延长。因肺容积增大，胸部 X 线检查见肺野扩大，膈下降，透光度增强。

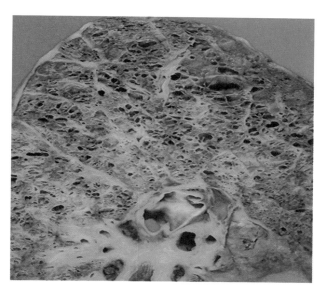

图 4-10　全腺泡型肺气肿的肉眼观

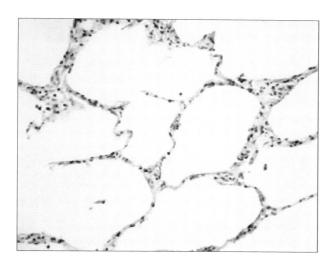

图 4-11　肺气肿镜下观。肺泡呈弥漫性扩张，肺泡间隔变窄，肺泡间隔断裂

　　肺气肿最常见的并发症：①慢性肺源性心脏病：长期严重肺气肿，由于肺泡间隔毛细血管床受压及数量减少，使肺循环阻力增加，肺动脉压升高，最终导致慢性肺源性心脏病及右心衰竭；②自发性气胸和皮下气肿：位于肺胸膜下的肺大疱破裂可引起自发性气胸，位于肺门、纵隔的气肿，可在上胸部和颈部皮下形成皮下气肿。

二、支气管哮喘

　　支气管哮喘（bronchial asthma）简称哮喘，主要特征包括气道慢性炎症、气道对多种刺激因素出现的高反应性，常伴有广泛多变的可逆性气流受限以及气道重塑。临床表现为反复发作的喘息、气急、胸闷或咳嗽等症状，常在夜间及晨间发作或加重。多数患者可自行缓解或经治疗缓解。本病多见于儿童或老年人群，约 40% 的患者有家族史。

1. 病因和发病机制

（1）病因：目前认为支气管哮喘由遗传因素和环境因素共同作用所致。支气管哮喘具有家族聚集现象，具有多基因遗传倾向。影响支气管哮喘发病的环境因素包括花粉、尘埃、尘螨、动物毛屑、真菌、某些食品和药品等过敏原。

（2）发病机制：支气管哮喘的发病机制比较复杂，变态反应、气道炎症、气道的高反应性和神经因素等的相互作用是哮喘发生的基础。根据目前的研究结果，将其发病机制概括如下。

1）气道免疫 - 炎症机制：支气管哮喘的发病与辅助性 T 细胞亚群 Th1 和 Th2 失衡有关，Th1 细胞功能减弱，而 Th2 细胞功能增强。吸入过敏原后，过敏原被抗原呈递细胞（巨噬细胞或树突状细胞）处理后呈递给 T 细胞，并激活 T 细胞。Th2 细胞主要调节体液免疫反应，分泌 IL-4 及 IL-5。IL-4 可促进 B 细胞产生 IgE，刺激肥大细胞增殖。因致敏的 IgE 包裹的肥大细胞与抗原发生反应，并脱颗粒释放组胺、肝素和白三烯等，引发哮喘，称为速发型变态反应。其中 IL-5 是嗜酸性粒细胞的趋化因子和激活因子，可使嗜酸性粒细胞脱颗粒，释放出颗粒内的主要碱性蛋白、嗜酸性粒细胞阳离子蛋白和过氧化物酶等，损伤气道上皮，诱发支气管平滑肌细胞收缩、成纤维细胞增生和细胞外基质的合成。

2）神经调节机制：神经因素是支气管哮喘发病的重要环节之一。气管和支气管平滑肌细胞表达 β_2 肾上腺素受体（兴奋时，平滑肌舒张）、M 胆碱受体（兴奋时，平滑肌收缩）、非肾上腺素能非胆碱能（NANC）受体等。当人体的 β_2 受体功能低下和迷走神经张力亢进时，支气管平滑肌就会出现明显的收缩，诱发支气管哮喘。当胆碱能神经系统的活性增加时，会使 M 受体的兴奋性增高以及平滑肌收缩，从而诱发支气管哮喘。另外，NANC 能释放舒张支气管平滑肌的神经介质（如血管活性肠肽、一氧化氮）以及收缩支气管平滑肌的介质（如 P 物质、神经激肽），两者平衡失调，则可引起支气管平滑肌收缩，诱发支气管哮喘。

2. 病理变化

（1）肉眼观：疾病早期没有明显变化。随疾病发展，肺组织因过度充气而膨胀，支气管和细支气管内有黏稠痰液或黏液栓，常伴有局部肺不张，导致局灶肺萎陷。

（2）镜下观：①支气管和细小支气管的炎症病变，表现为支气管被稠厚的黏液栓阻塞，可见 Charcot-Leyden 结晶（为嗜酸性粒细胞崩解产物）和 Curschmann 螺旋丝（由破碎的脱落上皮细胞及黏液成分构成的细丝）；支气管壁水肿，伴多量嗜酸性粒细胞浸润，嗜酸性粒细胞可吞噬异物或过敏原；支气管黏膜上皮细胞片状坏死及脱落；黏液腺增生或杯状细胞增多；②气道重塑也是支气管哮喘的一个主要病变，表现为在炎症增厚的基础上，支气管黏膜上皮基底膜显著增厚及玻璃样变，管壁平滑肌增生肥大，导致气道增厚、狭窄（图 4-12）。

3. 临床病理联系　支气管哮喘发作时，因细支气管痉挛和黏液栓阻塞，引起呼气性呼吸困难、胸闷并伴有哮鸣音。症状可自行缓解或经治疗后缓解。长期反复的哮喘发作可致胸廓变形及弥漫性肺气肿，有时可合并自发性气胸。对支气管哮喘患者应积极寻找并去除致敏原，防止受凉，及时处理呼吸道感染病灶。

L4-8a
哮喘动物模型的构建
与评估

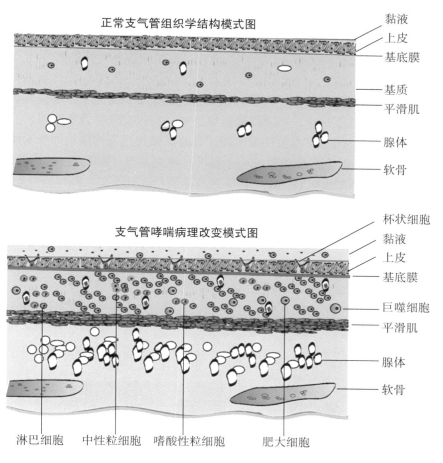

正常支气管组织学结构模式图

黏液
上皮
基底膜
基质
平滑肌
腺体
软骨

支气管哮喘病理改变模式图

杯状细胞
黏液
上皮
基底膜
巨噬细胞
平滑肌
腺体
软骨

淋巴细胞　中性粒细胞　嗜酸性粒细胞　肥大细胞

图 4-12　支气管哮喘病理变化模式图

三、支气管扩张症

支气管扩张症（bronchiectasis）是指感染、理化、免疫或遗传等因素引起支气管壁结构破坏，导致支气管异常持久性扩张、变形及反复化脓性感染的气道慢性炎症。临床表现为慢性咳嗽和大量脓痰，可有间歇性咯血。支气管扩张症可伴有气道阻塞，并导致呼吸功能障碍及慢性肺源性心脏病。

1. 病因和发病机制　引起支气管扩张的重要病因是支气管壁的肌组织和弹力支撑组织炎性破坏和支气管腔的阻塞。少数与支气管先天性发育不全及遗传因素有关，还有部分病例病因不明。

（1）感染因素：支气管扩张症多继发于下呼吸道感染，包括细菌性肺炎、百日咳、支原体、病毒及结核分枝杆菌等引起的支气管和肺部感染等。因反复感染，特别是化脓性炎症，管壁平滑肌、弹性纤维和软骨等支撑结构被破坏；同时，受支气管壁外周肺组织慢性炎症所形成的纤维瘢痕组织的牵拉作用，导致呼气时管壁不能完全回缩，咳嗽时支气管腔内压增加，导致支气管腔逐渐发展为永久性扩张。

（2）支气管腔阻塞：儿童异物吸入、支气管外肿大淋巴结或肿瘤压迫，造成支气管腔阻塞，其远端分泌物排出受阻，引起阻塞性支气管炎，支气管壁破坏而导致支气管扩张。

（3）支气管先天性发育不全及遗传因素：支气管先天性发育障碍时，因支气管壁的平滑肌、弹性纤维和软骨薄弱或缺失，管壁弹性降低，容易引发支气管扩张。在欧美国家的白色人种患者中，支气管扩张症起源于囊性纤维化（cystic fibrosis，CF）较为多见，而我国比较少见。CF是一

知识拓展：支气管扩张症的发病机制图

种侵犯呼吸道、胰腺、肠道、肝等多种部位的遗传性疾病，主要表现为外分泌腺的功能紊乱、黏液腺增生、分泌液黏稠等。CF 患者气道内可产生大量黏稠的黏液阻塞细小支气管并滞留于肺部，成为细菌繁殖场所，故常引起肺部感染和间质纤维化，最终导致支气管扩张。

2．病理变化

（1）肉眼观：支气管扩张累及段支气管以下及直径大于 2 mm 的中、小支气管，有时可累及肺内各段支气管，支气管呈圆柱状、串珠状或囊状扩张，扩张支气管管壁增厚，腔内常含有黏液脓性或黄绿色脓性渗出物，偶尔可有血性渗出物。有时扩张支气管连续延伸至胸膜下，使肺呈蜂窝状（图 4-13）。病变可局限于一个肺段或一个肺叶，也可累及一侧肺甚或双侧肺均被累及。一般以左肺下叶最多见。扩张的支气管周围肺组织常有不同程度的萎陷、纤维化或肺气肿。

（2）镜下观：扩张支气管壁呈慢性炎症表现，并伴有不同程度的组织结构破坏。支气管壁明显增厚，支气管黏膜上皮脱落、增生伴鳞状上皮化生，可有糜烂及小溃疡（图 4-14）。黏膜下血管扩张、充血，管壁可见淋巴细胞、浆细胞及中性粒细胞浸润，管壁腺体、平滑肌、弹性纤维和软骨遭受不同程度的破坏，继而萎缩或消失，可见肉芽组织形成。扩张的支气管周围肺组织可见淋巴细胞、浆细胞浸润和纤维结缔组织增生。

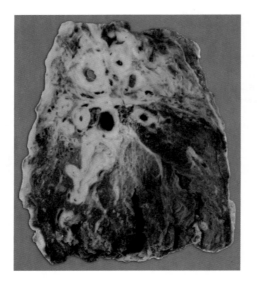

图 4-13　支气管扩张症肉眼观
显示肺上叶可见圆柱状和囊状扩张的支气管，并延伸至肺膜下，支气管管壁增厚，管腔内可见少量黄色的脓性渗出物

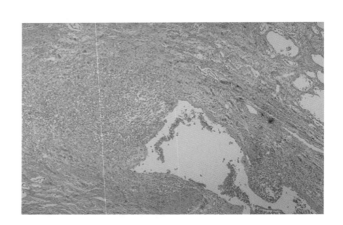

图 4-14　支气管扩张症镜下观（HE 染色，×10）
显示支气管壁僵硬，呈三角形，支气管黏膜脱落至管腔中，黏膜下间质多量中性粒细胞、浆细胞和淋巴细胞弥漫浸润，纤维结缔组织明显增生

3．临床病理联系　支气管扩张症的典型临床表现为频发的咳嗽、咳大量脓痰和咯血。因慢性炎症的反复刺激，扩张支气管分泌物增多，伴化脓性感染而引起咳嗽及咳出大量脓痰，咳痰与体位改变有关。若支气管壁血管遭破坏，则可咯血。炎症累及胸膜者可出现胸痛。病变严重者常因支气管引流不畅或痰不易咳出而感到胸闷、憋气和呼吸困难等。慢性重症患者常伴严重的肺功能障碍，出现气急、发绀和杵状指（趾）等。扩张的支气管多难以恢复，治疗措施主要是控制感染、清除痰液和处理咯血。部分患者需采用外科手术治疗，切除病变的肺叶。预防和彻底治疗麻疹、百日咳和肺结核等疾病，去除引起支气管不全阻塞的各种因素对本病预防具有重要意义。少数患者可并发肺脓肿、脓胸及脓气胸。晚期肺组织广泛纤维化可并发肺动脉高压症和慢性肺源性心脏病。

（裴　斐　田新霞）

第五节　限制性肺疾病

案例 4-5

患者，男性，46 岁，因活动后胸闷气喘 1 个月就诊。入院时体检：生命体征平稳，双肺可闻及细小捻发音和湿啰音，双手杵状指。胸部 CT 检查：双肺外侧网状影，轻度蜂窝肺伴支气管牵拉性扩张影。胸膜不连续条形钙化影，胸膜斑形成。职业史：汽车制造厂装配工 20 余年。临床诊断：石棉肺。

问题：

1．石棉粉尘如何导致石棉肺？

2．石棉肺最重要的并发症是什么？

案例 4-5 解析

弥漫性肺疾病（diffuse pulmonary diseases）大致分为两种：阻塞性肺疾病（obstructive pulmonary disease）和限制性肺疾病（restrictive lung diseases）。限制性肺疾病是肺通气血流受限，其特征是肺实质扩张减少，肺容量下降，主要表现为肺的顺应性降低。与阻塞性肺疾病不同，限制性肺疾病患者用力肺活量（forced vital capacity，FVC）下降而呼气流速正常或成比例下降。因此，1 秒用力呼气量 / 用力肺活量（FEV_1/FVC）的比值接近正常；通气 / 血流比值（ventilation/perfusion ratio）异常（大于或小于 0.84）而引起低氧血症。

一、概述

限制性肺疾病主要见于两种情况：第一种是胸壁疾病但肺部正常，如重度肥胖、胸膜和神经肌肉疾病（如影响呼吸肌的吉兰 - 巴雷综合征）；第二种是急性或慢性弥漫性间质肺疾病（diffuse interstitial lung diseases，DILDs）。本章主要介绍后者。

（一）急性限制性肺疾病

急性限制性肺疾病的经典代表是急性呼吸窘迫综合征，详见本章第三节内容。

（二）慢性限制性肺疾病

1．**定义**　慢性弥漫性间质肺疾病是一组主要累及肺间质（pulmonary interstitium）的异质性疾病群，目前多达 200 余种，但大部分病因不明。肺间质主要由间质细胞和网织纤维构成，是位于肺泡间隔内、肺泡上皮与血管内皮基底膜之间的疏松结缔组织。实际上，这组疾病也可进一步累及肺泡上皮和（或）血管内皮细胞以及肺泡腔。弥漫性间质肺疾病因其累及范围广而得名。既往认为慢性 DILDs 是一组少见病和罕见病，其实恰恰相反，慢性 DILDs 是临床实践中需要鉴别诊断的常见疾病之一，近年来得到越来越多医务工作者的重视。

慢性弥漫性间质肺疾病的病种多，病因和发病机制复杂。因此，病理组织学表现复杂多样并存在交叉重叠，常常出现肺间质水肿和（或）纤维化，导致"僵硬肺"。随着各种活检新技术的飞速发展，特别是冷冻肺活检及电视胸腔镜手术（video assisted thoracoscopic surgery，VATS）等的广泛应用，病理医师将面对越来越多的 DILDs 样本，这就要求加深认识及进一步细化鉴别诊断各型 DILDs，以满足患者或内科医生的诊断需求。目前，国际上已广泛接受诊断 DILDs 需要临床（呼吸内科、风湿免疫科和感染科等）、影像和病理多学科合作进行综合诊断（clinico-radiologic-pathologic diagnosis，CRP 诊断）这一共识。尤其是对于病因不明的特发性间质性肺炎（idiopathic interstitial pneumonias，IIPs），组织学形态往往斑驳、不一致，缺乏特征性改变，单纯依据病理组织学诊断困难。临床医师和病理医师都应该充分认识到 IIPs 与肿瘤性疾病不同，病理诊断不是其临床诊断的"金标准"。因此，病理医师应该充分了解患者相关临床信息和影像学，包括病程、全身系统症状、肺功能状态、免疫状态、影像学是弥漫还是局限性病变等，再结合对应的病理组织切片给予适当的评价、解读以及诊断。

2. 分类 弥漫性间质肺疾病分类的进展相对缓慢。2002—2003 年美国胸科学会（American Thoracic Society，ATS）和欧洲呼吸学会（European Respiratory Society，ERS）陆续发表了国际多学科专家讨论共识，推荐 DILDs 分类法和修订 IIPs 国际多学科分类，第一次统一和初步理顺了既往各分类分型之间的混乱情况。2013 年，ATS 和 ERS 进一步归纳总结经验，更新 DILDs 为四大类：①第一大类，已知病因的 DILDs。主要包括职业病（如硅肺、石棉肺、肺尘埃沉着病等）、药物相关性（如抗心律失常药胺碘酮、抗生素呋喃妥因、降压药美卡拉明和抗癌药环磷酰胺、博来霉素）、结缔组织相关性间质性肺疾病（CTD-ILD）等。②第二大类，肉芽肿性 DILDs。如结节病、肉芽肿性血管炎（GPA）、过敏性肺炎（HP）、嗜酸性肉芽肿性多血管炎（EGPA）（既往又称 Churg-Strauss 综合征）及坏死性结节病样肉芽肿病（NSG）等。③第三大类，罕见 DILDs。如肺泡蛋白沉积症（PAP）、朗格汉斯细胞组织细胞增生症（LCH）、肺淋巴管平滑肌瘤病（PLAM）、嗜酸性粒细胞性肺炎（EP）、肺出血-肾炎综合征和特发性肺含铁血黄素沉着症等。④第四大类，特发性间质性肺炎（IIPs）。IIPs 是一组病因不明的 DILDs，可进一步分为三大类：主要 IIPs、罕见 IIPs 以及不能分类 IIPs（表 4-4）。

表 4-4　2013 年 ATS/ERS 关于特发性间质性肺炎（IIPs）的国际多学科分类

分类	组织病理学诊断	CRP 诊断
主要 IIPs	慢性纤维化性 IP	
	普通型间质性肺炎（UIP）	特发性肺纤维化（IPF）
	非特异性间质性肺炎（NSIP）	特发性非特异性间质性肺炎（iNSIP）
	吸烟相关性 IP	
	呼吸性细支气管炎（RB）	呼吸性细支气管炎伴间质性肺疾病（RB-ILD）
	脱屑性间质性肺炎（DIP）	DIP
	急性和亚急性 IP	
	机化性肺炎（OP）	隐源性机化性肺炎（COP）
	弥漫性肺泡损伤（DAD）	急性间质性肺炎（AIP）
罕见 IIPs	淋巴细胞性间质性肺炎（LIP）	特发性淋巴细胞性间质性肺炎（iLIP）
	胸膜肺实质弹力纤维增生（PPFE）	特发性胸膜肺实质弹力纤维增生（iPPFE）
不能分类 IIPs		

3. 分类新进展　近年来，临床工作中关注到部分 IIPs 患者具有系统性自身免疫失调疾病特征，但不足以确诊为任一种结缔组织疾病（CTD）。即部分患者可能有典型的临床表现，但是缺乏血清学依据；或血清中出现特异性抗体，但没有典型的临床或胸腔外表现。既往研究者提出了多种不同但又重叠的概念和标准来描述这类患者，包括未分类结缔组织病相关性间质性肺

病（UCTD-ILD）、肺部优势性结缔组织病（LD-CTD）以及自身免疫性特征的间质性肺病（AIF-ILD）等。为此，2015 年 ATS 和 ERS 成立 CTD-ILD 特别工作组，提出具有自身免疫特征的间质性肺炎（interstitial pneumonia with autoimmune features，IPAF）的命名及诊断标准。诊断 IPAF 需要两个先决条件：患者必须有高分辨率计算机断层扫描（HRCT）成像和（或）肺活检组织学证明间质性肺疾病的证据；临床彻底评估，排除已知原因引起的间质性肺疾病，且不满足 CTD 诊断标准。诊断标准包含临床、血清学及形态学三方面中心内容（表 4-5）。患者满足先决条件后，有至少两方面表现，每个方面至少有一个特征。

表 4-5　2015 年 ATS/ERS 关于具有自身免疫特征的间质性肺炎（IPAF）的诊断标准

临床表现	血清学表现	形态学表现
包括		
雷诺现象	已知与 CTDs 相关的	**HRCT 类型**
手掌或指腹毛细血管扩张症	所有循环系统自身抗体，	NSIP 或 OP
远端指尖皮肤溃疡	如 ANA 阳性 > 1∶320	NSIP 重叠 OP
不明原因的手指水肿	ANA 核仁型（任何滴度）	LIP
远端手指皮肤裂纹（技工手）	ANA 着丝点型（任何滴度）	**肺活检组织学类型**
手指背侧固定性皮疹（Gottrons 征）	抗 RF、抗 CCP	NSIP 或 OP
外周关节滑膜炎	抗 SSA、抗 SSB	NSIP 重叠 OP
多关节晨僵 > 60 min	抗 dsDNA、抗 RNP、抗 Sm	LIP
其他	抗 scl-70、抗 pm-scl	间质淋巴细胞浸润
	抗 MDA5	伴生发中心形成
	抗 tRNA 合成酶	弥漫性淋巴浆细胞浸润
		多部位受累
		原因不明的胸膜积液、增厚
		原因不明的心包积液、增厚
		原因不明的气道疾病
		原因不明的肺血管病变
不包括		
脱发	低滴度抗核抗体（ANA）	
光敏	低滴度类风湿因子（RF）	
口腔溃疡	C 反应蛋白	
肌痛或关节痛	红细胞沉降率	
干燥症	肌酸磷酸激酶	

2018 年 Wells AU 等人描述了尽管已接受治疗、但病情仍在恶化的非 IPF 纤维性肺疾病患者亚群，首次提出进行性纤维化型 ILD 的概念。2019 年 12 月，第三届国际间质性肺疾病峰会上关于进行性纤维化型间质性肺疾病（progressive fibrosing interstitial lung diseases，PF-ILD）的定义、诊断、治疗等达成共识。2022 年 5 月，ATS/ERS/JRS/ALAT 联合发表官方临床实践指南，进一步定义过去 1 年内出现两个或以上诊断标准（包括症状恶化、放射学进展和生理进展）的非 IPF 纤维性肺疾病患者为进展性肺纤维化（progressive pulmonary fibrosis，PPF），为日后开展临床前瞻性研究提供了研究标准。

二、肺尘埃沉着病

肺尘埃沉着病（pneumoconiosis）简称尘肺，因职业活动中长期吸入有害粉尘并沉积于肺所致，临床伴有肺功能损害，组织学表现为肺间质广泛纤维化，是一种职业病。有害粉尘包括无机物和有机物两大类，常见的无机肺尘埃沉着病包括硅肺、石棉肺和煤工尘肺等。动物性蛋白、真菌和细菌代谢产物常常引起有机肺尘埃沉着病，常见大棚肺和棉尘肺等。部分学者认为化学烟雾或蒸气引起的肺部疾病也属于肺尘埃沉着病。有害粉尘的性质、浓度、颗粒直径的大小以及暴露时间均是尘肺发生和发展中的重要因素；而暴露者肺组织对粉尘的清除能力是决定尘肺发病的重要环节。

框 4-2 职业性肺尘埃沉着病

职业性肺尘埃沉着病包括有机肺尘埃沉着病和无机肺尘埃沉着病。有机肺尘埃沉着病是吸入含有动物蛋白、真菌孢子或细菌产物所引起的尘肺，如大棚肺、农民肺（霉草尘肺）、棉尘肺、蘑菇尘肺、蔗尘肺、麦芽肺及皮毛尘肺等；而无机尘肺包含我国职业病目录中规定的 13 种肺尘埃沉着病，即：硅肺、煤工肺、石棉肺、碳黑肺、石棉肺、滑石肺、水泥肺、云母肺、陶工肺、铝肺、电焊工肺、铸工肺和其他肺尘埃沉着病。

（一）硅肺

硅肺（silicosis）是由于长期吸入游离的二氧化硅（silicon dioxide，SiO_2）晶体所导致的肺疾病，其病理特征是进行性硅结节形成和弥漫性肺纤维化，是最常见的慢性职业性尘肺。游离的二氧化硅晶体主要存在于岩石中，其中石英岩二氧化硅含量可高达 97% ~ 99%。若预防和保护措施不到位，长期从事开矿、喷砂、采石/碎石作业、玻璃、陶瓷或搪瓷制造的工人，则有可能罹患硅肺。硅肺是世界上最普遍的慢性职业病，也是我国进展最快和危害最严重的职业病。

1. 病因和发病机制 二氧化硅（SiO_2）是硅肺的致病因子。目前认为黏膜表面的纤毛运动可以将直径 > 5 μm 的硅尘颗粒排送到咽部咳出，而不会进入肺内致病。当硅尘颗粒 < 5 μm 时，在空气中的沉降速度越慢，被吸入肺中的机会就越多，而直径 1 ~ 2 μm 的硅尘颗粒致病力最强。少量粉尘颗粒被吸入肺后，可由巨噬细胞吞噬并带走。若吸入量超出肺的清除容量，可深入到达肺泡并在肺间质内沉积而致病。

硅肺的发病机制涉及二氧化硅对巨噬细胞的活化、肺泡上皮细胞的损伤、肺纤维化的形成这 3 个关键环节。二氧化硅粉尘活化巨噬细胞的机制尚未完全阐明，涉及氢键学说、毒性氧自由基假说、巨噬细胞清道夫受体学说及溶酶体通透性学说等。多数学者认为，吸入肺泡腔内的游离 SiO_2 被巨噬细胞吞噬后，在细胞内与 H_2O 聚合形成硅酸，其羟基可与溶酶体膜结构的磷脂和蛋白质形成氢键，从而改变溶酶体膜的通透性并使其破裂。溶酶体破裂后释放出水解酶使巨噬细胞自溶崩解。游离出来的硅尘又可被再吞噬，使肺部病变继续加重，故暴露者在脱离硅尘作业后，肺部病变仍会继续发展。被激活的肺巨噬细胞增殖、聚集形成细胞性结节，同时释放出多种炎症介质，如肿瘤坏死因子（TNF）、白介素（IL）、纤连蛋白（FN）和促纤维化因子等，对肺泡上皮细胞造成不同程度的损伤。其中 TNF 是炎性反应中释放最早且最关键的细胞因子之一，主导炎症级联放大反应，促进肺泡上皮细胞凋亡。在大量细胞因子作用下，成纤维细胞被激活、增殖并向肌纤维母细胞转化。后者产生胶原纤维并沉积于肺间质，最终发展为广泛的结节性纤维化和弥漫性肺间质纤维化。

2. 病理变化 病变累及肺组织、胸膜和肺门淋巴结。

（1）硅结节形成：早期的硅肺结节主要位于上肺和肺门淋巴结，肉眼观察病变很小，几乎无法触及，离散分布，呈苍白到黑色（如果有煤尘存在）。病变进展时硅结节直径可达 2～5 mm，圆形，界限清楚，质硬，触之有沙砾感（图 4-15）。显微镜下，最初形成细胞性硅结节，即早期硅结节，由大量巨噬细胞吞噬硅颗粒形成。细胞性硅结节随着疾病进展逐渐形成纤维性硅结节，后者由同心层状排列的成纤维细胞、纤维细胞和胶原纤维组成（图 4-16）。此时，胶原纤维具有相当独特的"螺旋状"外观，是诊断硅肺的重要线索。3 个月后，纤维性硅结节中心玻璃样变性更加显著，呈同心圆状或漩涡状排列，最终形成典型的玻璃样结节。硅结节可相互融合形成大的结节，该结节由于缺血缺氧发生中央变性、坏死和液化，并形成小的空洞，称为硅肺性空洞（silicotic cavity）。偏振光显微镜下可见硅结节内微弱双折光性的二氧化硅颗粒，主要位于结节的中心。

（2）进行性大块肺纤维化：病变肺组织除硅结节形成以外，不同程度的弥漫性纤维化可累及肺间质，称为进行性大块纤维化（progressive massive fibrosis，PMF）。此时，受累的肺组织可能被压缩或过度扩张并形成蜂窝肺（honeycomb lung）。纤维化病变也可能发生在肺门淋巴结，或累及胸膜（大片致密的玻璃样变性胶原纤维，厚度可达 1～2 cm）。

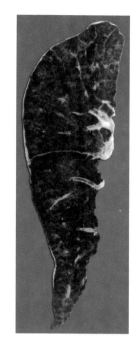

图 4-15 硅肺肉眼观

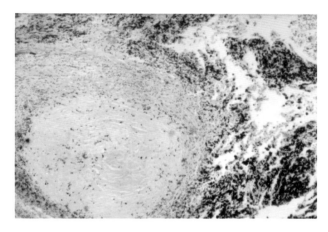

图 4-16 硅肺显微镜下观，显示纤维性硅结节形成（HE 染色，×10）

3. 症状及合并症 大多数结节性硅肺发生在低水平暴露后 20 年或更久。少数情况下，严重暴露者 5～10 年可出现疾病加速期，症状多变。许多早期硅肺患者无症状，仅常规胸部 X 线检查发现肺上部细小结节。部分患者出现咳嗽、胸痛或咯血，大多数直到治疗过程的后期（PMF 出现后）才出现呼吸困难。这种疾病进展缓慢，往往会损害肺功能以至身体活动受到严重限制。

（1）肺结核：硅肺患者易合并结核分枝杆菌感染，发生率为 60%～70%，称为硅肺结核病（silicotuberculosis）。其合并肺结核的概率与硅肺病变严重程度平行。其原因是：肺间质弥漫纤维化导致血管闭塞和肺组织缺血；硅粉尘颗粒对巨噬细胞的毒性损伤，降低了巨噬细胞对结核分枝杆菌的吞噬和降解能力等。硅肺结核病较单纯硅肺或肺结核病变更重、进展更快，空洞形成数量多且直径大，形态极不规则。硅肺与肺结核可以分别存在于不同肺叶，也可以混合侵犯同一部位。

（2）肺源性心脏病：发生率为 60%～75%。晚期硅肺，尤其是 PMF 患者发生弥漫性肺间质纤维化，使肺通气面积缩小，通气/血流比例失调，压迫肺毛细血管床。局部或广泛的阻塞性肺气肿可加重上述病变。同时，硅结节内小动脉血管壁损伤、增厚、弹性减小甚至闭塞，肺循环阻力增加，从而导致肺动脉高压。患者长期慢性缺氧可引起肺小动脉痉挛，心肌变性，并常继发红细胞增多并增加血液黏稠度，进一步增加肺循环阻力。以上病变最终增加右心室后负荷，导致右心功能失代偿。

（3）肺气肿和自发性气胸：硅肺残余组织可过度扩张形成阻塞性肺气肿，甚至在胸膜下形成肺大疱。剧烈咳嗽、过度体力劳动等均可诱发破裂，导致自发性气胸。

（4）感染：继发病毒、支原体、衣原体或细菌感染是硅肺患者的急性发作因素之一，严重者可诱发呼吸衰竭。

4. 临床病理联系　病理学在认识硅肺的病因和发病中起到了重要的作用。早期，吸入二氧化硅粉尘导致肺泡功能结构单位损伤，此时硅肺患者常常无症状。接着，粉尘引起巨噬细胞反应性增生。随着细胞性硅结节、纤维性硅结节逐渐增多，临床患者表现出以呼吸系统症状为主的咳嗽、咳痰、胸痛和呼吸困难四大症状。此外，还有喘息、咯血以及全身症状，此时，肺部常常出现不同程度的肺纤维化。在硅肺的发生发展中，二氧化硅粉尘浓度、颗粒的大小以及暴露的时间均是重要因素。总而言之，硅肺是以肺组织纤维化为主的病理过程，临床表现为逐渐缺氧的症状和体征。

（二）石棉沉着病

石棉沉着病简称石棉肺（asbestosis），是由于长期吸入石棉粉尘所导致的肺疾病。石棉肺同样属于慢性职业性尘肺病。石棉是天然的纤维状硅酸盐复合物的总称，具有高度耐火性、电绝缘性和绝热性，是重要的防火、绝缘和保温材料，被应用于建筑材料、绝缘保温材料、密封材料、摩擦材料等，广泛存在于人们日常生活中。石棉矿的开采、运输、加工和石棉制品厂的工人在长期操作过程中吸入石棉纤维粉尘而导致石棉肺。

1. 发病机制　石棉纤维本身并无毒害，但石棉纤维粉尘被吸入呼吸性细支气管和肺泡后，可穿过肺泡壁进入肺间质，继而被巨噬细胞吞噬。通过机械性刺激和化学作用，巨噬细胞释放致炎因子和致纤维化因子，最终引起肺间质广泛纤维化。石棉纤维有直形和螺旋形两种，其中，直形纤维质硬而且易碎，呼吸道穿透力较强，因而致病性更强。组织培养结果表明，石棉纤维对巨噬细胞的毒性比二氧化硅小，对成纤维细胞毒性更小，提示肺纤维化可能是由于石棉纤维直接刺激成纤维细胞，促进胶原合成，从而导致肺间质、胸膜纤维化。

2. 病理改变　石棉肺主要的病变特点包括两方面：累及肺间质导致弥漫性、不可逆性纤维化；累及壁胸膜形成胸膜斑。这两种损害可单独发生也可合并发生。同一患者常常同时发生肺间质纤维化和胸膜斑；也有少数患者仅见胸膜斑而无肺间质纤维化。

早期石棉肺主要发生在双肺下叶。肉眼观察双肺下叶见灰白色纤维网状结构。随着病程进展，肺组织硬度增加，体积缩小，常伴有肺气肿和支气管扩张。部分病例伴有胸膜纤维性粘连及增厚，约半数患者壁胸膜有胸膜斑（pleural plaques）形成。胸膜斑的特点是仅附着于壁胸膜，常位于双侧中、下胸壁的后外侧，与脏胸膜无粘连；病变界限清楚，表面光滑、灰白色，呈半透明状，类似软骨。晚期，肺纤维化向双上肺发展，肺实质变得坚硬、苍白，常与心包紧密粘连。显微镜下，早期病变是脱屑性肺泡炎，表现为肺泡腔内大量肺泡上皮脱落伴巨噬细胞聚集。阻塞性细支气管炎与脱屑性肺泡炎使肺泡闭塞、消失。接着，细支气管周围、肺泡间隔、小叶间隔以及血管周围纤维化。最后，肺间质弥漫性纤维化，尤以胸膜下为重，该处肺组织广泛损毁，几乎完全被纤维组织取代，呈塌陷或蜂窝状改变。增生的纤维组织中可见石棉小体（重要的诊断依据）。石棉小体实际是石棉纤维伴铁蛋白在表面沉积，大小不等，黄褐色，棒状分节，一端或两端膨大。有时，可见巨噬细胞吞噬部分石棉小体，形成异物性肉芽肿，特殊染色普鲁氏兰阳性。显微镜下观察胸膜斑，是一种无血管的透明板状胶原结构，其间偶见个别成纤维细胞。肺小动脉壁受累，血管肌层肥厚和内膜纤维化，呈闭塞性动脉内膜炎。

3. 合并症

（1）胸膜间皮瘤和肺癌：石棉纤维粉尘具有致癌性，损害胸膜，病变除了胸腔积液、胸膜粘连和广泛胸膜纤维化，还可引起胸膜恶性间皮瘤。其潜伏期长，可从接触粉尘长达 30～40 年后才发生。据统计，石棉肺并发肺癌者可达 12%～17%，亦有喉癌、胃癌的报道。肿瘤组织学类型以腺癌为多，鳞癌亦不少见。

（2）肺结核与肺心病：据文献统计，约 10% 的石棉肺患者合并肺结核，比例低于硅肺，病情亦较轻。晚期石棉肺因肺组织广泛间质纤维化和肺小动脉闭塞，肺动脉高压，常常发生肺心病，临床表现为呼吸衰竭。

4. 临床病理联系 石棉肺与硅肺类似，往往在接触 10 年后发病，但进展更慢。早期症状有活动时气急（较 X 线片纤维化改变出现更早）、干咳，但缺乏特异性。此时患者镜下可见脱屑性肺泡炎和（或）肺泡间隔淋巴细胞、浆细胞、组织细胞浸润。体检吸气相可闻及两肺基底部干、湿啰音或捻发音。晚期严重患者呼吸明显困难，有发绀、杵状指，并出现肺源性心脏病等表现。此期临床表现与镜下肺间质广泛纤维化相对应。

石棉纤维进入皮肤引起局部慢性增生性病变，称为皮肤石棉疣。常位于手指屈面、手掌或足底，针头至绿豆大，表面粗糙，有轻度压痛，可经久不愈。

三、结节病

结节病（sarcoidosis）属于肉芽肿性 DILDs，是一种原因不明的可侵犯全身多系统的慢性疾病。其好发于中青年（< 40 岁），寒冷地区多发，热带少发。女性发病率略高于男性，女性患者与男性患者比例约为 7∶5。结节病有自然缓解趋势，对糖皮质激素反应良好。少数病例呈进行性进展，出现纤维化，晚期导致多器官功能衰竭。

本病 90% 以上为胸部结节病，表现为双侧肺门和纵隔淋巴结肿大，肺门可对称性增大或右侧稍显著。以肺外病变为首发症状者较为少见，包括周围淋巴结（前斜角肌脂肪垫淋巴结最常见）、眼（虹膜睫状体炎最常见）、皮肤（下肢皮肤结节性红斑最常见）、外分泌腺（腮腺等涎腺肿大，可合并干燥综合征）、骨骼肌肉（多关节炎）、肝大以及心脏（心律失常、心肌病）等。临床上将急性发作的结节性红斑、双肺门淋巴结肿大、发热（多为低热）和多发关节炎称为急性结节病，结节病抗原（Kveim）实验阳性。慢性结节病常隐匿起病，病程常常超过 2 年，可累及眼部、多实质脏器及出现皮肤狼疮样冻疮结节。

1. 病因和发病机制 关于结节病的病因尚未完全阐明。多数学者认为，结节病是以 $CD4^+T$ 淋巴细胞激活为特征的自身免疫性疾病。

（1）细胞免疫：细胞免疫反应在结节病的发病中起重要作用。现已证实，活化的淋巴细胞（主要是 Th1 表型的 $CD4^+T$ 淋巴细胞）通过自分泌和旁分泌途径不断释放细胞因子，包括 IL-1、IL-2、IL-8、IL-12、IL-15、MIP-1、干扰素和 TNF 等，刺激抗原呈递细胞（APC 细胞）功能，促进巨噬细胞不断向病变部位聚集并激活。因此，外周血 T 淋巴细胞减少，$CD4^+/CD8^+$ 比值下降，机体细胞免疫功能降低。病变区域（结节性肉芽肿）$CD4^+/CD8^+$ 细胞比例明显上升，对比非病变区有显著差异，有时可作为诊断线索之一。

（2）体液免疫：结节病患者常出现多克隆性高丙种球蛋白血症，它是活动性结节病的重要特征之一。急性结节病伴结节红斑患者可出现外周血 IgM 和 IgA 水平升高，而肺泡灌洗液和组织内 B 淋巴细胞少见。因此，推测 Th1 细胞可非特异性刺激 B 淋巴细胞活化，合成蛋白功能增强。

（3）纤维化：结节病肉芽肿的免疫细胞和各种炎症介质均可参与纤维化过程。尤其是 Th1 细胞因子向 Th2 细胞因子（IL-4 和 IL-13）转化，Th1/Th2 细胞平衡失调，胰岛素样生长因子（IGF-1）、转化生长因子（TGF）、血小板源性生长因子（PDGF）及纤维蛋白原增加，容易发展为纤维化。

2. 病理变化 结节病的组织学特征是形成非干酪样坏死性肉芽肿。早期，肺泡间隔增宽伴单核细胞浸润和成纤维细胞增生，呈非特异性慢性间质炎表现。随病程进展，肺间质多发性散在特征性肉芽肿病灶形成，常常沿胸膜、小叶间隔及支气管血管束分布。显微镜下，典型的结节病肉芽肿与增殖型结核肉芽肿难以鉴别，均由上皮样细胞（巨噬细胞）、多核巨细胞（融合的巨噬细胞）以及淋巴细胞构成，境界清楚，大小、形态较一致（图 4-17）。区别点包括：①结节病肉芽肿中心无明显干酪样坏死。②多核巨细胞可以是 Langhans 巨细胞型，也可以是异物巨细胞型，其胞质内可见包涵体，即星状小体（asteroid body）或舒曼小体（Schaumann body）。但星状小体（胞质内强嗜酸性放射状小体）并不是结节病的诊断标准，亦偶见于感染性肉芽肿。Schaumann 小体为蓝紫色同心环层状结构，亦可偶见于代谢性疾病或正常老年人肺部。③浸润淋巴细胞相对较少，且以 CD4+ 为主。必要时可行分子检测鉴别诊断。

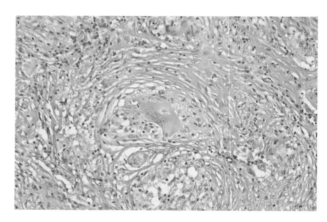

图 4-17 肺结节病显微镜下观（HE，×20）
显示非干酪样坏死性肉芽肿形成，中央见星状小体

结节病的慢性间质炎症较轻，长期进展后出现肺纤维化。病程后期，患者出现肺实质损伤、肺组织结构扭曲、变形，叶间裂牵拉，重度者可出现肺不张、蜂窝肺改变。

3. 临床病理联系 结节病可累及全身各系统，临床表现与病变累及器官、疾病分期以及肉芽肿病变的活性有关，因此复杂多样。临床上近一半患者无症状，仅在行胸部影像学检查时偶然发现。另有近 1/3 患者表现出非特异性症状，如低热、乏力和体重下降等。临床上将同一患者出现双肺门淋巴结肿大、结节性红斑和急性关节炎称为 Löfgren 综合征。肺内结节病患者的呼吸道症状较轻，常常表现为干咳，偶有咯血，多为痰中带血。影像学检查发现肺门和纵隔淋巴结呈双侧对称性肿大为重要特征。

四、特发性肺间质纤维化

特发性肺间质纤维化（idiopathic pulmonary fibrosis，IPF）属于原因不明的第四大类 DILDs

中一种慢性致纤维化型特发性间质性肺炎（IIPs）亚型。IPF 是临床慢性纤维化间质性肺炎的最常见类型，约占 65%。IPF 是临床诊断术语，对应的病理组织学类型属于普通型间质性肺炎（usual interstitial pneumonia，UIP）。总而言之，IPF 组织学上均表现为 UIP；但组织学表现为 UIP 的患者不一定是临床 IPF，可能为 CTD-ILD、纤维化型过敏性肺炎、药物性肺损伤或 IPAF 等。

患者发病年龄多在中年及以上（> 50 岁），男性多于女性。临床起病隐匿，表现为刺激性干咳、逐渐出现的气喘和渐进性呼吸困难，活动后加重，常伴有杵状指（趾），双肺下叶可闻及湿啰音。终末期可出现缺氧发绀、肺动脉高压或右心衰竭表现。本病确诊需要 CRP 综合诊断，详见表 4-6。IPF 预后差，常于 5 年内最终因呼吸衰竭而死亡。

表 4-6　临床 - 影像 - 病理（CRP）综合诊断 IPF 标准（HRCT 结合外科肺活检）

HRCT 类型	外科肺活检表现类型（如有）	IPF 诊断
肯定 UIP	UIP	是
	倾向 UIP（probable）	是
	可能 UIP（possible）	是
	未能分类肺纤维化	是
	非 UIP	否
倾向 UIP	UIP	是
	倾向 UIP	是
	可能 UIP	倾向（probable）
	未能分类肺纤维化	可能
	非 UIP	否
非 UIP	UIP	可能（possible）
	倾向 UIP	可能
	可能 UIP	可能
	未能分类肺纤维化	可能
	非 UIP	否

（一）病因和发病机制

1. 病因　虽然 IPF 被认为原因不明，称为"特发性"疾病，但近年来国内外学者已获得大量基础和临床数据，认识到该病的发生发展可能与以下因素有关。

（1）吸烟：尽管约 1/3 的 IPF 患者从未吸烟，但更多资料显示吸烟可以明显增加本病发生的危险性，相对危险比（OR）达 1.6 ~ 2.3。同时，吸烟暴露程度与 IPF 的发生率呈正相关，尤其是吸烟量 > 20 包 / 年者，曾经吸烟者戒烟后仍然是高危因素。这种现象符合宿主敏感性 - 环境损伤是 IPF 发病假说之一。

（2）环境暴露：职业暴露可能与 IPF 有关。部分研究显示，暴露于某些金属粉尘（黄铜、铅、钢铁）、木质粉尘（松木）、养鸟、畜牧或美发等职业的人群，发生 IPF 的风险增加。在 IPF 患者尸体解剖中也发现肺部淋巴结内可见无机物颗粒沉积。但是，这些回顾性观察结果的流行病学资料可能存在偏倚，亟待进一步证实。

（3）病毒感染：近年来一些学者关注到高达 97% 的 IPF 患者肺中可以检测出一种或多种病毒，如 EB 病毒、巨细胞病毒、丙型肝炎病毒和人疱疹病毒等。推测慢性病毒感染作为免疫刺激原可引起肺部慢性增殖性或纤维化改变。但是，也有学者指出活检样本中病毒的检出与使用糖皮质激素治疗 IPF 有关，因此推测病毒感染可能为继发性改变，而不是病因。

（4）遗传因素：有研究表明，不同人群发生 IPF 的概率大不相同，如家族性肺纤维化、*MUC5B* 基因启动子区域多态性、*TERT* 基因缺陷小鼠对发生肺纤维化具有遗传易感性等。

2. 发病机制　迄今为止，IPF 的发病机制尚不明确，因此亦无针对本病的特效药面世。"肺泡损伤修复失衡"学说是目前国内外学者的关注重点。该学说主要围绕肺泡损伤修复中致纤维化和抗纤维化之间的平衡开展广泛的研究工作，包括 Th1/Th2 细胞因子失衡和干扰素治疗、成纤维细胞生长因子抑制剂的临床研究、IPF 病灶中的肌纤维母细胞抗凋亡研究、凝血/纤溶系统失调与纤维化形成等。

知识拓展：肺纤维化模型的构建和评价

（二）病理变化

1. 大体检查　IPF 常常累及双肺，致肺体积缩小并实质变硬。胸膜脏层不规则增厚，部分区域分布有大小不等的肺大疱。切面见双肺呈苍白到黑色，广泛实变，纤维化程度不一致。病变严重处，肺组织出现多房囊状结构，囊壁为纤维分隔，呈经典的"蜂窝肺（honeycomb lung）"改变。

2. 组织学特征　IPF 的组织学病理特征是 UIP。低倍显微镜下，病变呈特征性"分布不均、轻重不一"。早期病变主要位于胸膜下区，呈斑片状分布，病灶之间可见相对正常的肺实质组织，此为"分布不均"。肺泡结构变形和破坏，并可累及肺泡管和细支气管，肺组织结构重建，有些区域形成囊状气腔，大小从 1 厘米至几厘米不等，即所谓"蜂窝肺"改变。中高倍显微镜下，肺泡间隔炎症也轻重不一，轻者可见肺泡壁增宽、充血，少量淋巴细胞、浆细胞浸润，Ⅱ型肺泡上皮细胞稍增生，肺泡腔内可见脱落的Ⅱ型肺泡细胞和巨噬细胞。重者见大量淋巴细胞、浆细胞合并中性粒细胞和（或）嗜酸性粒细胞浸润，可伴早期纤维化。随着疾病发展，炎细胞渗出逐渐减少，成纤维细胞增生并沿长轴平行排列形成成纤维细胞灶（fibroblast foci）（表现为淡染的成纤维细胞巢状增生伴间质黏液变），胶原纤维增多。后期肺组织广泛纤维化，表现为肺泡间隔弥漫纤维化和大量胶原纤维沉积，最终形成"终末期"肺改变。总之，低倍镜下组织学构象是诊断 UIP 的关键（图 4-18），详见表 4-7。

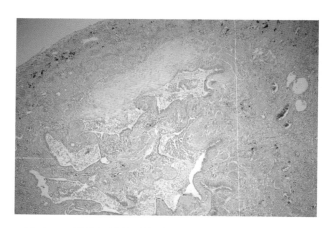

图 4-18　特发性肺间质纤维化显微镜下观（HE，×2）
显示胸膜下蜂窝肺形成，壁上见成纤维细胞灶

表 4-7　ATS/ERS 专家共识关于诊断 UIP 的病理组织学标准

UIP 型（所有 4 条）	倾向 UIP 型	可能 UIP 型（所有 3 条）	非 UIP 型（6 条中任意 1 条）
1. 显著纤维化/结构变形/伴或不伴蜂窝肺，主要分布于胸膜下/间隔旁	1. 显著纤维化/结构变形/伴或不伴蜂窝肺	1. 斑片或弥漫肺实质纤维化，伴或不伴间质性肺炎	1. 透明膜
2. 肺实质纤维化呈斑片状	2. 未见斑片状肺实质纤维化或成纤维细胞灶	2. 缺乏诊断 UIP 的其他标准	2. 机化性肺炎
3. 可见成纤维细胞灶	3. 未见非 UIP 组织学特征或仅有蜂窝肺改变	3. 未见非 UIP 组织学特征	3. 肉芽肿
4. 未见非 UIP 组织学特征			4. 远离蜂窝肺出现显著的间质性炎症、渗出
			5. 显著的气道中心性病变
			6. 出现提示其他诊断的组织学特征

3. 临床病理联系　特发性肺间质纤维化患者起病隐匿，早期表现为非特异性呼吸道症状，包括干咳、渐进性呼吸困难等。此时基本无患者取病理活检，影像学检查常常提示早期肺间质改变（ILA）。随着病程进展，患者肺部出现胸膜下肺间质纤维化、肺组织结构破坏伴蜂窝肺形成等改变，相对应影像学检查可见双肺下部网格影形成伴或不伴牵拉性支气管扩张，临床表现为慢性缺氧症状，包括约半数病例可见杵状指，活动后呼吸困难加重等。患者常常合并慢性非特异性感染，双肺下叶可闻及 Velcro 啰音。终末期，临床出现发绀、肺动脉高压以及肺心病。

（蒋莉莉）

第六节　肺循环与肺动脉高压

案例 4-6

　　患者，男性，30 岁，3 个月前无诱因出现活动后胸闷、气短，间断性出现一过性眼前发黑，间断咳嗽，少许白痰，无明显胸痛、发热及咯血，无乏力及夜间盗汗。体温 36.6°C，心率 100 次/分，BP 154/99 mmHg，SPO₂ 95%（未吸氧）。双肺呼吸音清，未闻及干、湿啰音及胸膜摩擦音。心脏彩超示肺动脉高压，右心增大。右心导管检查：平均肺动脉压（mPAP）62 mmHg。

案例 4-6 解析

　　问题：

　　患者是否可以诊断为肺动脉高压？确诊的依据是什么？

一、肺循环的生理特点与调节

（一）肺循环的生理特点

肺是具有两套独立循环系统的特殊器官，肺中的体循环血管是支气管血管，肺循环血管是指肺动脉、肺毛细血管和肺静脉，肺循环是血液从右心室进入肺动脉，流经肺毛细血管进行气体交换，转为动脉血后进入肺静脉，再回流入左心房的过程，肺循环的主要功能是为血液提供充足的氧分。

肺循环与体循环不同，具有低压低阻、高血容量、高血流量的特征。

1. 低压低阻　肺循环压力远较体循环压力低，成人肺动脉收缩压正常值为 18 ~ 25 mmHg，舒张压正常值为 6 ~ 10 mmHg，平均肺动脉压为 12 ~ 16 mmHg；肺毛细血管平均压力约为 8 mmHg；肺静脉压和右心房压约为 2 mmHg。肺循环低压对于维持肺泡干燥、保证外呼吸功能正常是十分必要的。由于肺血管床大、肺血管管壁薄、口径粗、血管顺应性大，故而肺循环阻力低。因为肺循环阻力低，因而形成肺循环的低压力，低压可减轻右心室的后负荷，从而使右心室后负荷远低于左心室后负荷。

2. 高血容量　正常成人肺血管床中的血容量约为 450 ml，约占全身血量的 9%。由于肺组织和肺血管的扩张性大，故肺血容量的变化范围较大，在用力呼气时，肺部血量减少至约为 200 ml；而深吸气时可增加至约 1000 ml。因肺血容量较大，且变化范围也大，故肺循环血管具有储血库的作用，当机体失血时，一部分血液可从肺循环转移至体循环，发挥代偿作用。肺循环的血容量随呼吸发生周期性变化，对左心室输出量和动脉血压产生影响。吸气时，由腔静脉回流入右心房的血量增多，右心室射血量也随之增加。由于肺扩张时可将肺循环的血管牵拉扩张，使其容量增大，能容纳较多的血液，而由肺静脉回流入左心房的血液则相应减少。但在几次心搏后，扩张的肺循环血管已被充盈，故肺静脉回流入左心房的血量逐渐增加。呼气时，发生相反的变化。

3. 高血流量　肺有支气管循环和肺循环双重血液循环，是血流量最大的器官。肺循环的血流量，即右心室排出量与左心室排出量几乎相同，在正常成年男性约为 5 L/min。支气管循环的血流量占左心排出量的 1% ~ 2%，肺血流量一般指肺循环的血流量，受重力、胸内压、肺容积等因素的影响。直立时由于重力作用，肺尖部和肺底部血流量存在较大差异，分别为 0.6 L/min 和 3.4 L/min，平卧时这种差异消失。当肺部发生炎症、水肿、纤维化等病变时，可导致肺血流量减少，从而影响肺通气与血流比，造成机体缺氧。

4. 毛细血管有效滤过压较低　肺循环毛细血管平均血压为 7 mmHg，远低于平均血浆胶体渗透压（25 mmHg），因此，正常情况下肺循环有效滤过压为负值。而肺毛细血管外即为肺泡，故生理状态下不会在肺泡内形成组织液；反之，若肺泡中有液体，就会被吸收入血。当左心衰竭导致肺静脉压升高时，血管内液体渗入肺泡，形成肺水肿。

（二）肺循环血流的调节

肺循环血流量主要受神经、肺泡气氧分压以及血管活性物质的调节。

1. 神经调节　肺循环血流量受交感神经和迷走神经支配。刺激交感神经的直接作用是引起肺血管收缩、肺血管阻力增大。刺激交感神经引起的肺血流变化不受呼吸节律、肺通气量、支气管血流及运动的影响。但在整体情况下，交感神经兴奋，体循环血管收缩，会将一部分血流液挤入肺循环，从而导致肺循环血容量增加。而刺激迷走神经可引起肺血管舒张。

2. 肺泡气氧分压的调节　肺泡气氧分压对肺血管舒缩活动具有重要的调节作用。急、慢性缺氧都可导致肺血管收缩，其原因并非血液中的氧分压降低，而是肺泡气的氧分压降低所致。肺泡气氧分压降低导致肺血管收缩具有重要的生理意义，即当一部分肺泡通气不足时，肺泡周围的血管发生收缩，血流减少，从而使较多血液流经通气充足的肺泡，保持全肺通气与血流比平衡。但持续性肺泡气氧分压降低又可引起肺血管广泛收缩以及肺血管重塑，进而肺动脉压力和阻力进行性升高。因此，久居高海拔地区的居民，常因低氧肺动脉高压使右心室后负荷增加而导致右心室肥厚。

3. 血管活性物质　肾上腺素、去甲肾上腺素、血管紧张素Ⅱ、内皮素、血栓素 A2、组胺等血管活性物质可引起肺血管收缩。一氧化氮（nitric oxide，NO）、前列环素（prostacyclin，PGI$_2$）可产生肺血管扩张作用。肺血管内皮细胞在缺氧、氧化应激、炎症等刺激下，缩血管活性物质增多而扩血管活性物质减少，是导致肺血管收缩的重要原因之一。

二、肺动脉高压

肺动脉高压（pulmonary hypertension，PH）是指在海平面静息状态下，由各种病因导致平均肺动脉压力 > 20 mmHg。肺动脉高压的基本特征是肺血管收缩和肺血管重塑引起的肺血管压力和肺血管阻力进行性升高，并最终导致右心衰竭和死亡。肺动脉高压的确诊需采用右心漂浮导管监测肺动脉压力，由于这种创伤性的诊断远不及体循环压监测方便，致使许多患者未能被发现，故实际发病率远高于临床检出率。

（一）肺动脉高压的分类

欧洲心脏病学会和欧洲呼吸学会公布的《2022 肺动脉高压诊断和治疗指南》中对肺动脉高压分类进行了修订，肺动脉高压最新分类如下：

---

1. 动脉型肺动脉高压
　　1.1 特发性肺动脉高压
　　　　1.1.1 急性肺血管扩张试验阴性
　　　　1.1.2 急性肺血管扩张试验阳性
　　1.2 遗传性肺动脉高压
　　1.3 药物和毒物相关肺动脉高压
　　1.4 相关性肺动脉高压
　　　　1.4.1 结缔组织病
　　　　1.4.2 HIV 感染
　　　　1.4.3 门脉高压
　　　　1.4.4 先天性心脏病
　　　　1.4.5 血吸虫病
　　1.5 静脉 / 肺毛细血管（PVOD/PCH）受累为特征的肺动脉高压
　　1.6 新生儿持续性肺动脉高压
2. 左心疾病相关肺动脉高压
　　2.1 心力衰竭
　　　　2.1.1 射血分数保留
　　　　2.1.2 射血分数降低或轻度降低
　　2.2 瓣膜病
　　2.3 先天性 / 获得性心血管疾病导致毛细血管后肺动脉高压

3．肺部疾病和（或）低氧相关肺动脉高压

  3.1 慢性阻塞性肺疾病或肺气肿

  3.2 限制性肺疾病

  3.3 肺部疾病伴限制性 / 阻塞性混合型

  3.4 低通气综合征

  3.5 缺氧无肺疾病（如高原缺氧）

  3.6 发育性肺疾病

4．肺动脉阻塞相关肺动脉高压

  4.1 慢性血栓栓塞性肺动脉高压

  4.2 其他肺动脉阻塞

5．原因不明和（或）多种因素所致肺动脉高压

  5.1 血液病

  5.2 全身性疾病

  5.3 代谢紊乱

  5.4 慢性肾衰竭伴或不伴血液透析

  5.5 肺肿瘤血栓性微血管病

  5.6 纤维纵隔炎

（二）肺动脉高压的病因和发病机制

肺动脉高压通常不是某种单一因素或单个分子机制独立作用导致的疾病，而是多因素、多分子共同 / 相互作用的结果，其发病机制尤其复杂。目前肺动脉高压发病已有的共同认识是，致病因素作用于肺血管内皮细胞导致内皮细胞损伤、释放血管舒缩物质和损伤信号分子；肺动脉平滑肌细胞发生收缩、增殖，肺血管内膜增生、中膜增厚，进而管腔狭窄甚至闭塞、非肌性微动脉肌化以及细胞外基质沉积，共同作用促进肺动脉高压的发生发展。然而，不同类型肺动脉高压发生肺血管收缩和肺血管重塑的具体分子机制各不相同。

1．动脉型肺动脉高压 在动脉型肺动脉高压（pulmoanary arterial hypertension，PAH）的发病机制探讨中，以特发性肺动脉高压（IPAH）和遗传性肺动脉高压（HPAH）研究较为广泛，基因突变在其发病中具有重要意义。最早确认与肺动脉高压发病相关的基因是转化生长因子 β（transforming growth factor β，TGF-β）受体超家族成员骨形成蛋白受体 2（bone morphogenetic protein receptor 2，BMPR2），当其配体 BMP 与之结合后可激活下游 Smad 依赖或非依赖信号途径，导致内皮功能障碍，触发肺动脉高压的形成。研究表明，*BMPR2* 基因突变可导致内皮细胞 cavin-1 含量升高并重新分布于胞质，Src 激酶活化，引起内皮屏障功能障碍。虽然在 70% 遗传性肺动脉高压患者和 10% ~ 40% 特发性肺动脉高压患者中有 *BMPR2* 基因突变，但并非所有存在 *BMPR2* 基因突变的人群一定会发生肺动脉高压，由此表明 *BMPR2* 基因突变可能是肺动脉高压的遗传学基础或易感因素，即存在该突变的人群在受到其他致病因素作用后更易发生肺动脉高压。TGF-β 家族中的其他成员，如 *ALK-1*（activin-like kinase-type I）、*ENG*（endoglin）、*KCNK3*、*AQP1*、*Sox17*、*TBX* 等基因突变也出现在肺动脉高压患者中，特别是发现在 *ALK-1* 基因突变患者中，有 81% 的人存在肺动脉高压，因此目前认为 *ALK-1* 基因突变很可能也是肺动脉高压潜在的致病因素。此外，中国人群细胞外钙感受器（extracellular calcium-sensing receptor，CaSR）启动子区和外显子区 SNP 频率增高，导致 CaSR 活性增强，也会增加 IPAH 的患病风险。

PAH 患者肺血管病变的特征包括肺血管收缩、肺动脉壁增厚、非肌性肺小动脉肌化、毛细血管稀疏、原位血栓形成、网状病变等。ET-1、一氧化氮信号和前列环素通路在 PAH 发病中的作用已获得了相当的认识。内皮功能障碍是 PAH 发病的重要环节，环境因素、毒素、炎症介

质、基因等因素引起血管损伤，血管收缩介质 ET-1、TXA 2、Ang Ⅱ 等产生上调，而血管舒张剂 NO、肾上腺髓质素和 PGI$_2$ 等产生下调，导致血管收缩和重塑。如在 *BMPR2* 突变的患者中，BMP2、BMP4 不能刺激 eNOS 磷酸化，导致 eNOS 活性降低，一氧化氮合成减少，进而引起内皮功能障碍。

2. 左心疾病相关肺动脉高压　左心疾病相关肺动脉高压是最为常见的一类肺动脉高压，占所有肺动脉高压患者的 65%～80%。该类型肺动脉高压按血流动力学特征又分为孤立性肺毛细血管后压力增高（isolated post-capillary PH，IpcPH）和混合性肺毛细血管前后压力增高（combined pre- and post-capillary PH，CpcPH）两种类型。左心疾病相关肺动脉高压的发病机制复杂，且具有高度异质性，目前已有的认识是：早期左心室充盈压被动升高并反向传导至肺循环，导致 IpcPH；随后增加的肺循环静水压可引起"肺泡 - 毛细血管应激障碍"，肺血管内皮细胞功能障碍，引起一氧化氮合成降低、ET-1 升高，以及炎症细胞浸润等，从而促进血管收缩；随时间推移进一步可引起肺小动脉和（或）小静脉重塑，肺血管阻力进行性升高，发展为 CpcPH；继发于左心衰竭的肺循环压力和阻力升高增加右心室后负荷，导致右心室功能障碍。激素、炎症介质、与细胞骨架结构和免疫功能相关基因的遗传因素及其间的相互作用对 CpcPH 发展起着重要作用。然而，对于左心疾病相关肺动脉高压发病的分子机制研究还有待进一步深入。新近基于射血分数保留型心力衰竭患者存在代谢综合征并易发展为运动性肺动脉高压这一现象开展的机制研究发现，代谢综合征通过增强 ROS 和 miR-193b 的表达，下调 NFYA 依赖性 sGCβ1 的表达，从而导致肺血管功能障碍，促进肺动脉高压发生。

3. 肺部疾病和（或）低氧相关肺动脉高压　肺部疾病和（或）低氧相关肺动脉高压亦是常见的肺动脉高压类型。有研究报道，晚期和终末期肺疾病患者中，肺动脉高压患病率分别为 30%～50% 和 60% 以上。缺氧诱导肺动脉高压发生是生活在海拔 2500m 以上地区、约 1.2 亿人口面临的公共卫生问题。

（1）慢性阻塞性肺疾病相关肺动脉高压：慢性阻塞性肺疾病（COPD）和（或）肺气肿、肺纤维化、低通气综合征是导致肺动脉高压的常见肺部疾病。有报道显示，30%～70% 的长期吸烟 COPD 患者可存在不同程度的肺血管功能障碍、肺血管重塑以及肺动脉高压。以往对于 COPD 导致肺动脉高压的认识是，COPD 最终会引起肺泡缺氧，因此肺泡缺氧被认为是 COPD 患者发生肺动脉高压的主要机制。然而近年有研究发现，香烟暴露的动物肺动脉高压的出现早于 COPD 的发生，且机体发生肺动脉高压时并不伴有低氧血症，提示缺氧并非吸烟 COPD 患者发生肺动脉高压的唯一机制，吸烟还可通过烟雾中的某些有害成分直接作用于肺血管，引起肺血管收缩和重塑，导致肺动脉高压。吸烟直接导致肺血管损伤的机制包括：吸烟诱导肺动脉内皮细胞损伤，损伤的内皮细胞释放细胞外囊泡增多，并通过其携带的多胺类代谢物质之一——精胺，结合于肺动脉平滑肌细胞膜上的 CaSR 胞外段，激活 CaSR，触发胞质 Ca^{2+} 增加，引起肺血管收缩、重塑和肺动脉高压。

（2）缺氧性肺动脉高压：缺氧性肺动脉高压的发病机制研究较为广泛，缺氧通过引起肺血管收缩和肺血管重塑两个基本环节导致肺动脉高压，其核心机制是肺动脉平滑肌细胞胞质 Ca^{2+} 增加。缺氧诱导肺动脉平滑肌细胞胞质 Ca^{2+} 升高有多种不同的学说，归纳起来仍然是胞外 Ca^{2+} 内流以及细胞肌质网内 Ca^{2+} 释放。缺氧诱导电压依赖性钾通道抑制，细胞膜去极化，引起 L 型钙通道开放，细胞外 Ca^{2+} 内流，这是最早被接受的缺氧诱导 Ca^{2+} 内流理论；缺氧可诱导受体操纵型钙通道激活，引起受体操纵性 Ca^{2+} 内流。缺氧诱导肌质网 Ca^{2+} 释放主要涉及 ryanodine 敏感型钙通道和 IP$_3$ 敏感型钙通道，即缺氧诱导雷诺丁受体（RyR）和 IP$_3$ 受体活化，肌质网膜上钙通道开放，Ca^{2+} 释放。实际上，缺氧诱导的胞外 Ca^{2+} 内流和胞内 Ca^{2+} 释放并非完全独立的两个过程，二者是相互耦合的，即缺氧诱导肌质网 Ca^{2+} 释放，可触发钙库操纵性钙通道开放，从而引起胞外 Ca^{2+} 内流，共同贡献于缺氧诱导的胞质 Ca^{2+} 升高。受体操纵性钙通道和钙库操纵性钙通道由细胞膜上的跨膜蛋白组成，已发现有多种跨膜蛋白组成的钙通道介导缺氧诱导的胞质 Ca^{2+} 升高，如瞬时感受器电位（transient receptor potential，TRP）家族中的 TRPC 和 TRPV、基质相互作用分子 1（stromal interacting molecule1，STIM1）等。此外，CaSR 虽不是钙通道的组成分子，但作为细胞外钙感受分子在缺氧诱导胞质 Ca^{2+} 增加中亦发挥重要作用。研究发现，缺氧诱导线粒体源性 ROS 产生增多，增强 CaSR 敏感性，进而引起 RyR3 介导的肌质网 Ca^{2+} 释放，并促进 STIM1 介导的胞外 Ca^{2+} 内流，共同导致平滑肌细胞胞质 Ca^{2+} 升高，引起肺血管收缩和肺动脉高压。

虽然缺氧肺血管收缩依赖于胞质 Ca^{2+} 升高这一观点得到广泛认可，但也有研究发现，缺氧肺血管收缩可不依赖于胞质 Ca^{2+} 升高，即缺氧可通过 ET-1、ROS 的产生，增强收缩相关蛋白和（或）激酶对 Ca^{2+} 的敏感性，介导收缩反应。即使如此，Ca^{2+} 仍与缺氧肺血管收缩存在密切联系。

缺氧诱导产生的 ROS 在缺氧肺血管收缩中的作用亦得到广泛认可。研究发现，缺氧诱导电压依赖性钾通道抑制是由 ROS 介导的；ROS 增加可引起 FKBP12.6（FK506 binding proteins 12.6）氧化，进而与 RyR2 解离，RyR2 活化，促进肌质网 Ca^{2+} 释放；ROS 还可通过激活 PLC-γ1 引起 IP_3 含量增加，激活 IP_3 受体，促进肌质网 Ca^{2+} 释放。缺氧诱导 ROS 增多也并非一定通过胞质 Ca^{2+} 升高发挥收缩肺血管的作用。研究发现，缺氧诱导的 ROS 生成增加可激活 RhoA/ROCK 信号通路，提高肺动脉平滑肌细胞的收缩相关蛋白、激酶对 Ca^{2+} 的敏感性，从而引起肺血管收缩，即缺氧诱导的胞质 Ca^{2+} 升高和 ROS 增加也可分别引起收缩反应。

缺氧诱导因子 -1（HIF-1）在缺氧肺动脉高压的发生发展中亦具有重要作用。研究发现，HIF-1 可调控 ET-1、5-HT、Ang Ⅱ 受体以及 ACE 等分子的表达，进而促进血管收缩和血管重塑；HIF-1 可激活肺动脉平滑肌细胞上的 TRPC1 和 TRPC6，从而引起胞质 Ca^{2+} 升高，促进肺血管收缩和平滑肌细胞增殖、迁移。

概言之，缺氧诱导肺动脉平滑肌细胞胞质 Ca^{2+} 增加很大程度上依赖于 ROS 的增多，而胞质 Ca^{2+} 升高又是启动肺动脉平滑肌细胞收缩、增殖、迁移等效应的重要信号分子，这些效应的实现必须依赖于胞质 Ca^{2+} 升高后下游信号通路的激活，其中主要包括 RhoA/ROCK、NFAT、MAPK、ERK1/2、Wnt/β-Catenin 等信号通路。

4. 肺动脉阻塞相关肺动脉高压　慢性血栓栓塞性肺动脉高压（chronic thrombo-embolic pulmonary hypertension，CTEPH）也是肺动脉高压的一个常见类型，CTEPH 早期阶段可无任何临床症状，通过肺动脉内膜剥脱术可达到较好的疗效。CTEPH 的发病不能简单地认为是由静脉血栓脱落或肺部血栓直接栓塞引起肺血管阻塞，导致肺动脉高压。对于 CTEPH 的病理生理过程已有的基本认识是：感染、炎症、免疫、基因等多种因素造成血栓形成且不能完全溶解，从而导致肺血管管腔狭窄或完全阻塞，进一步促进血管炎症反应，导致远端小动脉发生进行性病变，肺微血管内皮功能障碍、血管重塑，最终引起肺血管阻力、肺动脉压力升高甚至右心衰竭。CTEPH 患者肺小血管重塑在内膜、中膜、外膜均可发生，其病理改变包括内皮细胞、平滑肌细胞以及成纤维细胞的增生、肥大，平滑肌细胞的过度增殖以及内皮祖细胞的聚积等。

CTEPH 的发生与血浆Ⅷ因子、抗磷脂抗体、狼疮抗凝血因子等静脉血栓形成相关危险因素呈正相关；恶性肿瘤、感染性的心室心房分流等与 CTEPH 也有密切关系。但也有研究发现，抗凝血酶、蛋白 C、蛋白 S 等经典的静脉血栓栓塞危险因素却与 CTEPH 发病无相关性。CTEPH 发病机制还包括血栓不溶和血管新生功能异常。研究发现，C 反应蛋白、单核细胞趋化蛋白 -1、TNF-α 等炎症介质在 CTEPH 患者中上调，可干扰血栓溶解的正常过程；VEGF、FGF 以及血管壁上 HIF-1α 表达增加可增强血栓部位的血管新生，促进血栓溶解，然而在 CTEPH 的栓塞物中上述分子缺失，提示血管新生功能障碍可能是导致血栓不溶的机制之一。此外，还有研究发现，CTEPH 患者中存在 *BMPR2* 基因突变，提示 *BMPR2* 基因突变在其发病中可能存在重要意义。但对于 CTEPH 的发病机制研究远不及对 IPAH、缺氧肺动脉高压的研究深入，其病理生理机制有待更进一步的探索。

5．原因不明和（或）多种因素所致肺动脉高压　因该类型肺动脉高压病因不明确或为多种混合因素所致，其发病机制研究相对空白，有待进一步探索。

（三）肺动脉高压的靶向药物治疗

目前用于肺动脉高压靶向治疗的药物包括钙通道阻滞剂、内皮素受体阻滞剂、5 型磷酸二酯酶抑制剂、可溶性鸟苷酸环化酶激动剂、前列环素类似物及前列环素受体激动剂。

1．钙通道阻滞剂　钙通道阻滞剂（CCBs）对急性血管反应试验阳性的 PAH 患者治疗效果良好，但在 IPAH 和 HPAH 患者中不到 10% 是急性血管反应试验阳性。用于治疗 PAH 的 CCBs有硝苯地平、地尔硫䓬、氨氯地平、非洛地平。其中氨氯地平和非洛地平因半衰期长、耐受性好而越来越多地被应用于临床。这类药物最常见的不良反应是全身性低血压和周围性水肿，对于符合急性血管扩张试验阳性标准并接受 CCBs 治疗的患者，应密切随访其安全性和有效性，若未达到满意治疗效果，则应与其他类型靶向药物联合使用。未进行急性血管反应试验或反应阴性的患者不应使用 CCBs，因其可能出现严重低血压、晕厥、右心衰竭等严重副作用。

2．内皮素受体阻滞剂　肺动脉平滑肌细胞中 ET-1 与 ETA 和 ETB 两种受体结合可促进血管收缩和增殖；ETB 受体主要表达于肺动脉内皮细胞，其主要作用是通过加速前列环素和一氧化氮生成，促进血管舒张。选择性阻断 ETA 受体或非选择性阻断 ETA 和 ETB 受体在 PAH 患者中显示出相似的效果。波生坦是一种非选择性受体阻断剂，可改善 PAH 患者的运动能力、WHO-FC（肺动脉高压功能分级）、血流动力学和临床恶化时间，严重影响肝功能；马西替坦亦是一种非选择性受体阻断剂，是波生坦的衍生物，可增加 PAH 患者的运动能力并降低临床恶化的复合终点，虽未显示肝毒性，但在接受马西替坦治疗的患者中有 4.3% 的患者发现其 Hb 可降低到 $\leqslant 8$ g/dl；安立生坦是高选择性的 ETA 受体拮抗剂，在阻断 ETA 受体的血管收缩和细胞增殖作用基础上，能维持 ETB 受体的舒张血管功能，对 PAH 患者具有较好的疗效，使用安立生坦会增加外周水肿的发生率，而肝功能异常的发生率并没有增加。

3．5 型磷酸二酯酶抑制剂和可溶性鸟苷酸环化酶激动剂　基于一氧化氮 - 可溶性鸟苷酸环化酶（sGC）- 环磷酸鸟苷（cGMP）信号通路在肺动脉高压发病中的作用，激活 sGC 产生 cGMP，并抑制 cGMP 降解，可发挥扩张血管和抗增殖作用。5 型磷酸二酯酶抑制剂西地那非、他达那非主要是作用于肺动脉平滑肌细胞，在改善患者运动能力、症状和（或）血流动力学方面取得较好疗效，其副作用主要与血管舒张有关，如头痛、潮红和鼻出血。sGC 激动剂利奥西呱是无论机体是否存在内源性一氧化氮，都能通过直接刺激增强 cGMP 产生，其在运动能力、血流动力学、WHO-FC 和临床恶化时间等方面均显示出较好效果。

4．前列环素类似物和前列环素受体激动剂　在 PAH 患者中，前列环素代谢途径失调，肺动脉中前列环素合酶表达减少，而前列环素类似物和前列环素受体激动剂可诱导血管舒张，抑制血小板聚集，并具有细胞保护和抗增殖作用。依前列醇半衰期较短，需要连续静脉注射，可改善症状、运动能力、血流动力学和死亡率。伊洛前列素是经批准用于吸入给药的前列环素类似物，使用伊洛前列素患者的运动能力有所增加，症状、PVR、临床事件也有所改善。曲前列环素可皮下注射、静脉注射、吸入和口服，曲前列环素可改善肺动脉高压患者的运动能力、血流动力学和症状。赛乐西帕是一种口服的、选择性的前列环素受体激动剂，其代谢产物具有较高活性，可高度选择前列环素受体，不良反应较前列环素类似物低，对于不耐受前列环素类似物的患者可稳定过渡使用。

5．其他新型药物的研发　PAH 主要特征之一是 TGF-β 超家族成员功能改变，包括 Ⅰ 型和Ⅱ 型受体，如 ACTR Ⅱ A、ACTR Ⅱ B、ALK1、BMPR2 以及各自的配体 activin A、activin B、BMP9、GDF8、GDF11。针对 TGF-β 信号通路的新疗法开发旨在 activin 和 GDF 促增殖信号与

BMP 抗增殖信号间建立新平衡。针对这一途径的首个生物靶点是一种融合蛋白 sotaterept，由人类 IgG1 的 Fc 结构域与 ACTR Ⅱ A 的细胞外结构域组成，可作为 activin 和 GDFs 的配体陷阱，在 2 期 PULSAR 试验中取得较好疗效。

酪氨酸激酶抑制剂可抑制血小板源性生长因子受体，发挥舒张血管和抗增殖作用，因此在 PAH 治疗中具有良好的应用前景，其代表药物为伊马替尼和尼洛替尼。口服伊马替尼在两项随机对照试验中显示具有改善肺血流动力学和 6 min 步行距离的疗效，但在临床Ⅲ期试验中因患者对其耐受性较差，出现了严重不良反应和不良事件而中止。

炎症和免疫功能紊乱在肺动脉高压发生发展中具有重要作用，充分的临床前实验均表明抑制白细胞介素 -6（interleukin-6，IL-6）信号通路对肺动脉高压治疗的有效性，然而 IL-6 受体的单克隆抗体 tocilizumab 治疗肺动脉高压的二期开放临床试验显示，tocilizumab 并不能有效降低肺动脉高压患者的肺血管阻力，也不能降低次要终点事件，如 6 min 步行距离、NT-proBNP 等。干预 IL-6 信号通路在肺动脉高压细胞和动物实验中取得的成果与本项临床试验结果矛盾的可能解释是，炎症可能是肺动脉高压发生中血管损伤的结果，而不是肺动脉高压的致病原因。

简言之，CCBs、内皮素受体阻滞剂、前列环素类似物和受体激动剂、磷酸二酯酶抑制剂及可溶性鸟苷酸环化酶激动剂是目前第一类肺动脉高压推荐使用的特异性药物，CTEPH 也有临床指南推荐的相应特异性药物使用。但上述药物疗效仍比较有限，无法从根本上逆转病情，且对于其他类型肺动脉高压迄今尚无临床指南推荐使用的特异性药物，这需要对肺动脉高压发病机制进行更深入的探索，以寻求更多新型靶向药物的出现。

三、慢性肺源性心脏病

慢性肺源性心脏病（cor pulmonale）简称"肺心病"，是指由慢性支气管、肺、胸廓或肺血管病变导致肺血管阻力增加，引起肺动脉高压，最终导致右心肥厚、扩大，甚至右心功能衰竭的心脏病。肺心病在我国是常见病、多发病，其中 80% 以上继发于 COPD，其次为支气管哮喘、支气管扩张、重症肺结核、慢性弥漫性肺间质纤维化、结节病等。由胸廓运动障碍疾病，如严重胸廓或脊柱畸形以及神经肌肉疾病，引起胸廓活动受限，导致肺功能和肺血管受损，继发肺动脉压力升高引起的肺心病较少见。广泛或反复发生的结节性肺动脉炎及多发性肺小动脉栓塞均可导致肺小动脉狭窄、阻塞，引起肺动脉阻力增加，由此导致的肺心病亦不多见。肺动脉高压是肺心病的"必要条件"，因此其发病机制首先是肺动脉高压，在慢性呼吸系统疾病中，肺动脉高压由肺血管阻力增加引起，而心输出量和肺毛细血管楔压正常，为毛细血管前病变。慢性肺源性心脏病的发病机制较为复杂，已有的认识包括：①肺泡缺氧、二氧化碳潴留导致血液 H⁺浓度升高，引起肺血管收缩、痉挛，肺动脉压力升高，从而导致右心后负荷增加；②缺氧导致收缩血管的活性物质，如 ET-1、白三烯等增加，使肺血管收缩，肺血管阻力增加，导致肺动脉高压；③缺氧导致无肌肺微动脉发生肌化，肺动脉平滑肌细胞、成纤维细胞增生肥大，以及胶原蛋白和弹性蛋白合成增加，从而使肺血管增厚、管腔狭窄，肺血管阻力增加，引起持久而稳定的肺动脉高压；④长期反复发作的慢性支气管炎和支气管周围炎可累及邻近肺小动脉，引起肺血管炎，从而导致肺血管增厚、管腔狭窄或纤维化，肺血管阻力增加，产生肺动脉高压；⑤肺泡内压增大压迫肺泡毛细血管，或肺泡壁的破裂导致毛细血管床大量破坏，均可导致肺循环阻力增加；⑥慢性缺氧继发红细胞增多，血液黏稠度增高，从而增加肺血流阻力、加重右心后负荷。

右心室对后负荷的增加非常敏感，因此即使是肺血管阻力小幅升高，也会导致右心室搏出量的显著下降。右心室功能是肺动脉高压患者临床结局和生存期的主要决定因素。随着肺动脉高压进展、肺血管阻力增加，右心室发生肥厚、心腔扩张、脂肪沉积、纤维化以及代谢性改变。早期右心室重构为适应性，表现为向心性肥厚、心肌微循环保留和轻度心肌纤维化。此时，右心室肥大使右心室保持等容，心肌细胞增生使心肌收缩力增大，以适应肺动脉压力的增加。晚期右心失代偿，右心室扩张和收缩功能障碍是突出的特征，表现为离心性肥厚、微血管稀少和显著的心肌纤维化。目前对于导致右心室上述变化以及由代偿转向失代偿的机制知之甚少，现有的发现提示可能与血管生成过程的改变、从葡萄糖氧化转向糖酵解和脂肪酸氧化，以及线粒体生物能量学改变相关，均有待进一步深入探讨。

知识拓展：肺动脉高压动物模型

慢性肺源性心脏病目前的治疗主要是积极控制感染；保持呼吸道通畅，改善呼吸功能；纠正缺氧和二氧化碳潴留；控制心力衰竭。尚无针对肺动脉和右心室的临床推荐的特异性药物，因血管扩张药在扩张肺血管的同时也扩张体血管，会造成严重的低血压以及导致氧分压下降、二氧化碳分压升高等副作用，限制了其在慢性肺源性心脏病的临床应用。

（胡清华）

第七节　肺　水　肿

案例 4-7

　　患者，女性，57 岁，被诊断为胆囊结石。拟在全身麻醉下行腹腔镜胆囊切除术。术前心肺听诊未见异常，胸片显示双肺陈旧病变，心电图大致正常。入室后查血压 140/70 mmHg，心率 70 次 / 分，血氧饱和度 98%。麻醉后行气管插管机械通气，麻醉维持给予吸入七氟烷、瑞芬太尼 0.1 μg/（kg·min）持续泵入。术中血氧饱和度维持在 98% 以上，2 h 内输入得方乳酸林格液 1600 ml，4% 琥珀酰明胶 500 ml。手术结束 5 min 后，自主呼吸恢复，呼之能应，吸入空气血氧饱和度为 95%，拔除气管插管，拔管 1 min 后心率升到 170 次 / 分，血氧饱和度降至 83%，立即给予面罩加压给氧，感觉气道阻力加大，血氧饱和度无明显改善，患者烦躁不安，听诊双肺湿啰音。立即重新插入气管插管，从气道吸出粉红色泡沫痰约 80 ml。患者既往有冠心病史，曾行冠脉造影，近半年无明显症状。

案例 4-7 解析

　　问题：

　　患者为何会出现急性肺水肿？

　　肺水肿（pulmonary edema）指由于各种病因导致肺内组织液的生成大于回流，液体从肺毛细血管内外渗，积聚在肺泡、肺间质，造成肺通气和肺换气功能的严重障碍。肺水肿不是疾病，而是一种基本病理过程。

　　导致肺水肿的原因很多，归纳起来有两大类，一是由肺毛细血管内流体静压增高引起，二是由于肺泡毛细血管通透性增强所致。根据水肿积聚的部位和严重程度，可分为肺间质水肿（pulmonary interstitial edema）和肺泡水肿（alveolar edema）。

一、肺水肿发生的基本因素和发病机制

（一）影响肺水肿发生的基本因素

肺内各间隙间的液体均被解剖屏障分隔开，如肺血管内液体与组织间液由血管内皮屏障分隔，肺泡腔与组织间液间由肺泡上皮屏障分隔（详见第三章第二节"气体交换"），不同区域液体的跨屏障交换失衡是肺水肿形成的根本原因，其影响因素包括肺微血管壁和肺泡上皮细胞的通透性、有效滤过压以及淋巴回流。

1. 肺微血管壁通透性　肺内参与液体交换的主要血管包括直径小于 75 μm 的微动脉、毛细血管以及无外膜和中膜结构的直径小于 200 μm 的小静脉，由于基底膜的通透性高，故微血管壁通透性主要由单层内皮细胞决定。血管内皮为连续内皮，内皮细胞呈扁平状，胞质中含有大量吞饮小泡，内皮细胞间虽有紧密连接，但仍有狭窄的缝隙。微血管内的营养物质能够自由通过血管壁，可能有以下途径：①经内皮细胞紧密连接处的狭缝；②小分子和脂溶性物质直接通过内皮细胞质膜转运，如水、O_2、CO_2；③通过内皮细胞吞饮小泡的入胞和出胞作用转运；④通过吞饮小泡融合形成跨内皮转运通道。

血管内皮对水的通透性常用滤过系数（K_f）表示，根据血管内皮通透性的膜孔学说（pore theory），K_f 与膜孔半径的 4 次方成正比，是反映内皮通透性的敏感指标之一。

血浆内溶质分子的跨血管内皮转运用热力学方程 $Q_s = (1 - \sigma_f) Q_f C + PS (\Delta C)$ 描述。其中，Q_s 代表跨血管内皮溶质的净流量，σ_f 为溶质对溶剂牵引作用的反射系数，C 是血浆溶质的平均浓度，PS 是内皮通透性与表面积的乘积，ΔC 是内皮两侧溶质的浓度梯度。根据这一热力学方程，溶质通过内皮的净交换量由两部分组成，一部分为溶质顺浓度梯度 ΔC 发生的弥散（diffusion），另一部分是由液体流动时的牵引作用而带动溶质的流动，称为超滤（ultrafiltration）。σ_f 取决于溶质分子半径与内皮上膜孔半径之比，以及溶质的黏滞性。若溶质分子半径大于或等于膜孔半径，$\sigma_f = 1$；若溶质分子半径小于膜孔半径，则 $\sigma_f = 0$。PS 通常以单位时间内一定重量肺组织中标记溶质分子从血管内漏出的量来表示，反映溶质通过内皮的弥散特性。

已有学说认为，血管内皮上存在 3 种孔道：一是半径为 2 nm 的小孔，水和小分子溶质可通过，可能对应于跨细胞质膜的水分子通道；二是半径为 10 ~ 13 nm 的大孔，当 2 ~ 8 nm 的大分子溶质通过时呈明显的分子筛作用，可能对应于内皮细胞连接处的裂隙；三是半径大于 10 nm 的漏隙，参与 150 kD 以上大分子溶质的转运，可能与跨细胞胞饮转运有关。

肺水转运中，水通道蛋白（aquaporins，AQPs）发挥重要作用。AQPs 属于跨膜蛋白的一个小家族，表达于多种细胞的质膜上，促进水的转运。研究发现，AQP1 表达于肺毛细血管、呼吸道黏膜下微血管内皮细胞的顶部及基底侧，敲除 AQP1 可降低肺泡 - 毛细血管对水的通透性 10 倍以上，从而减轻肺水肿。

微血管壁通透性受多种因素影响，除自身结构和功能外，还受血浆成分的影响，如用去除血浆蛋白的灌流液离体灌流肺，发现微血管对水和小分子溶质的通透性增强。内皮细胞间的紧密连接破坏、内皮细胞与基底膜的黏附降低以及内皮细胞的收缩蛋白增强均可增加血管通透性。如有研究发现，降低血浆纤连蛋白含量可导致内皮细胞间的连接间隙增大、内皮与基底膜的黏附力减弱，从而增加血管壁对大分子物质的通透性。

2. 肺泡上皮细胞通透性　Ⅱ型肺泡上皮细胞分泌表面活性物质，从而降低肺泡张力，减少肺泡表面张力对肺毛细血管中液体的吸引作用，防止组织间液渗出，在维持肺泡干燥、防止肺水肿的发生中具有重要作用。活性氧、炎症介质、蛋白酶、病原微生物等各种损伤因素可导致肺泡上皮细胞坏死、脱落，上皮细胞屏障受损，通透性增强，导致大分子物质、炎性细胞等进入肺泡；同时上皮细胞失去正常的转运功能，引起肺泡水肿。

3．有效滤过压　肺微血管内的水或溶质跨内皮转运有滤过和弥散两种不同形式。水和小分子溶质在血液与组织液中的浓度相同，主要以滤过形式进行交换。血管内液体的净滤过率等于微血管通透系数与有效滤过压的乘积。有效滤过压 = ［微血管内流体静压（10 mmHg）– 组织间流体静压（–10 ~ –8 mmHg）］– ［血浆胶体渗透压（26 mmHg）– 组织间胶体渗透压（8 mmHg）］，因此，微血管内流体静压升高、血浆胶体渗透压降低和组织间胶体渗透压升高均可导致有效滤过压增加，从而引起肺间质水肿。

4．淋巴回流　淋巴回流不仅可带走组织间过多的水，还可清除大分子蛋白质，防止蛋白质在组织间聚积引起组织间胶体渗透压增高，肺内各抗水肿因素的贡献大小依次为：组织间液胶体渗透压的降低（占 50%），组织间流体静压增加（占 25%），淋巴回流增强（占 25%），因此淋巴回流在抗水肿发生过程中也起着重要作用。

（二）肺水肿的发生机制和肺水肿液的清除

不同类型肺水肿的发病机制可能存在较大差异。肺水肿发生的基本机制是肺毛细血管血压增加和肺泡毛细血管膜通透性增强，分别导致压力性肺水肿和通透性肺水肿，以及二者共同作用导致的混合性肺水肿。

1．肺水肿的发生机制

（1）压力性肺水肿（pressure pulmonary edema）：以肺毛细胞血管压力增加为主要发病机制的肺水肿主要包括心源性肺水肿、快速过度输液导致的肺水肿、气道阻塞后肺水肿以及高表面张力性肺水肿。

心源性肺水肿最为常见的病因是左心衰竭和二尖瓣狭窄。肺循环淤血时，肺微血管床中的血量增加，流体静压升高，一般情况下超出 30 mmHg 时便可发生肺水肿。如急性左心衰时，肺毛细血管的血量可比正常时增加约 1 倍，随着血量的增加，其压力也随之增加，导致肺水肿的迅速发生。而慢性左心衰竭和二尖瓣狭窄患者虽然左心房左力显著升高，但肺水含量无明显增加，甚至减少，这可能与长期肺淤血引起肺小血管壁增厚、进而导致血管通透性降低有关。

快速、大量输入晶体溶液可诱发肺水肿，其中的主要机制不仅与肺血量和肺毛细血管血压增加有关，血浆胶体渗透压降低在其发病中亦有重要作用。因此，临床中对于快速输液的患者需同时监测肺动脉楔压和血浆胶体渗透压，维持二者的差值不高于 –9 mmHg（正常为 –12 mmHg）。

麻醉引起的喉痉挛、婴幼儿急性会厌炎、痉挛性哮喘等急性上呼吸道阻塞可引起急性肺水肿，称为阻塞性肺水肿（obstructive pulmonary emphysema）。其主要发病机制是上呼吸道阻塞后用力吸气引起胸腔负压增加，增加的负压传导至肺微血管周围结缔组织，导致组织间静水压下降，促进静脉回流，进而引起肺血量和有效滤过压增加，导致肺水肿。

肺泡表面张力是决定肺弹性回缩力的重要因素之一，参与肺间质负压的形成。肺表面活性物质生成减少导致肺泡表面张力增加，从而传导至肺微血管周围间质，促进血管内液体滤出，产生高表面张力性肺水肿（high-surface-tension pulmonary edema）。

（2）通透性肺水肿（permeability pulmonary edema）：通透性肺水肿主要分为伴有弥漫性肺泡损伤引起的肺水肿和不伴有弥漫性肺泡损伤的肺水肿两种类型。肺泡 - 毛细血管膜通透性增高导致血管内外液体和溶质交换异常，肺毛细血管流体静压降低而肺组织间胶体渗透压升高，导致有效滤过压增大，液体生成增加。

肺泡 - 毛细血管膜损伤的程度决定了肺水肿的发生发展速度，一般而言，肺泡上皮完整时，影像学表现为肺间质水肿而无肺泡水肿，提示病情较轻、病程可能较短，水肿液可较快消退；而当出现广泛的肺泡损伤时，可引起肺泡实变，患者存在严重的低氧血症，且水肿液消退缓慢。多种物理、化学以及生物因素可通过气道吸入肺泡，或经血液循环作用于肺血管内皮，直接或（和）间接引起肺泡 - 毛细血管膜损伤、屏障功能破坏，引起通透性肺水肿。如病原微生物及其产物、有毒烟雾、胃酸、内毒素等可直接作用于肺泡上皮细胞和肺血管内皮细胞，引起细胞的变性、坏死、脱落，导致肺泡 - 毛细血管膜对水和蛋白质的通透性增强。各种损伤因子还可通过导致过度的炎症反应间接引起肺泡 - 毛细血管膜的广泛损伤。

不伴有弥漫性肺泡损伤的通透性肺水肿，其发生机制主要包括微血管内皮细胞间裂隙形成和微血管内皮离子屏障功能的受损。有研究表明，炎症介质可通过改变内皮细胞骨架蛋白结构、功能以及分布，引起内皮细胞收缩或回缩，从而使内皮细胞间产生裂隙，血管壁通透性增加。此外，内皮细胞 Ca^{2+} 浓度升高也可导致细胞间裂隙增加；而细胞内 cAMP 浓度升高则可使细胞间隙减小。血管内皮细胞管腔面和连接部位存在有带阴离子的微区，该区域对血浆中带负电荷的蛋白质构成通透屏障。病理状态下，来自体内外的阳离子物质可损伤肺微血管内皮的阴离子屏障，导致内皮对蛋白质的通透性增强。

（3）混合性肺水肿：肺毛细血管压力增加和肺泡 - 毛细血管膜通透性增强共同导致的肺水肿称为混合性肺水肿。较为常见的包括神经源性肺水肿、复张性肺水肿和高原性肺水肿。

神经源性肺水肿（neurogenic pulmonary edema，NPE）：主要是中枢神经系统缺血和损伤引起的肺水肿。目前认为其发生是由于下丘脑和脑干的缺血与损伤，导致交感神经兴奋和儿茶酚胺释放，进而使血液从体循环转移到肺循环增加，致使肺循环血量和压力急剧升高；增加的压力可牵拉微血管内皮，导致细胞连接处发生张力性裂隙，微血管壁通透性增加。此外，交感神经兴奋还可引起肺血管收缩，其中肺静脉收缩较为明显，导致肺血管压力增加，也是神经源性水肿的发病机制之一。

复张性肺水肿（reexpansion pulmonary edema，RPE）：是指气胸或胸腔积液引起的肺不张，经快速抽液使肺迅速复张后，患侧发生肺水肿。其发病机制与快速抽吸引起胸腔内负压增大、肺复张时血流量增加，以及肺再灌注时产生大量氧自由基导致通透性增加有关。

高原性肺水肿（high altitude pulmonary edema，HAPE）：一般在机体进入海拔 2500 ~ 3000 m 以上高原地区 2 ~ 5 天后发生，影响高原性肺水肿发生的主要因素有海拔高度、进入高原的方式和速度，以及个体的敏感性。高原性肺水肿的发生机制在缺氧相关章节中已述。

2. 肺水肿液的清除　肺间质内水肿液的清除主要通过淋巴回流。当肺间质液体增多，但尚未溢入肺泡时，这部分液体是由淋巴网引流的。当淋巴网不能引流完全时，液体首先在肺门支气管血管周围疏松结缔组织中聚集。肺间质的液体清除依赖于淋巴流量增加的能力、肺门管排水到纵隔的能力、间质水肿液排向胸膜进而再到淋巴系统的能力。因此，当右心房和胸腔压减小时，会促进水肿液的排出。

肺泡内液体的清除机制尚不十分清楚。有研究认为，水肿液一旦进入肺泡，就需要通过跨上皮主动离子转运，形成渗透压梯度，促进液体重新吸收入间质，然后经间质排水通路排出。I 型和 II 型肺泡上皮细胞的顶端表面都有钠通道，这些通道将钠从细胞外空间转移到细胞内，再由细胞上的 Na^+-K^+-ATP 酶泵入肺间质，并带动液体转运，将肺泡内液体清除到肺泡外，这一过程是肺泡内液体主动清除机制之一。而应用氨氯吡嗪咪可减弱这一作用，目前认为这一清除机制是儿茶酚胺依赖性的。还有研究发现，可通过某些生长因子（TGFα）、细胞因子（角化细胞生长因子）和促进 II 型肺泡上皮细胞增生改善肺泡液体清除功能，为儿茶酚胺非依赖性机制。

简言之，肺水肿液的清除依赖于血管内皮屏障的修复、肺泡上皮细胞屏障的修复以及淋巴回流功能的修复。

二、肺水肿对机体的影响

肺水肿发生后首先影响的是呼吸功能，由此引起的低氧和二氧化碳潴留又会对全身其他多个器官造成影响。

1. 对呼吸系统的影响　肺水肿的发展经历肺间质水肿和肺泡水肿两个阶段，在心源性肺水肿中还存在以肺血管充血为特点的水肿前状态。水肿前状态和肺间质水肿对呼吸功能的影响主要表现在肺机械力学和呼吸做功方面的通气功能，而肺泡水肿则可导致通气和换气功能均出现异常。

（1）通气功能障碍：肺水肿时由于肺泡水肿引起的肺容量减小、肺表面活性物质的减少等原因可造成患者肺顺应性（pulmonary compliance）显著降低，从而引起呼吸困难。但间质性肺水肿是否导致明显的顺应性降低仍存在一定争议。肺水肿在发生发展过程中，水肿液聚积在支气管和血管周围，对气道产生压迫，使气道阻力增加；肺泡内含有蛋白质的水肿液经呼吸运动产生大量气泡阻塞气道，可导致气道阻力明显增高。此外，间质水肿还可引起间质内弹性纤维发生肿胀、纤维结构紊乱，使其对小气道的牵引作用减弱，加之小气道阻力增加，导致气道内压与胸内压的等压点向小气道移动，患者用力呼气时可发生小气道闭合。

（2）换气功能障碍：肺水肿引起换气功能障碍主要表现为通气/血流比值失调。由于水肿液在肺内的积聚分布呈不均一性，局部顺应性降低及气道阻力增加，引起该区域肺泡通气量减少，甚至发生肺泡萎陷，造成通气/血流比值降低，导致功能性分流。肺间质水肿和肺泡水肿时，气体通过肺泡-毛细血管膜的弥散距离增加、弥散面积减少，以及由于沉积在肺泡表面的蛋白质形成透明膜等原因，会加重肺换气功能障碍。

2. 对循环系统的影响　肺水肿对心血管系统的影响与其严重程度和病因密切相关。肺水肿导致心血管系统功能变化的机制主要与呼吸功能和缺氧、二氧化氮潴留有关。

间质水肿期尚属于肺水肿早期，对心血管的影响一是由于呼吸做功增强、呼吸困难，影响心脏收缩和舒张功能；二是轻度的 PaO_2 降低和 $PaCO_2$ 升高兴奋心血管运动中枢，使心率增快、心肌收缩力增强、外周血管收缩，且由于呼吸运动增强导致静脉回流增加，共同引起心输出量增加。而在肺泡水肿期，呼吸困难更为严重，用力呼气使胸腔内压异常增高，影响心脏舒张功能；而用力吸气时胸内压异常降低，导致心脏收缩负荷增加。严重缺氧和二氧化碳潴留则抑制心血管运动中枢，从而引起血压下降、心脏收缩功能降低、心律失常等。

3. 对酸碱平衡的影响　肺水肿发生发展过程中，由于低氧血症的持续存在，糖酵解增强，乳酸产生增加，常存在代谢性酸中毒。同时由于呼吸费力、交感神经兴奋、机体代谢增强也可使代谢物产生增加，加重代谢性酸中毒。肺水肿早期由于呼吸频率增快，二氧化碳排出增多，可能会发生呼吸性碱中毒。但严重肺水肿时，若因肺泡通气量显著降低而导致二氧化碳潴留，则可能发生呼吸性酸中毒。

三、肺水肿治疗的病理生理基础

根据肺水肿的发病机制，其治疗原则包括：降低肺微血管压力，降低微血管壁通透性，保护血管内皮细胞，补充胶体物质以提高血浆胶体渗透压，增加肺泡内压和降低肺泡表面张力等。

在临床治疗中，降低肺血管压力的疗效比较成熟，常用于治疗压力性肺水肿。如运用利尿、止血带三肢束缚等降低循环血浆容量；运用血管扩张剂硝普钠、吸入一氧化氮以降低左心后负荷，减少回心血量；强心药增强心肌收缩性等，均可使肺血管压力降低，减轻肺水肿。

适当增加肺泡内压在理论上具有对抗肺泡水肿、促进水肿液吸收的作用，但临床上采用正压通气并未能减少肺血管外液体。正压通气与氧疗结合作为一种辅助疗法，可改善患者的肺泡通气量，减轻通气/血流比失衡，增加动脉血氧含量。

β激动剂可以改善液体清除，降低肺血管通透性，增加肺表面活性物质分泌，并具有抗炎作用。有研究报道了使用 β_2 激动剂改善水肿消退，但其他研究发现这种治疗可能导致进一步的组织损伤。然而，目前还没有研究 β_2 激动剂在心源性肺水肿患者中的应用。最近的研究发现，沙丁胺醇可以安全地减少稳定型心衰患者的血管外肺液，无并发症。其主要机制是通过激活 I 型和 II 型肺泡细胞上的上皮钠通道，以及增强淋巴引流。

（胡清华）

第八节　肺感染性疾病

案例 4-8 解析

案例 4-8

患儿男性，1 岁 6 个月。1 个月前曾出麻疹，之后一直发热、咳嗽、气促，双肺可闻及湿啰音。患儿入院后病情逐渐加重，最终因"呼吸衰竭"死亡。经尸体解剖，最终诊断：小叶性肺炎。

问题：

1. 小叶性肺炎的病理特点是什么？
2. 小叶性肺炎的主要合并症有哪些？为什么会出现这些合并症？
3. 请分析本例小叶性肺炎出现以上临床症状的病理改变。

一、肺炎

肺炎（pneumonia）指肺部的炎症性病变，大多为感染引起。我国每年新患肺炎人数约 250万，年发病率 2/1000，每年因肺炎死亡人数 12.5 万。在美国，肺炎占所有死亡的 1/6。正常情况下，由于整个呼吸道系统包括从鼻咽到肺泡存在高效的免疫性和非免疫性防御机制，从而使肺实质处于无菌状态，但由于许多存在于空气中的病原微生物易被吸入至肺、机体在睡眠时鼻咽部菌群可吸入至肺，以及肺部其他疾病减弱了局部免疫防御功能等，使肺部易于受到感染。

免疫防御在阻止肺感染方面发挥着重要作用，若患者在先天性（包括中性粒细胞或补体缺陷）或适应性免疫（如体液免疫缺陷）上存在遗传性或获得性缺陷，就会导致肺部出现化脓性细菌感染的概率明显增加。如携带 Toll 样受体信号所需的适配体蛋白 MYD88 突变的患者极易发生严重坏死性肺炎球菌感染；存在分泌性 IgA（气道分泌物中的主要免疫球蛋白）先天性缺陷的患者则出现荚膜性病原体包括肺炎球菌和流感嗜血杆菌性肺炎的危险性明显增加。另外，辅助性 T1 细胞介导的免疫缺陷易导致细胞内微生物如不典型分枝杆菌的感染。吸烟可削弱黏膜纤毛的清洁和肺泡巨噬细胞的活性；酒精可破坏中性粒细胞的功能，而咳嗽和会厌反射可增加吸入性肺炎的危险。

根据不同的病因，肺炎主要包括：①感染性肺炎：如细菌（肺炎链球菌、金黄色葡萄球菌、溶血性链球菌、嗜肺军团菌等）、支原体、病毒（如腺病毒、流感病毒、副流感病毒、巨细胞病毒、呼吸道合胞病毒、SARS 病毒和新型冠状病毒等）和真菌（如白念珠菌、曲霉菌和放线菌等）所致肺炎；②物理性肺炎：如放射性肺炎等；③化学性肺炎：如吸入性肺炎（羊水吸入和碘油吸入）；④变态反应性肺炎：如过敏性肺泡炎和风湿性肺炎等；⑤慢性肺炎：如慢性肉芽肿性肺炎等。

肺炎的病理类型包括：①根据部位分为：肺泡性肺炎和间质性肺炎；②根据病变范围分为：

大叶性肺炎和小叶性肺炎；③根据渗出物性质分为：浆液性肺炎、纤维素性肺炎、化脓性肺炎、出血性肺炎和肉芽肿性炎。

（一）大叶性肺炎

大叶性肺炎（lobar pneumonia）是累及肺叶的急性细菌性肺炎，由肺炎链球菌感染引起，病理特征是肺泡腔弥漫纤维素性渗出性炎。通常见于青年男性，因其体内变态反应较强。

1. 病因和发病机制

（1）病因：90% ～ 95% 的病例为肺炎链球菌（1 型、3 型和 7 型）感染，该菌为革兰氏阳性厌氧菌，其中 3 型毒力最强。

（2）易感因素：使气道抵抗力受损的因素，包括吸烟（可损伤纤毛运动，破坏纤毛上皮）、流感（损伤呼吸系统防御能力）、酒精（影响肺巨噬细胞的噬菌功能）、疲劳和免疫缺陷等。

（3）发病机制：变态反应在其中起重要作用，毒性弱的肺炎链球菌可长期存在于上呼吸道，使机体对该菌处于致敏状态。通常发病急骤，细菌吸入肺泡腔内迅速繁殖，尤其是早期充血水肿期时肺泡腔内浆液性渗出物有利于细菌繁殖，引起肺组织的变态反应，表现为肺泡间隔毛细血管扩张，血管通透性升高，浆液和纤维蛋白原大量渗出，细菌和炎性渗出物沿肺泡间孔迅速向邻近肺组织蔓延，从而波及整个大叶。

2. 病理变化

（1）波及整个肺叶的肺泡腔弥漫纤维素性炎。

（2）分期：共分为 4 期，肺泡腔内渗出物的性质一致，整个病程为 10 天。①充血水肿期（congestion）：发病后 1 ～ 2 天，肺泡腔内含多量细菌，肺泡间隔内毛细血管充血扩张，肺泡腔内充满水肿液；②红色肝样变期（red hepatization）：发病后 3 ～ 4 天，肺泡腔内充满大量红细胞、中性粒细胞和纤维素，质实如肝；③灰色肝样变期（gray hepatization）：发病后 5 ～ 6 天，肺泡腔内红细胞崩解，主要为纤维素渗出，纤维素网中有大量中性粒细胞，渗出物中的肺炎链球菌大部分已被消灭，肺泡间隔完好（图 4-19，图 4-20）；④溶解消散期（resolution）：发病后第 7 ～ 10 天，肺泡腔内的渗出物被吸收，被肺巨噬细胞吞噬或咳出，且没有肺组织的破坏。

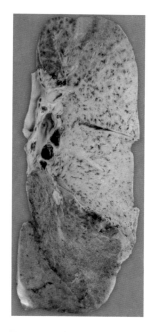

图 4-19 大叶性肺炎肉眼观，表现为灰色肝样变期

知识拓展：大叶性肺炎模式图

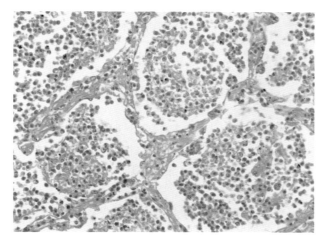

图 4-20 大叶性肺炎灰色肝样变期
显示肺泡间隔结构完好，肺泡腔内充满纤维素和中性粒细胞（HE 染色，×200）

3. 临床表现　患者通常为青年男性，突然出现全身不适、发热、寒战、咳嗽和咳痰（黏液脓性），偶有咯血。若病变累及胸膜，则出现胸痛和胸膜摩擦音。影像学表现为界清、累及肺叶的大片实变阴影。由于有效抗生素的使用，肺炎患者的临床征象大多不典型。患者若早期用抗生素治疗 48～72 h，可无发热及其他临床症状。不足 10% 的严重肺炎患者需住院治疗。死亡病例大多与合并症有关，包括脓胸、脑膜炎、心内膜炎、心包炎和前驱因素如体弱或慢性酒精中毒等。

4. 合并症

（1）肺肉质变（carnification）：某些大叶性肺炎患者中性粒细胞渗出过少，释放出的蛋白水解酶不足以溶解肺泡腔内的纤维素，则由肉芽组织予以机化，肉眼观显示病变处肺组织变成褐色肉样纤维结缔组织。

（2）肺脓肿（pulmonary abscess）：多见于毒力强的肺炎链球菌或金黄色葡萄球菌所致局部肺组织破坏和坏死，伴大量崩解的中性粒细胞聚集。

（3）化脓性胸膜炎（purulent pleuritis）或脓胸（empyema）：细菌感染波及胸膜和胸腔，导致胸腔的纤维素性化脓性炎。

（4）败血症（septicemia）：细菌入血后大量繁殖，并产生毒素，引起全身中毒症状和病理改变，表现为全身多处脓肿灶，皮肤、黏膜多发性出血斑点，肝、脾和淋巴结肿大，心内膜炎、脑膜炎或化脓性关节炎等；血中可培养出病原菌。

（5）感染中毒性休克（infective shock）：严重毒血症所致。

（二）小叶性肺炎

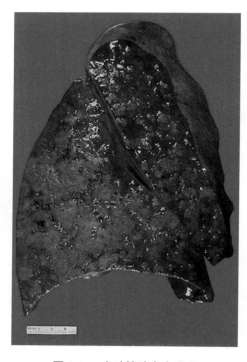

图 4-21　小叶性肺炎肉眼观

知识拓展：小叶性肺炎模式图

小叶性肺炎（lobular pneumonia）是以细支气管为中心的急性化脓性炎，也称为支气管肺炎（bronchopneumonia），多为双肺和多灶分布，常见于儿童和老年人等抵抗力差的人群。

1. 病因和发病机制

（1）病因：较复杂，常见致病菌为金黄色葡萄球菌、肺炎链球菌、溶血性链球菌、流感嗜血杆菌、肺炎克雷伯菌、链球菌、铜绿假单胞菌和大肠埃希菌等。

（2）易感因素：常有基础疾病，气道受损、免疫力低下或长期卧床、慢性心力衰竭、酗酒、新生儿、昏迷等。

2. 病理变化

（1）肉眼观：病变累及双肺，多灶、斑片状分布，以下肺为著（分泌物受重力作用所致）；病变处肺组织实变，直径 1～2 cm，病变的中央为细支气管（图4-21）。

（2）镜下观

1）以细支气管为中心的急性化脓性炎，细支气管壁可部分破坏，周围肺泡腔内充满中性粒细胞，伴肺泡间隔破坏和肺组织坏死。

2）肺泡腔内渗出物性质不一：肺泡腔内主要充满中性粒细胞，部分肺泡腔内可有多少不等的浆液、纤维素、巨噬细胞和红细胞（图4-22），原因如下：不同细支气管内细菌数量不等；小叶性肺炎是以细支气管为中心的急性化脓性炎，距离细支气管近的肺组织病变重，而距离细支气管远的肺组织病变轻。其次，不同部位的病变病程长短不一，严重时可出现多个病灶的融合。病灶周围肺组织可有不同程度的代偿性肺气肿和肺不张。

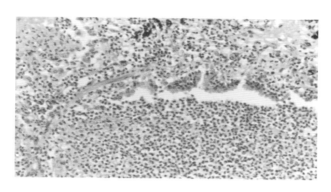

图 4-22　小叶性肺炎镜下观
显示以细支气管为中心的急性化脓性炎（HE 染色，×200）

3. 临床表现　取决于不同的病因和病变程度，其症状和体征易被原发病所掩盖。患者常有发热、咳嗽、咳痰（黏液脓性）。胸部 X 线检查可见双肺散在斑点状模糊阴影。

4. 合并症　较大叶性肺炎合并症多，包括呼吸衰竭、心力衰竭、肺脓肿及脓胸和支气管扩张等。部分小叶性肺炎患者特别是重度营养不良或有基础性疾病患者常因合并症而死亡。

（三）急性间质性肺炎

急性间质性肺炎（acute interstitial pneumonia）是主要局限于肺泡间隔和肺间质的急性炎症反应，肺泡腔内渗出物往往不明显。主要由病毒感染引起，如流感病毒、呼吸道合胞病毒、巨细胞病毒、腺病毒、严重急性呼吸综合征相关冠状病毒（SARS-CoV）、中东呼吸综合征冠状病毒（MERS-CoV）和新型冠状病毒（SARS-CoV-2，或称 COVID-19）等。

知识拓展：病毒与细菌的区别

1. 发病机制　病毒感染损伤上呼吸道上皮，诱发炎症反应。病毒向下蔓延，可侵犯细支气管上皮细胞、肺泡上皮细胞和肺泡间隔内毛细血管内皮细胞，部分肺泡腔内可见蛋白水肿液。胸部 X 线检查出现类似细菌性肺炎的实变阴影。因此，影像学上很难区分细菌还是病毒性肺炎。呼吸道上皮细胞的坏死抑制了黏膜纤毛的清除功能，可继发细菌感染。婴儿、老年、营养不良及免疫抑制患者的病毒性肺炎易合并严重的合并症。自 2019 年 12 月，SARS-CoV-2 在全球蔓延，导致数亿人感染和数百万人死亡。该病毒是嵌套病毒目（Nidovirales order），属于 RNA 病毒。通过病毒上的 S（高度 N 糖基化蛋白）、N（仅存在于病毒核壳，有助于病毒基因与复制转录复合体的 NSP3 蛋白结合，将感染过程中产生的 RNA 物质包装到病毒颗粒中；N 蛋白也是 IFN 的拮抗物，有利于病毒复制）、M（以病毒粒子二聚体形式存在，保持其结构所需）、E（属于跨膜蛋白，与离子通道活性有关，并在病毒的发病机制中起重要作用，促进病毒的组装和释放）4 个蛋白进入宿主细胞，进行复制、转录和翻译病毒结构蛋白。研究发现，SARS-CoV-2 通过类似 SARS-CoV 的血管紧张素转换酶 2（angiotensin-converting enzyme-2，ACE2）受体促进病毒进入靶细胞，并导致这些受体下调和提高血管紧张素 II（angiotensin II）的产生，后者可提高肺血管通透性而导致肺损伤。约 83% 的 ACE2 受体表达于 II 型肺泡上皮细胞的腔面，成为病毒侵袭的主要储备池。SARS-CoV-2 感染肺泡巨噬细胞和上皮细胞并启动肺部炎症反应。SARS-CoV-2 的临床过程包括 3 期，分别称为"病毒血症期（viremia phase）"（即病毒从肺部进入外周血）、"急性或肺炎期（acute or the pneumonia phase）"（即免疫缺陷的机体由于 T 淋巴细胞和 B 淋巴细胞数量显著下降导致病情严重）和"恢复期（recovery phase）"（即以 IL-6 为主的炎症因子和以 D- 二聚体为主的凝血因子异常升高的时期）。由于炎症和感染使大量的凝血因子级联激活出现弥散性血管内凝血（disseminated intravascular coagulation，DIC）。患者感染 SARS-CoV-2 的早期血浆中炎症因子

知识拓展：病毒性肺炎发病机制图

较健康人群高。病毒性肺炎患者的胸部 CT 扫描显示双肺下叶毛玻璃状不透明阴影，伴或不伴实变。此外，患者还存在脾萎缩、肺门淋巴结坏死、肾灶性出血、肝因炎症细胞浸润肿大、脑水肿和散在神经元变性。1/3 的 COVID-19 患者因肺血栓而死亡，其尸体解剖发现多数（58%）患者伴深部静脉血栓形成。SARS-CoV-2 患者因冠状动脉痉挛、缺氧损伤、微血栓、直接血管内皮损伤、血液凝固性过高、动脉粥样硬化斑块不稳定等增加了急性冠状动脉阻塞发展为急性心肌梗死的风险。部分患者有嗅神经功能障碍，其机制是病毒直接影响感觉细胞还是嗅球尚不清楚。

知识拓展：病毒性肺炎之镜下观

2. 病理变化　病毒性肺炎的病理形态改变基本一致。肉眼观：病变呈斑块状，可累及单侧或双侧整个肺叶。病变区域呈紫色、充血，有捻发音。镜下观：①肺泡间隔水肿和增宽。②肺泡间隔和肺间质内单个核细胞包括淋巴细胞、巨噬细胞和偶见浆细胞浸润。③肺泡腔通常无渗出物，但严重病例会出现弥漫性肺泡损伤，伴肺透明膜形成。④病毒性肺炎有时可出现病毒包涵体（viral inclusions）：病毒包涵体是诊断病毒性肺炎的依据，是在增生的支气管上皮细胞、支气管腺体上皮细胞、肺泡上皮细胞或多核巨细胞内见到的一种圆形或椭圆形红染球形小体，约为红细胞大小，周围有透明晕，本质是由多量病毒颗粒聚集而成；其中多核巨细胞是由多个巨噬细胞融合而成。电镜、抗原和核酸检测有助于病毒性肺炎不同病毒类型的确诊。⑤若病变较轻且无合并症出现，随着疾病减缓，肺组织正常结构可重建。若合并细菌感染，则肺部的组织学改变更为复杂多样。

知识拓展：腺病毒性肺炎

3. 临床表现　病毒性肺炎的临床表现因不同病毒的类型和患者个体因素不同而存在明显差异。有些严重的上呼吸道感染症状因被掩盖而未能诊断或表现为暴发性、致命性感染，特别是容易发生于免疫缺陷患者。早期常出现急性、非特异性症状，包括发热、头痛、全身不适，后期出现咳嗽，可伴有少量咳痰。因炎性渗出物主要局限在肺泡间隔，会影响血气交换、导致通气和灌注不协调，因此患者出现呼吸窘迫的程度远高于体征和影像学改变。

（四）支原体肺炎

支原体肺炎（mycoplasmal pneumonia）是由肺炎支原体感染引起的一种急性间质性肺炎。该病原体常存在于人体口、鼻咽分泌物中，主要经呼吸道传播。本病多见于儿童和青少年。多数预后良好，自然病程约 2 周，患者可完全自愈。

病理变化：主要为急性间质性肺炎伴急性气管、支气管和细支气管炎。肉眼观，病变呈灶性，暗红色。病变主要在肺间质，无明显肺实变，切面可见少量红色泡沫状液体。气管或细支气管腔内可见黏液性渗出物。组织学改变：病变区肺泡间隔充血、水肿及淋巴细胞、单核细胞浸润，肺泡腔内一般无渗出物，但严重病例可见肺泡上皮细胞坏死和脱落，肺泡内可有透明膜形成。

临床表现：患者症状较病毒性间质性肺炎轻，部分患者有低热、乏力、头痛、阵发性咳嗽和气促等，咳痰不明显。胸部 X 线检查显示肺部节段性纹理增粗，可有片状模糊阴影。白细胞计数正常或轻度升高，淋巴细胞和单核细胞比例增高。确诊需在患者痰、鼻分泌物及咽拭子培养出肺炎支原体。

┃二、肺结核

◑ 案例 4-9

女性，6 岁，自幼体弱。咳嗽、乏力、食欲减退 5 个月，体温 37.5 ～ 38.1℃，抗感染治疗效果不佳。近 2 天头痛、发热、神志不清而住院治疗。胸部 X 线检查示：右肺上叶中部、肺门可见致密影，两肺中、下叶见散在致密影，结核菌素试验呈强阳性。入院后经抢救无效死亡。

案例 4-9 解析

尸检发现右肺上叶中部肺膜下可见一直径 1.2 cm 的干酪样坏死病灶，周围出现渗出性病变，且沿淋巴管蔓延，引起同侧肺门淋巴结增大、粘连，可见干酪样坏死；病变进一步蔓延到气管分叉部及气管旁淋巴结，导致淋巴结肿大并出现干酪样坏死；两肺中、下叶出现多处散在的渗出性病灶，呈小叶分布，边缘呈锯齿状。此外，肺内还散在分布一些圆形、粟粒大小的结节。

问题：

1. 描述右肺上叶的病变特点。
2. 肺标本中除原发病灶外，还可以见到哪几种扩散蔓延方式？
3. 根据病变发展分析机体的免疫反应和变态反应状态。

（一）结核病概述

结核病（tuberculosis）是一种由结核分枝杆菌（*Mycobacterium tuberculosis*）引起的慢性肉芽肿性疾病。最常发生于肺部，也可累及全身各器官或组织。其病变特征为结核结节形成并伴有不同程度的干酪样坏死。

世界卫生组织（WHO）提出结核病是由单一感染原引起的最常见的死亡原因。据 WHO 统计，2020 年全球新诊断的结核病患者数为 580 万例，有 151 万人死于结核病，其中 14% 为人类免疫缺陷病毒（human immunodeficiency virus，HIV）阳性患者。结核病多发生在东南亚（43%）、非洲（25%）和西太平洋区域（18%）。30 个结核病高发国家的新发病例占全球所有病例的 86%，其中 8 个国家的病例占全球总数的 2/3：印度（26%）、中国（8.5%）、印度尼西亚（8.4%）、菲律宾（6.0%）、巴基斯坦（5.8%）、尼日利亚（4.6%）、孟加拉国（3.6%）和南非（3.3%）。从性别和年龄来看，成年男性发病率较高，2020 年占所有结核新发病例的 56%；成年女性占 33%，儿童占 11%。在所有结核病新发病例中，8% 的患者伴有 HIV 感染。WHO 将每年的 3 月 24 日定为世界防治结核病日。我国在党和政府的领导下，经过几代防痨人员的共同努力，结核病新发病例数、发病率和死亡率均呈逐年递减趋势。2020 年新发 67.05 万例，发病率为 47.76/10 万，死亡人数 1367 例。

知识拓展：结核名称的由来

1. 病因与发病机制 结核病的致病原是结核分枝杆菌，属于分枝杆菌属，分为人型、牛型及鸟型分枝杆菌等种类。前两型（尤以人型，标准菌株 H37RV）为人类结核病的主要病原菌。人型分枝杆菌主要通过呼吸道传播引起肺部疾病；牛型分枝杆菌主要通过消化道如饮用未经消毒的含有结核分枝杆菌的牛奶，引起口咽和消化道结核；鸟型分枝杆菌在免疫状态正常的个体中很少致病，但在 10% ~ 30% 的 AIDS 患者中可引起疾病。结核分枝杆菌的主要菌体成分为脂质、蛋白质和多糖类。其中的脂质成分不仅能增强结核分枝杆菌在体内的毒力，还可保护菌体不易被巨噬细胞降解。菌体蛋白具有抗原性，与脂质中的蜡质 D 结合后能使机体发生变态反应，导致组织坏死和全身中毒症状，并在结核结节的形成中发挥一定的作用。菌体中的多糖类可作为半抗原参与免疫反应，并可导致局部中性粒细胞浸润（图 4-23）。

结核病可通过呼吸道和消化道传播，极少数可经皮肤伤口感染。呼吸道是最常见和最主要的传播途径。当肺结核患者讲话、咳嗽和打喷嚏时，可从呼吸道排出大量带菌微滴（每个微滴可含 10 ~ 20 个细菌）。健康人吸入这些带菌微滴可造成感染，尤其是直径小于 5 μm 的微滴因能到达肺泡，致病力最强。传染的次要途径是经消化道进入体内，如食入带菌的食物等。

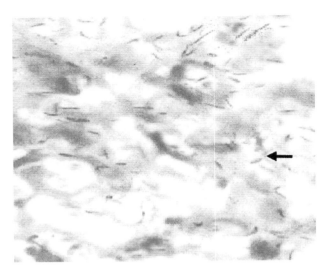

图 4-23 结核病灶中的结核分枝杆菌（抗酸染色）
箭头所指为结核分枝杆菌

结核病的发生、发展和转归取决于很多因素，其中最重要的是感染细菌的数量及其毒力的大小和机体的反应性（包括免疫反应和变态反应），机体的反应性在结核病的发病中起着尤为重要的作用。

结核病的免疫反应和变态反应通常同时发生且相伴出现。目前一般认为，结核病的免疫反应以细胞免疫为主，使机体获得免疫力，杀伤病原菌。入侵的结核分枝杆菌被吞噬细胞吞噬后，经处理加工，将抗原信息传递给 T 淋巴细胞，使之致敏。当再次接触结核分枝杆菌时，致敏的淋巴细胞（Th1）可很快分裂、增殖，并释放出各种淋巴因子（巨噬细胞集聚因子、移动抑制因子和激活因子等）。这些因子可趋化巨噬细胞向结核分枝杆菌移动并在局部聚集，将病原菌限制在局部而不致扩散。同时还可激活巨噬细胞，使巨噬细胞形态发生改变、体积增大、伪足形成活跃、溶酶体增加等，这些改变有助于使吞入的细菌更易被水解、消化和杀灭。此外，激活后的 T 细胞还可释放其他淋巴因子，加强这一免疫反应，如结核分枝杆菌的生长抑制因子能通过巨噬细胞特异性地抑制细胞内结核分枝杆菌的繁殖而获得免疫。在以上各种反应的基础上逐渐形成结核结节，使病变局限。

结核分枝杆菌侵入人体后 4～8 周，机体组织对结核分枝杆菌及其代谢产物所发生的敏感反应称为超敏反应。这种超敏反应属于Ⅳ型（迟发性）超敏反应。以超敏反应为主时伴随干酪样坏死，在机体降解和杀灭结核分枝杆菌的同时造成组织结构的破坏。

未被结核分枝杆菌致敏的个体动员机体防御反应的速度较慢，而已致敏的个体可迅速调动机体的防御反应，但组织损伤也更明显。根据此机制，临床应用结核菌素试验来判断结核分枝杆菌的感染情况（图 4-24）。如前所述，机体感染结核分枝杆菌后所出现的病理变化和临床表现取决于机体不同的反应。结核病的基本病变与机体免疫状态的关系见表 4-8。

表 4-8 结核病基本病变与机体的免疫状态

病变	机体状态		结核分枝杆菌		病理特征
	免疫力	变态反应	菌量	毒力	
渗出为主	低	较强	多	强	浆液性炎或浆液纤维素性炎
增生为主	较强	较弱	少	较低	结核结节
坏死为主	低	强	多	强	干酪样坏死

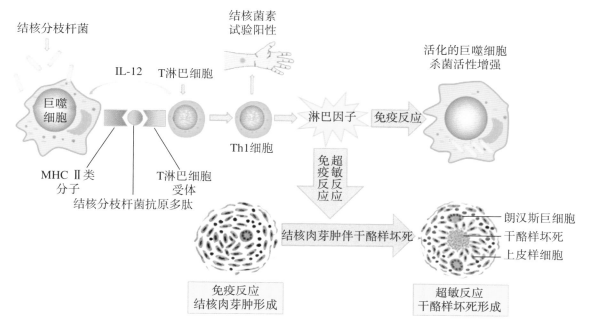

图 4-24 结核病的免疫反应与变态反应示意图

总之，结核分枝杆菌感染引起的免疫反应主要由 Th1 细胞介导，后者可刺激巨噬细胞杀灭结核分枝杆菌。该免疫反应可起到很好的效应，但同时可引起超敏反应导致组织破坏。在 Th1 型 T 细胞反应过程中，包括 IL-12、IFN-γ、TNF 或一氧化氮产生等任何环节的缺陷都会导致肉芽肿形成障碍、抵抗力缺乏和疾病进展。Th1 通路上遗传性突变的个体对结核分枝杆菌感染呈高度敏感。感染再次活化或在已致敏的宿主再次感染该菌，可在诱发快速防御反应的同时伴有组织损伤。正如超敏反应和防御反应并行出现，而超敏反应的缺失（结核分枝杆菌感染的患者结核菌素试验阴性）是对病原体抵抗力消失的不祥征兆。

框 4-3 结核分枝杆菌的检测方法

结核杆菌属于抗酸杆菌，可用抗酸染色方法在患者痰液和病变组织中检出。目前用于结核分枝杆菌检测和鉴定的还有基因诊断方法，如基因探针技术、染色体指纹技术和 PCR 技术等，具有快速和特异性高的优点。

结核菌素试验：感染结核分枝杆菌后通常会导致迟发过敏，可以通过结核菌素 （tuberclulin）测试检测到。在感染开始后 2～4 周，皮内注射 0.1 ml 的无菌纯化蛋白衍生物（purified protein derivative，PPD）可诱导可见和明显的凹陷（直径至少 5 mm），在 48～72 h 内达到峰值。有时，需要更多的 PPD 来引起反应，不幸的是，在一些反应者中，标准剂量可能会产生一个大的坏死性病变。结核菌素皮肤试验结果呈阳性，提示细胞介导的对结核菌抗原过敏，但不能区分感染和疾病。这项测试的一个公认的局限性是假阴性反应（皮试无反应），由某些病毒感染、结节病、营养不良、霍奇金淋巴瘤、免疫抑制和压倒性活动性结核病引起。假阳性反应可能由非典型分枝杆菌感染引起。

2. **基本病理变化** 结核病属于一类特异性炎症，因此具有炎症的一般病理变化。可表现为以渗出、增生、坏死等不同形式为主的病变。

（1）以渗出为主的病变：当结核分枝杆菌菌量多、毒力强，机体免疫力低下或超敏反应较强时，常出现以渗出为主的病变，多发生于结核性炎症的早期或病变进展时，主要表现为浆液性或浆液纤维素性炎。病变早期局部有中性粒细胞浸润，但很快被巨噬细胞所取代。通常可在渗出液和巨噬细胞中检测出结核分枝杆菌。病变好发于肺、浆膜、滑膜和脑膜等处，说明与组织结构特性有一定的关系。渗出物可完全吸收，不留痕迹，或转变为增生为主的病变；当变态反应剧烈时，则可转变为以坏死为主的病变。

（2）以增生为主的病变：当菌量较少、毒力较低或人体免疫力较强时，发生以增生为主的变化，形成具有诊断价值的结核结节（结核肉芽肿）。单个结核结节非常小，直径约 0.1 mm，通常肉眼和 X 线检查不易见到，3～4 个结节融合成较大结节时才能见到。这种融合结节呈粟粒大小、灰白半透明状、境界清楚。结节内有干酪样坏死时略呈微黄色，可隆起于器官表面。

结核结节（tubercle）是在细胞免疫的基础上形成的。被活化的巨噬细胞在吞噬、降解、杀灭结核分枝杆菌时，体积增大，逐渐转变成上皮样细胞。该细胞呈梭形或多角形，胞质丰富，弱嗜酸性，境界不清；核呈圆形或卵圆形，染色质甚少，甚至可呈空泡状，核内有 1～2 个核仁。上皮样细胞的活性增加，有利于吞噬和杀灭结核分枝杆菌。当一个上皮样细胞核多次分裂而胞质不分裂或多个上皮样细胞互相融合呈合胞体状时，则形成朗汉斯（Langhans）巨细胞。该细胞体积巨大，胞质丰富，有多个细胞核（核的数目由十几个到几十个不等，甚至上百个）排列在胞质周围呈花环状、马蹄状或密集于胞体的一端。典型的结核结节中央有干酪样坏死（图 4-25），周围为放射状排列的上皮样细胞（epithelioid cell），并可见朗汉斯巨细胞夹杂于其中，外周由多少不一的淋巴细胞和少量反应性增生的成纤维细胞构成。

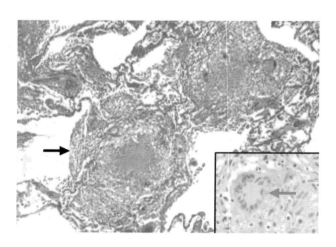

图 4-25 结核结节
黑色箭头示结核结节，红色箭头示朗汉斯巨细胞

（3）以坏死为主的病变：当结核分枝杆菌数量多、毒力强、机体免疫力低或变态反应强烈时，上述以渗出或增生为主的病变均可转化为以坏死为主的病变，形成干酪样坏死。结核坏死灶由于其内含脂质较多，常呈淡黄色，均匀细腻，质地较实，形似奶酪，故称干酪样坏死（caseous necrosis）。镜下为无结构的红染颗粒状物。干酪样坏死对结核病的病理诊断具有一定意义。新鲜的干酪样坏死物中含有一定量的结核分枝杆菌，一旦液化，则菌量增多，不仅可成为结核病进展的原因，也可成为细菌播散的来源。

在结核病变中，往往渗出、坏死和增生三种变化同时存在，但以某一种改变为主，而且可以互相转化。渗出性病变可因适当治疗或机体免疫力增强而转化为增生性病变；而以增生为主的病变则可在机体免疫力下降或呈较强变态反应状态时转变为渗出性、坏死性病变，或原来的渗出性病变转化为坏死性病变。因此，在同一器官或不同器官中的结核病变是复杂多变的。

3. 基本病理变化的转化规律 入侵结核分枝杆菌的数量、毒力和机体免疫、超敏反应的高低，决定着感染后结核病的发生、发展与转归。当机体抵抗力强时，结核分枝杆菌被抑制、杀灭，感染后不易发病，即使发病也比较轻，而且容易痊愈；反之，当结核分枝杆菌致病力高、人体抵抗力处于劣势时，结核病容易发生发展，趋于进展。

（1）转向愈合

1）吸收、消散：为渗出性病变的主要愈合方式，渗出物经淋巴管、毛细血管吸收而使病灶缩小或消散。X线检查时原有的边缘模糊、密度不均、呈云絮状的病变阴影，随着渗出物的吸收逐渐缩小或被分割成小片，以至完全消失，临床上称为吸收好转期。较小的干酪样坏死灶及增生性病灶，经积极治疗后也有吸收消散或缩小的可能。

2）纤维化、包裹及钙化：增生性病变转向愈合时，其中的上皮样细胞逐渐萎缩，结节周围增生的成纤维细胞长入结核结节内使其纤维化，最后形成瘢痕而愈合。未被完全吸收的渗出性病变可通过机化发生纤维化。小的干酪样坏死灶（1～2mm）可完全纤维化，较大的干酪样坏死灶难以全部纤维化，则由周边的纤维组织增生将其包裹，继而中央的坏死物逐渐干燥，并可有钙盐沉着而发生钙化。包裹或钙化的结核灶内常有少量结核分枝杆菌残留，此病变临床虽属痊愈，但当机体抵抗力降低时仍可复发进展。X线检查示纤维化病灶为边缘清楚、密度增高的条索状阴影；钙化灶为密度极大、边缘清晰的阴影。

（2）发生、发展

1）浸润进展：疾病进展时，原有病灶周围出现渗出性病变，并可继发干酪样坏死，而坏死灶范围随渗出性病变的增大而不断扩大。X线检查示原病灶周围出现边缘模糊的絮状阴影，若有干酪样坏死出现，则阴影密度增高。临床上称为浸润进展期。

2）溶解播散：随着病情进展，干酪样坏死物可液化，形成的半流体物质可经体内的自然管道（如支气管、输尿管等）排出，而在局部留下空洞。空洞内液化的干酪样坏死物中含有大量结核分枝杆菌，可通过自然管道播散到其他部位，形成新的结核病灶。X线检查显示空洞部位出现透亮区，其以外的部位可见密度和深浅不一、大小不等的新播散病灶阴影，临床称为溶解播散期。此外，液化灶内的结核分枝杆菌还可沿淋巴道蔓延到淋巴结，引起淋巴结结核；也可经血道播散至全身，在各器官内形成多发性结核病灶。

框 4-4 卡介苗简介

卡介苗，即 Bacillus Calmette–Guérin（BCG）疫苗，是一种最初被用于预防结核病的疫苗。第一次世界大战期间，法国细菌学家阿尔伯特·卡尔梅特与他的助手卡米尔·介兰研发了卡介苗。卡介苗最早于1921年应用于人体，现在被列入世界卫生组织基本药物标准清单。每年约有1亿名幼儿接种该疫苗，是世界上使用最广泛的疫苗之一。

按照世界卫生组织的建议，在结核病中高度流行区（22个结核病高负担国家），新生儿应尽早接种卡介苗。而在结核病少发的地区，当检测及治疗疑似结核病病例时，只有高危婴儿才会注射卡介苗。未患结核病而且并未对结核病免疫，但又长期暴露在抗药性结核菌环境下的成年人也应该注射卡介苗。

疫苗保护期的变化大，介于10～20年不等。其可以防止约20%的幼儿被感染，而疫苗可保护约一半已经受到感染的幼儿病情不再进展。卡介苗最常经三角肌外缘行皮内注射，接种时有灼痛感，一般会在注射部位形成瘢痕，极少出现严重副作用。卡介苗有时也被用于治疗某些类型的膀胱癌。

（二）肺结核

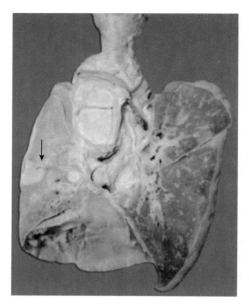

图 4-26　原发性肺结核
箭头所示为肺结核原发病灶

结核病中最常见的是肺结核。根据初次感染和再次感染结核分枝杆菌时机体反应性的不同，肺结核的发生发展具有不同的病变特点，分为原发性肺结核和继发性肺结核两大类。

1．原发性肺结核　原发性肺结核是指机体初次感染结核分枝杆菌所引起的肺结核。多发生于儿童，也偶见于未感染过结核分枝杆菌的青少年或成人。免疫功能严重受抑制的成年人由于丧失对结核分枝杆菌的免疫力，可多次发生原发性肺结核。

原发性肺结核的特征是形成原发复合征（primary complex，Ghon complex）。结核分枝杆菌进入肺泡后，首先到达通气良好的上叶下部或下叶上部近胸膜处，形成直径 1 ～ 1.5 cm 的原发灶（Ghon 灶）。病变开始为渗出性改变，由于初次感染机体对结核分枝杆菌缺乏特异性免疫力，病变很快由渗出转为变质，病灶中央出现干酪样坏死。结核分枝杆菌游离或被巨噬细胞吞噬，很快侵入淋巴管，循淋巴液引流到局部肺门淋巴结，引起结核性淋巴管炎和淋巴结炎，表现为淋巴结肿大和干酪样坏死。肺原发病灶、淋巴管炎和肺门淋巴结结核三者合称为原发复合征（图 4-26）。X 线检查呈哑铃状阴影。多数患儿临床症状和体征不明显，可仅表现为结核菌素试验阳性。

原发复合征形成后，最初几周内少量结核分枝杆菌可通过血道或淋巴道播散到全身其他器官，但随着细胞免疫的建立，95% 左右的病例不再发展而自然痊愈。小的病灶可完全吸收或纤维化，较大的坏死灶则可纤维包裹或钙化。有时肺门淋巴结病变继续发展，形成支气管淋巴结结核。少数营养不良或同时患有其他传染病的患儿，病灶扩大，伴干酪样坏死和空洞形成；有的甚至引起肺内播散，形成粟粒性肺结核，或全身播散形成全身粟粒性结核病。

案例 4-10

男性，58 岁，20 年前体检时发现左侧肺尖部有一直径约 1.0 cm 的钙化灶，无明显症状。12 年前出现低热、咳嗽伴少量咯血就诊，痰查结核分枝杆菌阳性，X 线检查示左肺上叶小灶实性片状阴影伴小空洞形成。经治疗后病情好转，遂自行停药。此后 10 余年来反复低热、盗汗、咳嗽、咳痰，间或咯血，症状时轻时重。近 2 年来咳嗽气喘加重，有时平躺呼吸困难，并出现下肢水肿，1 天前症状加重伴大咯血入院。查体：急性重病容，呼吸急促，口唇明显发绀，颈静脉怒张，肝肋下 3 cm，双下肢凹陷性水肿。X 线检查示左肺尖部直径约 3.0 cm 空洞，周围可见纤维条索影，左肺中下部散在直径 0.5 ～ 1.5 cm 空洞，左侧胸膜增厚粘连。入院后经抢救无效死亡。

问题：
1．分析该例病变的演变过程。
2．心脏病变与肺病变有何关系？

案例 4-10 解析

2．继发性肺结核　继发性肺结核是指人体再次感染结核分枝杆菌所引起的肺结核，所形成的病变与原发性肺结核明显不同，两者区别点见表 4-9。继发性肺结核的病理变化和临床表现都比较复杂。病灶主要位于单侧或双侧肺上叶的尖部，可能与肺尖部的高氧张力相关。由于超敏反应已经存在，结核分枝杆菌诱发快速和明显的组织反应，易出现干酪样坏死；同时由于免疫反应较强，在坏死灶周围有以增生为主的病变，形成结核结节。与原发性肺结核不同，继发性肺结核的病变局限，区域淋巴结早期很少受累及；而容易出现空洞，导致病变侵蚀并沿气道播散。由于患者咳出的痰液中含有结核分枝杆菌，这些继发性肺结核便成为结核分枝杆菌进一步感染或播散的主要来源。

继发性肺结核病也是 HIV 阳性患者肺部常见的合并症，但患者的临床症状与机体的免疫状态密切相关。如患者的免疫抑制较弱（CD4$^+$ T 细胞数 > 300 个 /μl），可出现"普通"的继发性肺结核病变特点（肺尖部病变伴空洞形成）；而对于严重的免疫抑制患者（CD4$^+$ T 细胞数 < 200 个 /μl），临床病变非常类似进行性的原发性肺结核（下叶和中叶实变，肺门淋巴结结核，无明显空洞形成）。免疫抑制的程度不同也决定了肺外器官的受累频率，轻度免疫抑制患者有 10% ~ 15% 出现肺外器官累及，而重度免疫缺陷患者可高达 50%。

原发性和继发性肺结核的比较见表 4-9。

表 4-9　原发性和继发性肺结核的比较

	原发性肺结核病	继发性肺结核病
结核分枝杆菌感染	初次	再次
发病人群	儿童	成人
对结核分枝杆菌的免疫力	无，病程中发生	有
病理特征	原发复合征	病变多样，新旧病灶并存，较局限
起始部位	上叶下部或下叶上部近胸膜处	肺尖部
主要传播途径	淋巴道或血道	支气管
病程	短，大多自愈	长，波动性，需治疗

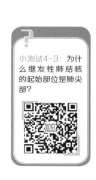

小测试4-3：为什么继发性肺结核的起始部位是肺尖部？

（1）局灶性肺结核：是继发性肺结核的早期病变。X 线示肺尖部有单个或多个结节状病灶，常位于肺尖胸膜下 1 ~ 2 cm 处，直径 ≤ 2 cm，呈灰白、灰黄色，境界清楚，可有纤维包裹（图 4-27）。镜下病变以增生为主，中央为干酪样坏死。如患者的免疫力较强，病灶可通过纤维化、纤维包裹或钙化而愈合。患者常无自觉症状，多在体检时发现，属于非活动性肺结核。如患者的免疫力低下，可发展为浸润性肺结核。

（2）浸润性肺结核：是临床上最常见的活动性、继发性肺结核，多由局灶性肺结核发展而来。X 线示肺尖或锁骨下边缘模糊的云絮状阴影。病变以渗出为主，中央有干酪样坏死，周围有炎症包绕。患者常有低热、盗汗、疲乏、咳嗽等结核中毒症状。如及早发现，规范化治疗，渗出性病变可吸收；增生、坏死性病变可通过纤维化、钙化而愈合。如病变继续发展，干酪样坏死灶扩大，坏死物液化后经支气管排出，局部形成急性空洞。空洞一般较小、壁薄、形状不规则，洞壁坏死层含大量结核分枝杆菌，经支气管播散，可引起干酪样肺炎（溶解播散）。急性空洞一般易愈合，经治疗后，洞壁肉芽组织增生，洞腔逐渐缩小、闭合，最后形成瘢痕组织而愈合；也可通过空洞塌陷，形成条索状瘢痕而愈合。如果急性空洞经久不愈，病变反复进行，则可发展为慢性纤维空洞性肺结核。

（3）慢性纤维空洞性肺结核：该病变有以下特点：①肺内有一个或多个厚壁空洞，壁厚可达 1 cm 以上，多位于肺上叶，大小不一，形状不规则。镜下洞壁分 3 层：内层为干酪样坏死物，其中有大量结核分枝杆菌；中层为结核性肉芽组织；外层为纤维结缔组织。洞壁常见残存的血管结构，其内可有血栓形成伴机化。②同侧或对侧肺组织，尤其是肺下叶可见多个由支气管播散引起的新旧不一、大小不等、病变类型不同的病灶，越往下病变越新鲜。③后期肺组织严重破坏，广泛纤维化，胸膜增厚并与胸壁粘连，最终演变为硬化性肺结核，肺体积缩小、变形，严重影响肺功能（图4-28）。

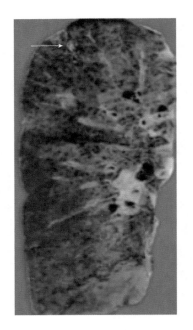

图 4-27 局灶性肺结核

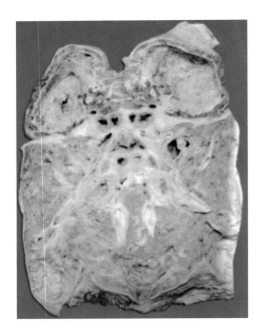

图 4-28 慢性纤维空洞性肺结核

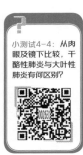

小测试4-4：从肉眼及镜下比较，干酪性肺炎与大叶性肺炎有何区别？

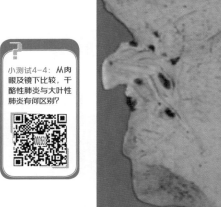

图 4-29 干酪样肺炎

由于病变空洞与支气管相通，成为结核病的传染源，故此型又称为开放性肺结核。如空洞壁内有较大的血管被侵蚀，可引起大咯血，患者可因吸入大量血液而窒息死亡。空洞突破胸膜可引起气胸或脓气胸。经常排出含菌痰液可引起喉结核。咽下含菌痰液可引起肠结核。病变后期由于肺组织被大量破坏，纤维组织广泛增生，肺内血管减少，肺循环阻力增加，导致肺动脉高压，引起肺源性心脏病。近年来，由于联合应用抗结核药物及增加抵抗力等综合治疗，较小的空洞一般可机化，逐渐收缩闭塞。体积较大的空洞，内壁坏死组织脱落，肉芽组织逐渐变成纤维瘢痕组织，与空洞相邻的支气管上皮向洞内增生并覆盖洞壁，此时空洞虽然存在，但已无菌，实际上已愈合，故称为开放性愈合。

（4）干酪样肺炎：当机体的免疫力极低、变态反应过强时，浸润性肺结核可进展为干酪样肺炎。也可由急、慢性空洞内的结核分枝杆菌经支气管播散所致。镜下可见肺泡腔内有大量浆液纤维素性渗出物，伴有巨噬细胞等炎细胞，并见广泛干酪样坏死。根据病灶范围分为小叶性和大叶性干酪样肺炎。此型结核病病情危重，可出现严重的全身中毒症状，预后差（图4-29）。

（5）结核球：又称结核瘤（tuberculoma），是有纤维包裹的、孤立的干酪样坏死灶，境界清，直径2～5cm，多为单个，也可多个，常位于肺上叶（图4-30）。结核球形成的原因包括：①浸润性肺结核干酪样坏死灶的纤维包裹；②结核空洞引流的支气管阻塞，干酪样坏死物充填空洞而形成；③多个干酪样坏死灶融合，周围纤维组织包裹。结核球由于有纤维包裹，抗结核药不易发挥作用，且有病变进展的可能，在影像学上需与肺癌鉴别，因此临床上多采用手术切除。

Note

（6）结核性胸膜炎：根据病变性质可分干性和湿性两种，以湿性结核性胸膜炎常见。①湿性结核性胸膜炎：又称渗出性结核性胸膜炎，多见于青年人。由肺内原发病灶或肺门淋巴结病灶中的结核分枝杆菌播散至胸膜所致，因此多发生于原发复合征的同侧胸膜。病变主要为浆液纤维素性炎，可引起血性胸腔积液。一般经适当治疗可吸收，如渗出物中纤维素较多，不易完全吸收，则可机化使胸膜增厚、粘连。②干性结核性胸膜炎：又称增殖性结核性胸膜炎，是由肺膜下结核病灶直接蔓延到胸膜所致，常发生于肺尖或肺内病灶邻近的胸膜。病变多为局限性，以增生性病变为主，一般通过纤维化而愈合。

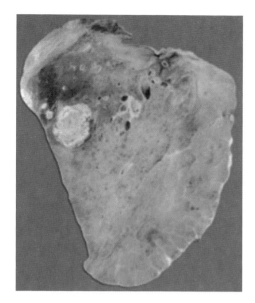

知识拓展：AIDS 与结核病

图 4-30 结核球

3. 肺结核病血源播散所致病变 原发性和继发性肺结核病除通过淋巴道和支气管播散外，还可以通过血道播散，引起粟粒性结核病和肺外器官结核病。分以下几种类型。

（1）急性全身粟粒性结核病（acute systemic miliary tuberculosis）：多见于原发性肺结核病变进展，也可见于其他类型结核病的播散。大量结核分枝杆菌在短时间内一次或反复多次侵入肺静脉，经左心至主动脉系统，播散到全身各器官组织，如肺、肝、脾、骨髓、肾、肾上腺、脑膜、输卵管和附睾等处，引起急性全身性粟粒性结核病。肉眼观，各器官内均匀密布大小一致、灰白或灰黄色、圆形、境界清楚的小结节。镜下主要为增生性病变，偶尔出现渗出、坏死为主的病变。临床上病情凶险，有高热、衰竭、烦躁不安等中毒症状，若能及时治疗，预后仍属良好，少数病例可因伴发结核性脑膜炎而死亡。

（2）慢性全身粟粒性结核病（chronic systemic miliary tuberculosis）：多见于成人，由于急性期未能及时控制且病程迁延 3 周以上，或结核分枝杆菌在较长时期内少量反复多次进入血液循环，则形成慢性粟粒性结核病。病变性质和病灶大小均不一致，同时可见增生、坏死及渗出性病变，新旧病变并存，病程长。

（3）急性肺粟粒性结核病（acute pulmonary miliary tuberculosis）：由于肺门、纵隔、支气管旁的淋巴结干酪样坏死破入邻近大静脉，或因含有结核杆菌的淋巴液由胸导管回流入血，经静脉入右心，沿肺动脉播散于双肺，引起双肺急性粟粒性结核病。急性肺粟粒性结核病也可以是急性全身粟粒性结核病的一部分。X 线显示双肺有散在分布、密度均匀、粟粒（millet seeds）大小的细点状阴影。肉眼观，肺表面和切面可见灰黄或灰白色粟粒大小结节（图 4-31）。

（4）慢性肺粟粒性结核病（chronic pulmonary miliary tuberculosis）：多见于成人，患者原发灶已痊愈，由肺外器官结核病灶内的结核分枝杆菌多次间歇入血而致病。病程较长，病变新旧、大小不一，小者如粟粒，大者直径可达数厘米以上。病变以增生性改变为主。

（5）肺外结核病（extrapulmonary tuberculosis）：肺外结核病除淋巴结结核由淋巴道播散所致、消化道结核可由咽下含菌的食物或痰液直接感染引起、皮肤结核可通过损伤的皮肤感染外，其他

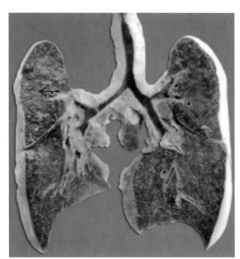

知识拓展：肺外结核病

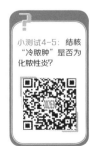
小测试4-5：结核"冷脓肿"是否为化脓性炎？

图 4-31 肺粟粒性结核

各器官的结核病多为原发性肺结核血源播散、在肺外器官形成的潜伏病灶发展而来。

4．临床特征　局限型继发性肺结核可无症状。若临床上患者出现症状，通常发病起始凶险，伴有渐进性的全身和局部临床症状和体征。全身性症状的出现与激活的巨噬细胞所释放的细胞因子包括 TNF 和 IL-1 有关。疾病早期可出现乏力、缺氧、体重下降、发热（体温轻度升高、呈弛张性，即每日午后出现，再逐步下降）和盗汗。肺结核进展时，患者有多量痰，开始呈黏液样，后期呈化脓性。当空洞出现时，痰中有结核分枝杆菌，约一半患者可出现不同程度的咯血。病变若累及胸膜，可出现胸痛。肺外器官的症状取决于累及的器官，如结核性输卵管炎可出现不孕，结核性脑膜炎出现头痛和神经功能缺损。脊柱结核（又称 Pott 病）伴有背部疼痛和截瘫。

5．诊断　诊断结核病最常用的方法是痰液抗酸染色（acid-fast）或采用荧光金胺 - 若丹明染色（fluorescent auramine rhodamine）显示病原体。传统的分枝杆菌培养需要 10 周，但基于液体介质的放射检测分析（liquid-media based radiometric assays）检测结核分枝杆菌的代谢产物可在 2 周内完成。PCR 扩增可在液体及组织切片上检测到结核分枝杆菌，部分 PCR 扩增阴性的病例可通过培养呈阳性，因此，细菌培养仍作为结核病的标准诊断方式，同时可用于药物敏感性检测。多药耐药性（multidrug resistance，MDR）是指结核分枝杆菌可对 2 种及以上的主要抗结核药物治疗的耐药，目前在临床上较为常见。2014 年 WHO 统计约 50 万结核病是因多药耐药性而新发的，约占全部新发结核病的 3% 和曾经治疗过病例的 20%。这种现象在欧洲和俄罗斯更为显著，在一些区域高达 20% 的新发病例由多药耐药菌株所引起。需要关注的是，有 5% ~ 10% 的 MDR 病例呈广泛的多药耐药，意味着该菌株对目前用于结核病治疗的广谱抗生素都具有抗性。结核病的预后与感染的范围（局限性或弥漫性）、宿主的免疫状态和抗结核分枝杆菌药物的敏感性有关。长期结核病患者体内可继发淀粉样变（amyloidosis）。

（韩安家　裴　斐　王　华　刘　杨）

第九节　呼吸系统常见肿瘤

案例 4-11 解析

案例 4-11

　　男性，67 岁，突然晕厥急诊入院。入院后行头颅 CT 检查发现颅内占位，病灶最大径约 2 cm，胸部 CT 检查示右肺上叶实性结节，最大径约 3.5 cm，可见分叶及毛刺。行经皮肺穿刺，显微镜下可见肿瘤细胞排列成腺泡状，部分区域可见微乳头状结构，病灶周围肿瘤细胞贴壁生长。免疫组化结果显示癌细胞 TTF-1 及 Napsin A 阳性。用二代测序方法行基因检测，结果显示 *EGFR* 基因 19 外显子缺失性突变，为敏感突变，遂行靶向治疗，3 个月后复查 CT，颅内及肺内病灶均有所缩小，评价为部分缓解。

　　问题：

1．根据患者肺穿刺标本的形态特点，诊断为何种肿瘤？

2．试推测颅内病灶与肺内病灶的关系。

3．简述肺癌基因检测的意义。

一、鼻咽癌

鼻咽癌（nasopharyngeal carcinoma，NPC）是鼻咽部黏膜上皮发生的恶性肿瘤。2017 版世界卫生组织（WHO）头颈部肿瘤分类中，将鼻咽部发生的癌分为两大类：具有鳞状上皮分化的鼻咽癌，及具有腺上皮分化的鼻咽乳头状腺癌，本文仅介绍具有鳞状上皮分化的鼻咽癌。

鼻咽癌在我国属常见的恶性肿瘤之一，在头颈部恶性肿瘤中其发病率居首位。多见于广东、广西、福建、湖南、台湾和香港等地，有明显的地域性。高加索人群不常见，提示存在一定的人种区别。男性患者为女性患者的 2 ~ 3 倍，多于 30 岁以后发病，40 ~ 60 岁达发病高峰，随后下降。临床上患者主要症状为涕中带血、鼻出血、鼻塞、耳鸣、听力减退、头痛、复视、颈部肿块等。5% 的患者确诊时已发生远处转移。10% 患者可无症状。

（一）病因

鼻咽癌的病因迄今尚未明了。目前认为，主要与遗传因素、EB 病毒感染和环境因素等有关。

1. 遗传因素 鼻咽癌的发病高度集中在中国南方、东南亚和非洲北部及因纽特等地区，高发区居民移居外地或国外，其后裔鼻咽癌的发病率虽有所下降，但也远高于当地居民，且患者有家族发病史者也不少见。说明机体的遗传因素在鼻咽癌的发病中具有重要作用。

2. EB 病毒感染 国内外大量研究表明非角化型鼻咽癌与 EB 病毒感染密切相关，尤其是发病率高的地域。EB 病毒感染是鼻咽癌发生的充分条件，但不是必要条件。EB 病毒与角化型鼻咽癌，尤其是非地域性的患者无关。大多数非角化型鼻咽癌患者 EB 病毒血清学检测阳性，包括 EB 病毒的衣壳抗原、EB 病毒的早期抗原、EB 病毒核抗原的抗体检测，阳性率为 69% ~ 93%。另外，也可检测循环血中 EB 病毒 DNA 或 RNA 水平，其在鼻咽癌中的敏感性高达 96%。

3. 环境因素 对木屑、甲醛、高温、吸烟、灰尘以及化学烟雾的暴露，可能是鼻咽癌的病因之一。

4. 其他因素 近年来研究发现高危型 HPV 感染可能与鼻咽癌相关，角化性鳞状细胞癌中 HPV 感染的频率似乎更高。吸烟和酗酒与角化性鼻咽癌发生有关。

（二）病理变化

鼻咽癌最常发生于鼻咽顶部，其次是侧壁和咽隐窝，前壁最少见，也有同时发生于两个部位者。

1. 大体分型 肉眼观，鼻咽癌可呈结节型、菜花型、浸润型、溃疡型 4 种形态，其中以结节型最常见，其次为菜花型。早期局部黏膜粗糙，轻度隆起。浸润型鼻咽癌黏膜可完好，癌组织在黏膜下浸润生长，以至于在原发癌未被发现前，已发生颈部淋巴结转移。

2. 组织学类型

（1）非角化性鳞状细胞癌：肿瘤细胞形成实性片状、不规则岛状、梁状等多种结构，或松散排列的肿瘤细胞与数量不等的淋巴细胞及浆细胞混杂浸润。癌细胞分层不明显，常无角化现象，呈多角形、卵圆形或梭形，胞质丰富，境界清楚，少数癌细胞尚可见细胞间桥。

非角化性鳞状细胞癌进一步分为未分化型及分化型。未分化型肿瘤细胞大，胞质丰富，呈嗜酸性或双嗜性，细胞境界不清，呈合体状，核大，圆形或椭圆形，空泡状，核膜清楚，可见 1 ~ 2 个大核仁，旧称泡状核细胞癌（图 4-32）。分化型肿瘤细胞排列有极向，成层排列，丛状生长，偶尔有角化细胞。与未分化型相比，分化型肿瘤细胞较小，核质比低，核染色质多，核仁不太明显，可以有灶状细胞间桥。二者的鉴别主要为形态学上的不同，目前尚无临床及预后上的差异。淋巴细胞在肿瘤中呈不同程度的浸润；在大量淋巴细胞浸润的病例中，肿瘤细胞被淋巴细胞离散，可单个存在，不易辨别，需借助免疫组化识别，故又称淋巴上皮癌。EB 病毒原位杂交（EBER）显示肿瘤细胞阳性（图 4-33）。

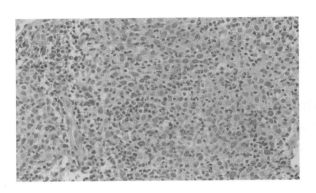

图 4-32　鼻咽癌，未分化型非角化性癌

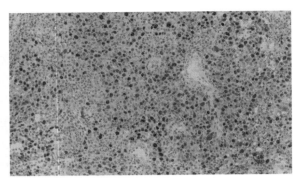

图 4-33　鼻咽癌，未分化型非角化性癌，原位杂交检测 EBER 阳性

（2）角化性鳞状细胞癌：肿瘤具有一般高分化鳞状细胞癌的特点，癌巢内细胞分层明显，可见棘细胞和细胞内角化，细胞间可见细胞间桥，癌巢中央可见大量角化珠，伴纤维性间质形成。

（3）基底样鳞状细胞癌：与头颈部其他部位相比，原发于鼻咽部的基底样鳞状细胞癌少见，形态学与其他部位发生的此类肿瘤完全相同。组织学上由基底细胞样细胞和鳞状细胞构成。基底细胞样癌细胞小，核浓染，无核仁，常呈栅栏状排列在癌巢周围，癌巢中央可见角化珠和鳞状细胞分化灶。基底样鳞状细胞癌 EB 病毒可阳性，尤其是高发人种。

（三）扩散途径

1. 直接蔓延　肿瘤向上扩展可侵犯并破坏颅底骨，以卵圆孔处被破坏最为多见。晚期可破坏蝶鞍，通过破裂孔侵犯第 Ⅱ～Ⅵ 对脑神经，出现相应症状。肿瘤向下可侵犯口咽、腭扁桃体和舌根，向前可侵入鼻腔和眼眶，向后侵犯颈椎，向外侧可侵犯耳咽管至中耳。

2. 淋巴道转移　鼻咽黏膜固有层有丰富的淋巴管，故本病早期即可发生淋巴道转移。约半数以上鼻咽癌患者以颈部淋巴结肿大就诊。先转移到咽后壁淋巴结，再到颈深上及颈部其他淋巴结。颈部淋巴结转移常为同侧，其次为双侧，极少为对侧。

3. 血道转移　常转移到肝、肺、骨，其次为肾、肾上腺及胰腺等处。

（四）临床病理联系

鼻咽癌患者起病隐匿，早期症状不明显，无特异性，且原发癌病灶小，易被忽略或误诊。随着肿瘤的生长和浸润，出现鼻塞、鼻出血、涕中带血，并出现颅咽管症状如听力减退、耳鸣、中耳炎等。侵犯颅底骨，损伤第 Ⅴ 对及第 Ⅵ 对脑神经，出现头痛、复视、面部疼痛、麻木、感觉异常等症状。还可能出现眼睑下垂、吞咽困难及软腭瘫痪等症状。颈交感神经受肿大的颈深上淋巴结压迫，可出现颈交感神经麻痹综合征。半数以上患者首诊症状为颈部肿块，在乳突下方或胸锁乳突肌上段前缘出现无痛性结节，故对颈部结节应高度重视并行病理活体组织检查以确诊。

鼻咽癌最重要的预后因素是临床分期。其次，肿瘤体积增大、循环血 EB 病毒 DNA 水平升高、颈部淋巴结受累、性别为男性、年龄大于 40 岁、脑神经麻痹及耳部症状均为预后的不良影响因素。角化型鳞状细胞癌与非角化型相比，倾向于局部进展，淋巴结转移相对少见，对放射治疗效果不敏感，预后较差。HPV 相关鼻咽癌比 EBV 相关鼻咽癌预后差，但可能好于两种病毒均阴性者。非角化型鳞状细胞癌对放射治疗较敏感，但易复发。

二、喉癌

喉癌（carcinoma of the larynx）是来源于喉黏膜上皮组织的恶性肿瘤。多见于中老年男性。吸烟及酗酒是最重要的危险因素。其次为胃食管反流、饮食习惯、营养不良等因素。HPV 在喉癌的发生中作用有限。

（一）病理变化

喉癌按肿瘤发生部位分为声门癌、声门上癌及声门下癌。声门癌及声门上癌多见，声门下癌最少见。肉眼观肿瘤可呈乳头状、疣状或菜花状隆起，也可呈扁平状或结节状，或呈内翻性生长，病灶中央常形成溃疡。组织学上，喉癌以传统型鳞状细胞癌最常见，其他类型包括疣状鳞状细胞癌、基底样鳞状细胞癌、乳头状鳞状细胞癌、梭形细胞鳞状细胞癌、腺鳞癌及淋巴上皮癌。喉鳞状细胞癌的前驱病变为低级别异型增生及高级别异型增生，后者包括中度、高度异型增生及原位癌。浸润癌绝大多数为高分化鳞状细胞癌，癌细胞可见不同程度的角化和细胞间桥，在癌巢中心可见角化珠（图 4-34）。低分化鳞状细胞癌少见。有时肿瘤以梭形细胞为主，称为梭形细胞癌，癌细胞排列紊乱，不形成癌巢，颇似肉瘤。疣状癌属于喉浸润型鳞状细胞癌的一个亚型，较少见，肿瘤向喉腔呈疣状生长，形成菜花样肿块。镜下多呈乳头状结构，为高分化鳞状细胞癌，生长缓慢，主要表现为不同程度的局部浸润，转移少见。

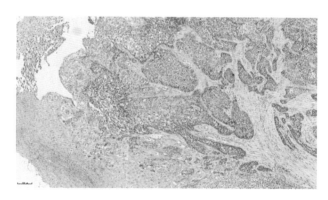

图 4-34　喉癌，高分化鳞状细胞癌

（二）扩散及转移

喉癌向黏膜下浸润可扩散侵犯邻近的软组织和甲状软骨，向前侵犯甲状腺，向后累及食管，向下可蔓延至气管。喉癌易经淋巴道转移至颈部淋巴结，其为最不利的预后影响因素，与局部复发及远处转移相关。血道转移少见，主要转移到肺、骨和肝。

（三）临床病理联系

喉癌最常见的临床症状为声嘶（常见于声门型及声门上型）、呼吸困难及喘鸣（常见于声门下型）。其次为吞咽困难、声音改变、喉异物感、咯血、吞咽疼痛等。声门型预后最好，其次为声门上型。肿瘤的分化程度、浸润深度及血管、神经侵犯等均为预后影响因素。

三、肺癌

肺癌（lung cancer）是最常见的恶性肿瘤之一，其发病率及死亡率均居首位，5 年生存率约为 17.8%。2020 年全球估计有 200 万新发病例及 180 万死亡病例。在过去的 30 年里，我国肺癌的发生率逐年上升。2020 年肺癌发病人数为 82 万，死亡人数为 71 万。发病年龄多在 40 岁以上，近年由于女性吸烟者比例增多，男女发病比例在下降，2021 第 5 版世界卫生组织胸部肿瘤分类中提示该比例由 2.8 降至 1.2。

（一）病因

1. 吸烟　国内外大量研究及流行病学资料表明，肺癌的发病与吸烟有密切关系，吸烟是肺癌最重要的病因。2017 年全球约 117 万肺癌死亡患者与吸烟相关。日吸烟量越大，开始吸烟的年龄越早，则患肺癌的危险也越大。90% 的肺鳞状细胞癌与吸烟有关。烟雾中含有多种有害的化学物质，其中尼古丁、苯并芘等多环芳烃化合物、镍、砷等均与肺癌的发生有关。3,4 苯并芘等多环芳烃化合物在芳烃羟化酶的作用下，转化为环氧化物，成为致癌物质，可与 DNA 结合，导致细胞的突变和恶性转化。由于体内芳烃羟化酶的活性不同，因而吸烟的致癌性存在着个体差异。在美国，每年有 17 000 ~ 26 000 不吸烟肺癌患者死亡，二手烟、氡、大气污染等可能是其致病因素。

2. 大气污染　工业废气、机动车排出的废气、环境油烟均可造成空气污染，被污染的空气中含有苯并芘、二乙基亚硝胺等致癌物质。调查表明，工业城市中人群肺癌发病率与空气中 3，4 苯并芘的浓度呈正相关。

3. 职业致癌物质暴露史　长期从事放射性矿石开采、冶金及长期吸入有害粉尘包括石棉、镍及接触砷粉的工人，其肺癌发生率较高。

4. 分子遗传学改变　肺癌发生的分子机制尚未完全明了。吸烟对中央及外周气道均有影响，但以中央为著；而一些尚未完全确认的因素则可特异性地影响终末呼吸单位，与不吸烟患者肺癌的发生有关。在过去的十几年中，非小细胞肺癌（non-small cell lung cancer，NSCLC）驱动基因的研究取得了明显的进步，以与肿瘤发生、发展相关的驱动性基因为靶点，研发新的药物，进行有针对性的个体化分子靶向治疗，有效地改善了患者的预后。尤其是肺腺癌大部分的驱动基因被确定，肺鳞状细胞癌驱动基因的检出率也在逐步提高。肺癌的驱动基因包括 *EGFR*、*ALK*、*ROS1*、*KRAS*、*HER2*、*BRAF*、*MET*、*RET* 以及 *NTRK* 等。肺癌其他驱动基因正在探索中，这是未来肺癌转化性研究的热点。不吸烟的肺癌患者表皮细胞生长因子受体（epidermal growth factor receptor，EGFR）基因突变更常见，而吸烟的肺癌患者 *KRAS* 基因突变更常见。

近年来，以 PD-1/PD-L1 单抗为代表的免疫治疗在各个癌种中进行的临床试验相继取得成功并获得批准上市，如何筛选对免疫治疗有效的患者一直处于探索阶段。通过免疫组化（IHC）检测 PD-L1 的表达水平是目前判断 NSCLC 患者是否适合使用免疫检查点抑制剂治疗以及能否从这种治疗中获益更多的主要评估手段。

5. 慢性肺部疾病　慢性阻塞性肺病、肺结核以及肺纤维化等慢性肺疾病患者肺癌的发病率增高。

（二）病理变化

1. 肉眼类型　根据肺癌的发生部位将其分为中央型、周边型和弥漫型 3 种类型。

（1）中央型：中央型肺癌发生于主支气管和叶支气管等大支气管，从支气管壁向周围肺组织浸润、扩展，可形成结节或巨块（图 4-35）。肿瘤可阻塞气道，在远端肺组织形成阻塞性肺炎。

肿瘤沿淋巴道转移至支气管、肺门淋巴结，在肺门部融合成环绕支气管的巨大肿块，有的癌组织沿支气管分支由肺门向周边扩展。多见于鳞状细胞癌及小细胞癌。

（2）周围型：周围型肺癌发生于段以下支气管，常在靠近胸膜的肺周边组织形成孤立的癌结节，与周围肺组织的界限较清楚（图 4-35）。此型肺癌淋巴道转移较中央型晚。多见于腺癌。

（3）弥漫型：少见。癌组织弥漫浸润部分肺叶或全肺叶，肉眼呈多数粟粒大小的灰白色结节，颇似大叶性肺炎的外观（图 4-37）。多见于腺癌。

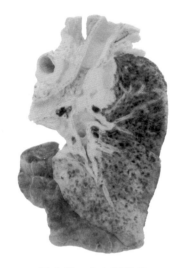

图 4-35 中央型肺癌

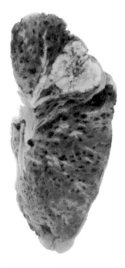

图 4-36 周围型肺癌

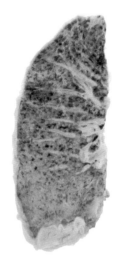

图 4-37 弥漫型肺癌

2. **组织学类型** 根据 2021 年第五版 WHO 胸部肿瘤分类，常见的肺癌类型包括腺癌、鳞状细胞癌、小细胞癌、大细胞癌、腺鳞癌、肉瘤样癌、涎腺型癌，以及以基因改变命名的肿瘤，如 NUT 癌、胸部 SMARCA4 缺失型未分化肿瘤。肺癌的异质性明显，部分肿瘤由两种或以上的组织学类型组成。以下重点介绍 4 种常见类型的肺癌。

（1）腺癌：腺癌起源于 II 型肺泡上皮细胞、Club 细胞或干细胞。近年其发生率有不断上升的趋势，已超过鳞状细胞癌，发病率约 40%。肺腺癌多为周边型，女性多见，且多为非吸烟者。WHO 分类将腺癌分为原位腺癌、微浸润性腺癌、浸润性非黏液腺癌、浸润性黏液腺癌、胶样癌、胎儿型腺癌及肠型腺癌。肿瘤细胞可为立方形或黏液柱状，可沿肺泡壁生长，或形成腺泡结构、乳头状结构、微乳头状结构，或呈实性成片生长，多种结构可混合存在（图 4-38）。根据腺癌中占优势的组织学亚型以及高级别结构（包括实体性、微乳头、筛状和复杂腺体结构）的占比，将腺癌分为高、中、低分化三种。肿瘤以贴壁生长亚型为主，没有高级别结构或高级别结构 < 20% 者，则为高分化腺癌；以腺泡或乳头亚型为主，无高级别结构或高级别结构 < 20% 者为中分化腺癌；高级别结构 ≥ 20% 者为低分化。免疫组织化学（简称免疫组化）技术对于鉴别肿瘤的分化或来源有重要作用。TTF-1、Napsin A 在肺原发性腺癌中常常为阳性表达，尤其是对低分化的实性生长腺癌的诊断有帮助。

原位腺癌（adenocarcinoma in situ，AIS）定义为 ≤ 3 cm 的局限性小腺癌，癌细胞完全沿以前存在的肺泡壁生长，无坏死，无神经、脉管侵犯，无胸膜侵犯及气道播散（图 4-39）。在高分辨率 CT 中显示为纯磨玻璃密度结节（图 4-40）。

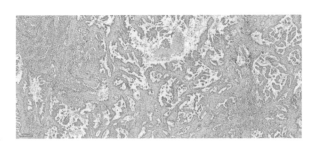

图 4-38　肺浸润性非黏液腺癌

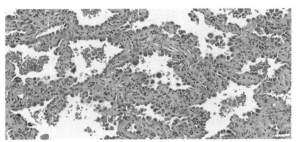

图 4-39　肺原位腺癌，肿瘤细胞贴壁生长

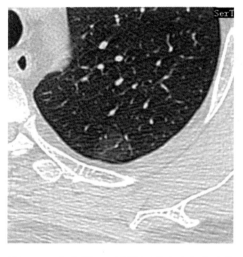

图 4-40　高分辨 CT 显示纯磨玻璃密度结节

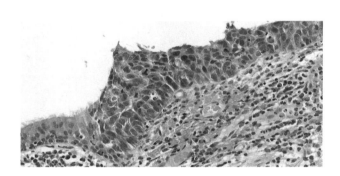

图 4-41　支气管鳞状上皮原位癌
鳞状上皮化生伴重度异型增生，癌变

微浸润腺癌（minimally invasive adenocarcinoma，MIA）定义为以贴壁生长结构为主，伴有最大径 ≤ 5 mm 浸润灶的孤立性小腺癌（≤ 3 cm）。原位腺癌及微浸润腺癌完全切除后预后非常好，5 年无病生存率及无复发生存率为 100%。

（2）鳞状细胞癌：约占肺癌的 30%。肉眼多为中央型。常由支气管黏膜上皮经鳞状上皮化生恶变而来（图 4-41），亦可来源于干细胞。患者常为老年男性，多有吸烟史，近年来鳞状细胞癌发病率有所下降，与提倡戒烟有关。肿瘤生长较缓慢，转移较晚。

组织学上根据其分化程度不同分为角化型鳞状细胞癌、非角化型鳞状细胞癌及基底样鳞状细胞癌。角化型鳞状细胞癌可见角化现象，包括角化珠的形成、细胞内角化及细胞间桥，为高至中分化。非角化型鳞状细胞癌为低分化鳞状细胞癌，形态上难以识别角化现象及细胞间桥，但利用免疫组织化学检测，其表达 P40、CK5/6 等，则提示鳞状细胞分化。基底样鳞状细胞癌细胞小，核质比高，常于癌巢周围形成栅栏状结构，似基底细胞而得名，需要与小细胞癌鉴别，免疫组化 P40 阳性有助于鉴别诊断。基底样鳞状细胞癌细胞增殖活性高，预后差。

（3）小细胞癌：小细胞癌约占原发性肺癌的 15%，患者多为男性，与吸烟密切相关，肉眼多为中央型肺癌。小细胞癌属于神经内分泌肿瘤，是肺癌中分化最低、恶性度最高的一种。生长迅速、转移早。五年存活率仅 6%。对放疗和化疗较为敏感。肿瘤起源于干细胞或支气管黏膜和腺体中的 Kultschitzky 细胞（嗜银细胞）。由于肺小细胞癌与其他类型肺癌在来源、形态、治疗及预后等方面存在明显差异，故临床上常将肺癌分为小细胞肺癌（small cell lung cancer，SCLC）及非小细胞肺癌（non-small cell lung cancer，NSCLC）两大类。

小细胞癌肿瘤细胞小，小于 3 个静止淋巴细胞直径，呈短梭形，细胞一端稍尖。肿瘤细胞也可呈淋巴细胞样，染色深，染色质细，呈胡椒盐样，胞质少，界限不清，形似裸核，病理核分裂常常大于 11 个 /10 个高倍视野。癌细胞常密集成群，成片生长，由结缔组织分隔；有时癌细胞围绕小血管排列成假菊形团样结构；细胞增殖活性很高，常见坏死（图 4-42）。小细胞癌具有神经内分泌功能，能产生 5-HT、ACTH 等引起相应的临床症状。电镜下胞质内可见神经内分泌颗粒，免疫组化可呈 CgA、Syn、CD56 及 TTF-1 等阳性（图 4-43）。

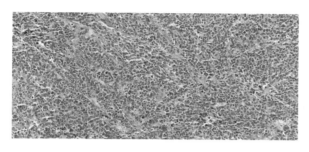

图 4-42　小细胞癌

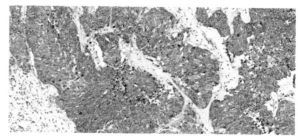

图 4-43　小细胞癌，免疫组化显示 Syn 蛋白表达阳性

（4）大细胞癌：少见，发病率约 1.5%，恶性程度高，生长快，转移早。常为周围型，大多数大细胞癌患者具有吸烟史。大细胞癌属于未分化非小细胞癌，诊断时在形态学上必须先排除鳞状细胞癌、腺癌和小细胞癌，免疫组化及黏液染色不支持鳞状上皮样及腺样分化。肿瘤细胞成片生长，细胞大，多角状，泡状核，核仁明显（图 4-44）。

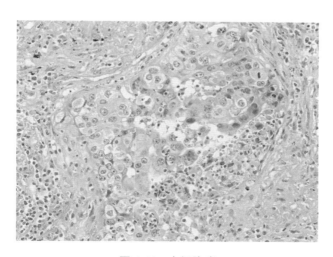

图 4-44　大细胞癌

（三）扩散途径

1. 直接蔓延　中央型肺癌常直接侵入纵隔、心包及周围血管，沿支气管向同侧甚至对侧肺组织蔓延。周围型肺癌可直接侵犯胸膜及胸壁。

2. 淋巴道转移　肺癌常见的转移方式，首先转移到肺门淋巴结，之后由支气管肺淋巴结进而转移到纵隔、锁骨上、腋窝及颈部淋巴结。

3. 血道转移　脑、肾上腺及骨是肺癌血道转移最常见的部位。小细胞肺癌比鳞状细胞癌和腺癌更易发生血道转移。

4. 气道播散　气道播散是在 2015 年世界卫生组织（WHO）发布的第 4 版肺肿瘤分类中提出的，指肿瘤在肺实质内沿着气道进行播散的方式，常位于肿瘤的外缘。表现为肿瘤周围正常肺泡腔内出现微乳头样癌细胞簇、实性癌巢团或单个癌细胞。

（四）临床病理联系

肺癌的临床症状因其发生部位、肿瘤大小、浸润转移范围而异。肺癌早期常无明显症状，肺癌患者就诊时常常为晚期。患者可有咳嗽、咳痰带血、胸痛等症状，其中咯血较易引起患者的注意而就诊。中央型肺癌临床症状出现较早，肿瘤压迫、阻塞支气管可引起局限性肺不张及阻塞性肺炎、肺气肿、肺感染。侵及胸膜时可引起血性胸水。侵蚀食管可引起支气管 - 食管瘘。位于肺尖部的肺癌压迫或侵蚀颈交感神经及颈神经根，引起 Horner 综合征，表现为病侧眼睑下垂、瞳孔缩小、胸壁皮肤无汗等交感神经麻痹综合征。肿瘤侵犯纵隔、压迫上腔静脉可引起上腔静脉综合征，表现为面部水肿及颈胸部静脉曲张。

具有异位内分泌作用的肺癌，尤其是小细胞癌，可因 5-HT 分泌过多而引起类癌综合征，表现为支气管哮喘、心动过速、水样腹泻、皮肤潮红等。类癌综合征属于副肿瘤综合征（paraneoplastic syndromes），是指由于肿瘤的产物或异常免疫反应或其他不明原因，引起内分泌、神经、消化、造血、骨关节、肾及皮肤等系统发生病变，这些表现不是由原发肿瘤或转移灶直接引起，而是通过上述原因间接引起的。

肺癌的筛查对于肺癌的早期诊断具有重要作用，2011 年美国国家肺癌筛查试验的随机对照研究结果显示，与 X 线摄影相比，采用低剂量螺旋 CT（low-dose computed tomography，LDCT）对肺癌高危人群进行筛查，可使肺癌死亡率下降 20%。痰细胞学检查、支气管刷片、支气管黏膜活检、经支气管肺活检、经皮肺穿刺等可确立诊断。

（五）肺癌驱动基因的类型及检测方法

肺癌的治疗主要为手术治疗、化疗、放疗、靶向治疗及免疫治疗。腺癌中 *EGFR*、*ALK*、*ROS1* 及 *MET* 等驱动基因的发现及检测，促进了腺癌的分子分型，针对驱动基因的靶向治疗进一步实现了肺癌的精准治疗，改善了患者的生存。肺癌的驱动基因包括 *EGFR*、*ALK*、*ROS1*、*KRAS*、*HER2*、*BRAF*、*MET*、*RET* 以及 *NTRK* 等。针对上述 NSCLC 中基因变异的检测，所有分子病理检测方法均具有优缺点，也受所检基因变异类型和数量、标本类型、标本数量和质量、实验室条件等的影响，有时需要行多平台检测互补和验证。

1. *EGFR* 基因　EGFR 酪氨酸激酶功能区由外显子 18-24 编码，*EGFR* 基因突变主要集中在 18-21 外显子，占突变类型的 90% 以上，多为框内缺失突变或替代突变，突变率特别高的是外显子 19 密码子 746-750 的缺失突变（48%）和外显子 21 的密码子 858 由亮氨酸变为精氨酸（L858R）的点突变（43%），两者占全部突变的 90% 以上。目前已陆续开发出 EGFR 酪氨酸激酶抑制剂（EGFR-TKI）。一代 EGFR-TKI 能显著改善 EGFR 突变患者的疗效，随着二代 / 三代 EGFR-TKIs 的相继面世，与一代 EGFR TKIs 相比，二代和三代 EGFR TKIs 具有更好的疗效。针对一代 / 二代 EGFR TKIs 的获得性耐药进行研究，发现 20 号外显子的 T790M 突变为其主要耐药机制，三代 EGFR-TKI 已经成为此类患者的标准治疗。而在 *EGFR* 未突变的肺癌患者，不适宜使用靶向药物。*EGFR* 基因检测是 EGFR-TKI 治疗的先决条件。目前有很多 *EGFR* 基因突变检测的方法，包括 Sanger 法测序、突变扩增阻滞系统（amplification refractory mutation system，ARMS）、微滴数字 PCR（droplet digital PCR，ddPCR）及高通量测序方法（NGS）等。这些方法由于其特异性及敏感性方面差异很大，各有优势和劣势。

2. *ALK* 基因重排　肺癌中 *ALK* 基因变异主要为 *ALK* 基因发生重排，与其他基因融合。最常见的 *ALK* 基因重排的融合变异为 2 号染色体短臂倒位 [inv（2）（p21p23）]，形成棘皮动物微管相关蛋白样 4（*EML4*）-*ALK* 融合基因，约占所有 NSCLC 的 5%。近年来 *ALK* 基因抑制剂的研发和临床应用取得了极大的突破，包括一代（如 Crizotinib）、二代（如 Alectinib、Ceritinib、

Brigatinb）乃至三代 ALK 抑制剂（如 Lorlatinib），可明显提高 ALK 阳性晚期 NSCLC 患者的客观缓解率和生存率。除 *EML4* 这一最常见的融合伴侣外，多项研究还发现 *TFG*、*KLC1*、*SOCS5*、*H1P1*、*TPR*、*BIRC6* 等多种少见的 *ALK* 融合伴侣。针对 *ALK* 融合基因检测可以在多个分子水平上进行，包括 FISH 在 DNA 水平上检测 *ALK* 基因易位；RT-PCR 检测 *ALK* 融合 mRNA；IHC 检测 *ALK* 融合蛋白表达，以及 NGS 检测 DNA 水平上的易位序列或 mRNA 水平上的融合序列。这 4 个技术平台检测试剂均具有较高的敏感性及特异性，但各种方法各有其优缺点。FISH 检测目前仍是确定 *ALK* 融合基因的标准方法。但其操作规范要求较高，且 FISH 只能判断 *ALK* 基因是否断裂，而无法区分与其发生融合的基因。此外，有些病例分离信号距离很近，可能造成假阴性结果。ALK Ventana D5F3 检测方法是 *ALK* 基因检测伴随诊断试剂，是目前最快速、经济的方法。基于 RT-PCR 检测 *ALK* 融合基因表达方法的敏感性和特异性均较强，但因为 RT-PCR 只能检测已知 *ALK* 融合基因类型，所以存在假阴性可能。对于 NGS 检测 *ALK* 基因易位 / 融合基因表达，基于捕获平台的检测受捕获探针的覆盖度、标本 DNA 质量，以及生物信息分析等关键因素影响，其检测结果的敏感性和特异性均较高，而且能检测到所有未知易位。在进行 ALK Ventana D5F3、FISH、qRT-PCR 及 NGS 检测结果判读时，对于检测结果不能确定、信号不典型或者位于临界值的患者，应建议使用其他技术平台进行检测。

3. **ROS1 基因**　*ROS1* 融合基因在 NSCLC 中的阳性率为 1.0% ~ 3.4%，目前发现 *ROS1* 基因重排主要发生的组织类型为腺癌，在大细胞癌和鳞癌中很少见。*ROS1* 最常见的融合基因亚型是 *CD74-ROS1*，其次是 *EZR-ROS1*。与 *ALK* 融合基因检测类似，目前针对 *ROS1* 融合基因的常用方法有 FISH、RT-PCR、IHC 和 NGS 方法，各种方法各有其优缺点。FISH 方法为 NCCN 指南推荐的检测 *ROS1* 融合基因的检测方法，RT-PCR 对标本质量要求较高，目前 NMPA 已经批准多个 ROS1 阳性 NSCLC 的 RT-PCR 诊断试剂盒。ROS1 免疫组化 D4D6 抗体目前可以用于 *ROS1* 融合基因筛选。当与其他基因（如 *EGFR*、*ALK* 等）一起检测时，可以进行 qRT-PCR 或 NGS（NGS）检测。

4. **MET 基因**　人类 *C-MET* 基因位于第 7 号染色体 7q31 区，其编码的 C-MET 受体是肝细胞生长因子（HGF）的特异性受体，属酪氨酸激酶型受体，MET 信号异常激活的主要方式包括 *MET* 基因突变、*MET* 扩增以及 MET 蛋白过表达等。目前在 NSCLC 的临床实践中，主要关注 *MET* 第 14 号外显子跳跃突变和 *MET* 扩增的检测。国内亦有 MET 抑制剂赛沃替尼获批用于治疗 *MET* 第 14 号外显子跳跃突变 NSCLC 患者。*MET* 扩增包括原发扩增和继发扩增，其中继发扩增较多见于驱动基因阳性患者经 TKI 治疗进展后，是 EGFR-TKI 治疗耐药的重要机制之一，MET 抑制剂赛沃替尼、特泊替尼联合 EGFR 抑制剂可以用于 EGFR 耐药后出现 *MET* 基因扩增患者。

MET 第 14 号外显子跳跃突变是指 *MET* 基因 DNA 水平第 14 外显子剪接区域的点突变或缺失导致 *MET* 第 14 外显子 mRNA 水平出现部分或完全跳跃缺失（*MET* exon 14-skipped）。*MET* exon 14 编码的近膜结构域是 *MET* 的关键负性调控区，参与 MET 蛋白的泛素化和降解。近膜结构域的缺失可使 MET 蛋白泛素化障碍，MET 降解率减低，从而增加 MET 的稳定性并引起下游信号的持续激活。导致 *MET* 第 14 外显子在转录水平跳跃缺失的主要原因是 *MET* 第 14 外显子剪接区域的点突变或缺失突变，还有极少数是 Y1003 点突变。*MET* 第 14 外显子跳跃缺失突变在肺腺癌中的发生率为 3% ~ 4%，在肉瘤样癌中发生率高。*MET* 第 14 号外显子跳跃突变的检测，包括 NGS 或 RT-PCR 直接检测缺失 *MET* 第 14 号外显子的 mRNA，或 NGS 在 DNA 水平上检测可能导致 *MET* 第 14 号外显子剪切的基因变异。

MET 基因拷贝数增加有多倍体和真性扩增两种方式。FISH 是检测 *MET* 扩增的标准方法。NGS 可用于 *MET* 扩增检测，但可能遗漏 *MET* 多体。由于 NGS 可实现多基因共检，在临床实践中应用更广。*MET* 扩增的检测尤其在 EGFR-TKI 耐药人群中，如有充足的肿瘤组织标本，可以考虑优先选择 NGS。对于检测结果不能确定、有扩增信号但不典型或者位于临界值的患者，应建议

使用 FISH 进行复测。血浆检测 MET 扩增现有数据表明其灵敏度低，检测阴性不能排除 MET 扩增。

5. RET 基因 RET 基因重排是在肺腺癌中比较少见的一个驱动基因突变。NSCLC 中 RET 融合基因变异频率为 1% ~ 4%，最常见的 RET 基因融合伴侣为 KIF5B（70% ~ 90%）和 CCDC6（10% ~ 25%）。FDA 已批准塞尔帕替尼（selpercatinib）和普拉替尼（pralsetinib）用于伴有 RET 易位的肿瘤，国内亦有普拉替尼获批上市。

6. BRAF 基因 BRAF 基因突变在 NSCLC 中的突变率为 1% ~ 2%，其中大部分是腺癌；与黑色素瘤中 BRAF 突变 80% 以上为 V600E 突变不同，NSCLC 中 BRAF 突变半数为非 V600E 突变。BRAF V600E 突变的 NSCLC 可以使用 BRAF 抑制剂与 MEK 抑制剂（达拉非尼 + 曲美替尼）联合靶向治疗作为一线治疗。

7. KRAS 基因突变 在 NSCLC 中，90% 的 RAS 基因突变是 KRAS 突变，KRAS 突变是非小细胞肺癌的一个重要的驱动基因。RAS 基因被激活最常见的方式就是点突变，多发生在 N 端 12、13 和 61 密码子，其中又以 12、13 密码子突变最常见。KRAS 的密码子 12 发生 G-T 颠换可能是烟草致癌化学物质的特异性位点，而且这个位点的突变可发生在腺癌发生和形成的早期非典型腺瘤性增生病变，而且不可逆。肺癌中的 KRAS 基因突变一直没有靶向药可用，化疗效果也较差。多年来研究者一直致力于研发针对 KRAS 基因突变的靶向药物。近年 FDA 批准了针对 KRAS 基因 G12C 位点突变的首款靶向药物 Lumakras（Sotorasib），代号为 AMG510。

8. HER-2 基因突变 HER2 是酪氨酸激酶受体 ERBB 家族成员之一，HER2 通过活化 PI3K-AKT、MEK-ERK 等信号通路，促进肿瘤细胞增殖。HER2 基因变异包括过表达、扩增和点突变。HER2 基因突变或扩增是 NSCLC 的驱动基因之一，其中最常见的基因变异为 HER2 外显子 20 插入性突变，在 NSCLC 的突变率为 2% ~ 4%。而 HER2 扩增是 NSCLC 患者 EGFR-TKI 耐药机制之一。吡咯替尼在 HER2 突变的晚期非小细胞肺腺癌中的研究显示出有效性。

（六）肺癌免疫治疗相关生物标记物 PD-L1 的检测

肿瘤细胞可通过高表达 PD-L1，与 T 细胞表面 PD-1 结合抑制 T 细胞引发的免疫效应，从而实现免疫逃逸，免疫检查点抑制剂免疫治疗的原理正是通过阻断 PD-1/PD-L1 通路，进而激活机体抗肿瘤免疫反应。系列研究表明，PD-1/PD-L1 免疫抑制剂能显著延长晚期 NSCLC 的无进展生存率及总生存率，同时 PD-L1 表达与 PD-1/PD-L1 免疫抑制剂治疗效果显著相关。FDA 已批准帕博利珠单抗（pembrolizumab）、纳武利尤单抗（nivolumab）及阿替利珠单抗（atezolizumab）用于 NSCLC 治疗，同时批准 5 种商业化 PD-L1 检测试剂盒作为 PD-1（PD-L1）单抗药物的伴随诊断或补充诊断用于 PD-L1 临床检测。通过免疫组化（IHC）检测 PD-L1 的表达水平是目前判断 NSCLC 患者是否适合使用免疫检查点抑制剂治疗以及能否从这种治疗中获益的主要评估手段。

（李 媛 朱 翔）

知识拓展：肺癌驱动基因及靶向治疗的关系

知识拓展：肺癌驱动基因检测方法的选择

知识拓展：常见的肺癌动物模型

小 结

缺氧、呼吸衰竭、ARDS、肺水肿和肺动脉高压是呼吸系统重要的病理过程或综合征。缺氧分为低张性、血液性、循环性和组织性 4 种不同类型，在疾病发生发展过程中，往往会合并不同类型的缺氧。呼吸衰竭依据动脉血氧分压降低是否伴有二氧化碳分压升高，分为 I 型和 II 型呼吸衰竭。通气功能障碍使总肺泡通气量不足导致 PaO_2 降低和 $PaCO_2$ 升高，引起 II 型呼吸衰竭；弥散障碍、肺通气 - 血流比例失调及肺内解剖分流增加造成肺换气功能障碍，换气功能障碍时 $PaCO_2$ 的变化取决于代偿性呼吸增强的程度。ARDS 发病关键环节是弥漫性肺

泡 - 毛细血管膜损伤。肺泡上皮和肺毛细血管内皮细胞通透性增强是肺水肿发生的重要机制之一。肺血管收缩和肺血管重塑是肺动脉高压发病的核心环节。

慢性阻塞性肺疾病是一种异质性肺部状态，与慢性支气管炎和肺气肿密切相关。肺炎是呼吸系统的常见病，根据病因可以分为细菌性肺炎、病毒性肺炎、支原体肺炎等，根据病变范围可以分为大叶性肺炎、小叶性肺炎和阶段性肺炎。结核病是由结核分枝杆菌引起的一种传染病，以肺结核最为多见，结核结节和干酪样坏死在病理学上具有诊断意义；根据初次感染与再次感染结核分枝杆菌时机体的反应性不同，将肺结核分为原发性和继发性肺结核两大类型。呼吸系统肿瘤主要包括鼻咽癌、喉癌及肺癌。鼻咽癌与 EB 病毒感染密切相关；喉癌以鳞状细胞癌最常见；肺癌是最常见的恶性肿瘤，肉眼上分为中央型、周围型及弥漫型，常见的组织学类型主要有腺癌、鳞状细胞癌、小细胞癌，手术治疗、放疗、化疗、靶向治疗及免疫治疗是目前肺癌常见的治疗方法。

整合思考题

1. 比较各型缺氧的血氧变化特点。
2. 低张性缺氧时，呼吸系统代偿方式和机制是什么？
3. 缺氧时造血系统有哪些代偿性反应？机制是什么？
4. 缺氧时细胞的功能有哪些损伤性改变？
5. 呼吸衰竭指数如何计算？其意义是什么？
6. 慢性呼吸衰竭引起右心衰竭的机制有哪些？？
7. 为什么对 Ⅱ 型呼吸衰竭患者的治疗主张低浓度持续给氧？
8. 为什么弥散障碍往往只有 PaO_2 降低而无 $PaCO_2$ 分压的增高？
9. 2019 年底开始，COVID-19 在全球范围流行，很多患者发生 ARDS。试用本章所学知识解释这些患者发生 ARDS 的机制。
10. 慢性阻塞性肺疾病与支气管哮喘的临床病理特点有何不同？
11. 慢性支气管炎与支气管扩张症的病理特点有何不同？
12. 支气管哮喘与支气管扩张症的病理特点有何不同？
13. 简述大叶性肺炎和小叶性肺炎的病变特点及临床病理联系。
14. 试述病毒性肺炎的基本病理特征和临床病理联系。
15. 结核病基本病理变化的转化规律有哪些？
16. 继发性肺结核中急性空洞与慢性空洞的形态和结局有哪些区别？
17. 肺粟粒性结核病有哪些致病原因？
18. 肾结核蔓延可能会导致哪些器官组织出现病变？
19. 目前临床上对于结核病的诊断主要有哪些方法？各有哪些优缺点？
20. 试述肺癌的大体分型，分别常见于哪些组织学类型？

整合思考题答案

第五章　呼吸系统疾病的药物治疗

导学目标

通过本章内容的学习，学生应能够：

※ **基本目标**

1. 总结平喘药物的药理学分类，并列举各类平喘药的代表药物。
2. 区分控制类和缓解类平喘药物的药理作用机制和临床应用特点。
3. 总结常用镇咳药的分类和作用机制，并能举例说明代表药物的药理作用特点。
4. 总结常用祛痰药的分类和作用机制，并能举例说明代表药物的药理作用特点。
5. 比较青霉素和头孢菌素的抗菌作用、作用机制、抗菌谱，及在呼吸系统疾病中的临床应用。
6. 比较大环内酯类、氨基糖苷类药物的抗菌作用、作用机制、抗菌谱，及其在呼吸系统疾病中的临床应用。
7. 总结喹诺酮类代表药物，理解其作用机制，并分析其药理作用特点。
8. 总结常用抗结核病药物，理解其作用机制，并分析其药理作用特点。
9. 总结呼吸系统疾病常用抗真菌药的分类和代表药物，并分析其药理作用特点。
10. 总结呼吸系统疾病常用抗病毒药的分类和代表药物，并分析其药理作用特点。
11. 描述呼吸系统抗肿瘤药物的分类及代表药物。
12. 分析肺癌化疗药物、靶向药物、免疫治疗药物的药理作用机制、临床应用和不良反应。
13. 理解肺癌的抗肿瘤药物治疗原则。

※ **发展目标**

1. 运用平喘药的作用机制和作用特点，为临床哮喘患者制定初步合理的用药方案。
2. 总结呼吸系统常用抗感染药物的分类、代表药物、作用机制、适应证。
3. 综合运用抗感染药的作用机制和作用特点，对临床呼吸系统感染患者进行初步合理用药。
4. 初步了解肺癌的抗肿瘤药物治疗方案。

第一节　平喘、镇咳、祛痰和呼吸中枢兴奋药

案例 5-1

男，70岁，退休职员。近6年来出现反复发作性咳嗽、咳痰伴有喘息，且有逐年加重

趋势。3 天前因受凉咳嗽加重，咳黄色黏稠痰，稍活动即气喘加剧。既往吸烟史 40 年。体格检查：T 37℃，P 108 次 / 分，R 26 次 / 分，BP 135/80 mmHg。神志清楚，口唇见轻度发绀，听诊呼吸音减弱，双肺下部可闻及湿啰音及哮鸣音。辅助检查：血常规 Hb 176 g/L，WBC 10.4×10^9/L，嗜酸性粒细胞增多。X 线胸部检查示双肺纹理粗乱，双下肺可见斑点状密度增高阴影。肺功能检查：余气量占肺总量的 52%。诊断：慢性支气管炎（喘息型）急性发作期，阻塞性肺气肿。入院后给予抗感染、给氧、镇咳、祛痰、解痉、平喘等治疗。其中平喘治疗采用倍氯米松和沙美特罗联合吸入剂（长时间扩张气管），需要时用沙丁胺醇气雾剂吸入控制哮喘发作。

案例 5-1 解析

问题：
1. 吸入沙丁胺醇气雾剂为何能控制哮喘发作？
2. 倍氯米松和沙美特罗联合应用的药理学基础是什么？

呼吸系统直接与外界空气相通，易受空气中各种理化刺激或病理因素的影响而引发疾病。喘息、咳嗽、咳痰和呼吸衰竭是各类呼吸系统疾病共有的常见症状，针对这些症状的治疗药物如平喘药（antiasthmatic drugs）、镇咳药（antitussives）、祛痰药（expectorants）、呼吸中枢兴奋药等是呼吸系统疾病的常用药物。合理使用这些药物不仅能有效发挥其对症状和病因的治疗作用，及时解除疾病痛苦，而且能有效预防并发症的发生。

一、平喘药

支气管哮喘（bronchial asthma；简称哮喘，asthma）是一种由多种细胞以及细胞组分参与的慢性气道炎症性疾病。临床表现为反复发作的呼吸困难，并常伴有哮鸣音、喘息、胸闷、阵发性咳嗽、咳痰。哮喘病因复杂，其发病机制涉及遗传、环境等因素的共同作用，目前尚未完全阐明。一般认为哮喘发生涉及多种免疫细胞特别是肥大细胞、嗜酸性粒细胞和 T 淋巴细胞的共同参与。过敏体质者接触到环境中特异性的变应原（花粉、真菌、动物毛屑、食品等）时会使 T 淋巴细胞活化，释放多种白细胞介素，从而将 B 细胞转化为浆细胞，产生 IgE 并吸附于肥大细胞、嗜碱性粒细胞表面，使得这些免疫细胞处于致敏状态。当机体再次接触环境中的变应原时即引起变态反应，主要表现为肥大细胞和活化的嗜酸性粒细胞等释放化学介质和炎性因子，包括组胺、白三烯 C_4（leukotriene C_4，LTC_4）、白三烯 D_4（leukotriene D_4，LTD_4）、前列腺素 D_1 和 $F_{2\alpha}$、嗜酸性趋化因子、嗜中性趋化因子、类胰蛋白酶和其他中性蛋白酶、氧自由基及血小板活化因子等，引起支气管平滑肌收缩、黏液分泌增加、支气管水肿和细胞浸润，导致气道炎症和通气障碍。支配支气管平滑肌的神经末梢暴露后，在炎性因子作用下释放神经肽、P 物质等，进一步加重黏膜水肿、腺体分泌和支气管平滑肌痉挛，引起气道高反应性。哮喘反复发作还可造成气道结构改变，导致气道壁增厚与管腔进一步狭窄。

平喘药指能有效缓解喘息症状的药物。根据药物作用机制的不同，可将平喘药分为抗炎平喘药、支气管扩张药和抗过敏平喘药三类（图 5-1）。

（一）抗炎平喘药

抗炎平喘药（antiasthmatic drugs by anti-inflammation）主要包括肾上腺皮质激素类药物和白三烯调节药，它们可通过抑制气道炎症反应达到长期防止哮喘发作的效果，是常用的平喘药。

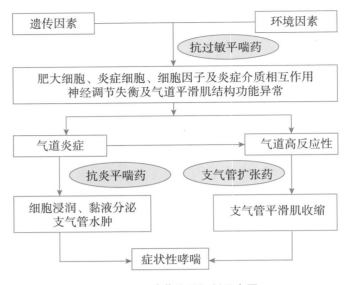

图 5-1　平喘药作用机制示意图

1. 糖皮质激素（glucocorticoids，GCs）　该类药物具有很强的抗炎和免疫抑制作用，已作为一线平喘药物用于临床，并广泛用于特发性间质性肺炎、重症肺炎、慢性阻塞性肺病等呼吸系统疾病的治疗。其平喘机制包括：①抑制多种参与免疫反应的免疫细胞；②干扰花生四烯酸代谢，减少前列腺素和白三烯的生成；③抑制炎症细胞因子（如 IL-1β、IL-2、IL-3、IL-6、GM-CSF、TNF-α 和 IFN-γ 等）的产生，并诱导生成抗炎蛋白脂皮素；④稳定肥大细胞膜，减少炎性介质的产生和反应，减少渗出；⑤增强支气管对儿茶酚胺的敏感性。糖皮质激素全身用药虽可有效控制哮喘，但由于其作用广泛而导致多种不良反应。目前采用气雾剂吸入给药后，药物可直接进入炎症部位，从而充分发挥局部抗炎作用，提高疗效，并可减少全身性的不良反应。

知识拓展：糖皮质激素在新型冠状病毒肺炎治疗中的应用

框 5-1　吸入给药与哮喘治疗

　　由于哮喘、慢性阻塞性肺炎等呼吸系统疾病的病理生理学变化大多发生在呼吸道局部，肺部吸入给药可实现药物在肺部的快速富集，并减少药物的全身不良反应。常见的吸入给药方式包括干粉吸入和雾化吸入等。干粉吸入指通过特制装置将微粉化药物主动吸入到小气道的给药方式，传递到肺部的药量受患者呼出速率的影响，使用时要求患者配合主动吸气，如缓慢深呼吸并屏气数秒；雾化吸入指将药物溶液通过以气压或超声等为动力的装置转变为雾状物释出后吸入，对患者吸气配合的要求不高，起效较快，适用于哮喘急性发作时的治疗。吸入给药的药物仅 10% ～ 30% 沉积在肺部，其余都会被吞咽进入胃内，并经肝代谢消除。药物在肺部沉积的效果和药物制剂的颗粒大小密切相关，一般认为制剂的粒径越小，药物在外周小气道的沉积率越高。1 ～ 5 μm 的微粉或雾化颗粒才可沉积在小气道并发挥作用。

　　值得注意的是，糖皮质激素类药物起效缓慢，即使大剂量给药也需要一定的潜伏期，因此主要用于控制慢性哮喘发生。哮喘急性发作时用药不能立即起效，需加用其他平喘药物并配合吸氧，以免发生窒息。

　　倍氯米松（beclomethasone）、曲安奈德（triamcinolone）、丙酸氟替卡松（fluticasone propionate）、氟尼缩松（flunisolide）、布地奈德（budesonide）是常用的吸入性糖皮质激素类药物。多数情况

下，成人哮喘患者吸入小剂量激素即可有效控制哮喘，过多增加吸入剂量并不能明显提高药效，且会增加不良反应。严重急性哮喘发作时，可静脉给予琥珀酸氢化可的松或甲泼尼龙治疗。口服糖皮质激素仅用于慢性持续哮喘大剂量吸入激素治疗无效的患者，一般选用半衰期短的激素，如泼尼松或甲泼尼龙。

常用于平喘的几种糖皮质激素类药物作用特点的比较见表 5-1。

表 5-1　常用于平喘的几种糖皮质激素类药物作用特点比较

药物	作用特点	不良反应和注意事项
倍氯米松	为地塞米松衍化物，局部抗炎作用比地塞米松强 500 倍。气雾吸入。用于支气管扩张药不能完全控制的慢性哮喘患者。鼻喷雾剂用于过敏性鼻炎	个别患者有刺激感，口咽部因药物沉积导致白念珠菌感染，喉部因药物沉积导致声音嘶哑。吸后立即漱口可减轻刺激感，可用局部抗菌药物控制感染
曲安奈德	局部抗炎作用与倍氯米松相似	同倍氯米松
丙酸氟替卡松	局部抗炎作用强于倍氯米松	同倍氯米松
氟尼缩松	局部抗炎作用与倍氯米松相似，但作用时间较长	同倍氯米松
布地奈德	局部抗炎作用与倍氯米松相似	全身不良反应较倍氯米松轻

2. 白三烯调节药（leukotriene modifiers）　白三烯类（leukotrienes，LTs）是花生四烯酸经 5- 脂氧化酶代谢后的产物，其中半胱氨酰白三烯（cysteinyl leukotrienes，CysLTs）是强支气管收缩剂，包括 LTC_4、LTD_4 和 LTE_4，能增强嗜酸性粒细胞游走，促进黏液分泌，增加血管通透性和气道壁水肿，在哮喘发生发展中发挥重要作用。白三烯调节药包括 CysLTs 受体拮抗药（如扎鲁司特、孟鲁司特和异丁司特等）和 5- 脂氧化酶抑制剂（如齐留通等）。白三烯调节药是除吸入激素外，唯一可单独应用的哮喘长效控制药，可用于轻度、中度慢性哮喘的预防和治疗。其抗炎作用不如糖皮质激素，可通过联合治疗减少糖皮质激素的用量。

扎鲁司特（zafirlukast）

本药为白三烯受体选择性拮抗药，可竞争性抑制白三烯的活性，有效预防白三烯 LTC_4、LTD_4、LTE_4 所致血管通透性增加而引起的气道水肿，抑制白三烯引起的气道嗜酸性粒细胞的浸润，减少气管收缩和炎症，减轻哮喘症状。不良反应通常较轻微。

本药口服吸收良好，口服后约 3 h 血浆浓度达峰值。服药 2 h 内，药物血浆浓度尚未达到峰值时即可在基础支气管运动张力上产生明显的效应。血浆蛋白结合率高（约为 99%），主要经消化道排泄（约为 89%），少量经肾排泄，消除半衰期约为 10 h。与食物同服可降低生物利用度。

（二）支气管扩张药

支气管扩张药（bronchodilators）是解除哮喘症状以及 COPD 伴喘息或者喘息型慢性支气管炎的有效手段，也是哮喘急性发作的首选药物。

1. 肾上腺素受体激动药　虽然人的支气管平滑肌较少或几乎无交感神经支配，但仍分布有大量 $β_2$ 受体，$β_2$ 受体兴奋可导致腺苷酸环化酶（adenylyl cyclase，AC）活化，支气管平滑肌细胞内 cAMP 增加，进而导致肌张力降低。$β_2$ 受体激动药还可增加气道平滑肌细胞钾离子通道的传导，导致膜超极化，引起平滑肌松弛。本类药物也可在一定程度上抑制肥大细胞脱颗粒释放炎症介质，并降低毛细血管通透性，促进纤毛系统的黏液清除功能，这些都有助于哮喘的治疗。

本类药物通过激动支气管平滑肌表面的 $β_2$ 受体，激活腺苷酸环化酶（adenylyl cyclase，AC），从而促进支气管平滑肌细胞内 cAMP 形成，激活 cAMP 依赖的蛋白激酶（protein kinase A，PKA）等，调节细胞内钙离子浓度，引起平滑肌松弛，达到治疗哮喘的目的。本类药物对由各种刺激引起的支气管平滑肌痉挛有强大的舒张作用。肾上腺素受体激动药还能抑制肥大细胞、嗜碱性粒细胞等脱颗粒释放过敏介质，从而降低微血管通透性、减少黏液分泌，从而预防过敏性哮喘的发作，并通过促进气道上皮纤毛摆动、促进痰液咳出。但本类药物对炎症过程无影响，长期应用可使支气管对各种刺激的反应性增高，发作加重。非选择性的肾上腺素受体激动药还会产生严重的不良反应，如心悸、心动过速、头痛、肌震颤等。因此，目前临床主要选用对 β_2 受体有高度选择性的药物以相对减少副作用。

（1）非选择性肾上腺素受体激动药：本类药物包括肾上腺素（adrenaline）、麻黄碱（ephedrine）和异丙肾上腺素（isoprenaline）。肾上腺素对 α 受体和 β 受体均有激动作用，激动 β 受体可产生舒张支气管平滑肌的作用；激动 α 受体可使支气管黏膜血管收缩，减轻水肿，有利于气道通畅，但也会引起气道平滑肌收缩、肥大细胞释放活性物质等对哮喘不利的生物学事件。多采用皮下注射，也可采取微气溶胶（microaerosol）剂型喷雾给药，可迅速控制哮喘急性发作。因其作用时间短暂，且心血管不良反应较多，目前已不作为平喘的常用药物。麻黄碱作用与肾上腺素相似，但作用缓慢、温和、持久，且口服有效。异丙肾上腺素可选择性兴奋 β 受体，其平喘作用强大，可通过气雾吸入或注射给药。因其对 β_1 受体和 β_2 受体无选择性，因此也会引起较多不良反应，如心悸、肌震颤等。哮喘患者如有严重缺氧或应用本药剂量过大时易致心律失常，甚至有增加患者病死率的报道。目前已逐渐被选择性 β_2 受体激动药替代。

框 5-2　药理学家陈克恢首次揭示麻黄碱的平喘作用

　　麻黄是麻黄科麻黄属植物草麻黄、中麻黄或木贼麻黄的干燥草质茎，中医将其用于宣肺平喘、治疗呼吸系统疾病已有上千年历史，但其发挥平喘作用的物质基础直到 20 世纪初才得以阐明。1924 年在北京协和医学院药理系担任助教的陈克恢博士发现麻黄中的生物碱成分——麻黄碱有升高动脉压、增强心肌收缩力、舒张支气管平滑肌等拟交感神经作用，且口服有效，作用时间长，可用于治疗支气管哮喘，这一发现成为从天然产物中发现新药的经典案例。陈克恢因此被誉为现代中药药理学研究的创始人。直到今天，用科学方法从祖国医药宝库中提取出可治疗人类疾病的有效药物成分仍然是新药研究的重要方法和思路。

（2）选择性 β_2 受体激动药（β_2 receptor agonists）：β_2 受体激动药可分为短效和长效两类，短效激动药用于缓解哮喘症状，长效激动药用于疾病的维持治疗和预防性治疗。本类药物采用吸入给药几乎无心血管系统不良反应，但药物剂量过大时仍可引起心悸、头晕、手指震颤（激动骨骼肌 β_2 受体）等。

1）短效 β_2 受体激动药（short-acting β_2 receptor agonists，SABA）：包括沙丁胺醇（salbutamol）、克伦特罗（clenbuterol）、奥西那林（orciprenaline）、特布他林（terbutaline）和吡布特罗（pirbuterol）等。

沙丁胺醇（salbutamol）

【药理作用和作用机制】选择性兴奋支气管平滑肌 β_2 受体，对支气管有强烈而持久的扩张作用。其作用机制部分是通过激活 AC，增加细胞内 cAMP 的合成，从而松弛平滑肌。本药还可抑制肥大细胞等致敏细胞释放过敏反应介质，从而解除支气管痉挛。本药对支气管平滑肌的扩张作用与异丙肾上腺素相当，但兴奋心脏的作用仅为异丙肾上腺素的 1/10。

【体内过程】吸入给药是缓解轻至中度急性哮喘症状的首选给药方式，气雾吸入 5 min 起效，作用维持 3 ～ 4 h。口服易吸收，适用于夜间哮喘患者的预防和治疗，常规制剂 30 min 起效，作用维持 4 ～ 6 h。近年来有缓释和控释剂型的应用，可使作用时间延长。

【临床应用】适用于支气管哮喘、喘息性支气管炎、肺气肿伴支气管痉挛者。本药雾化性吸入溶液可用于运动型支气管痉挛及常规治疗无效的慢性支气管痉挛。

2）长效 β_2 肾上腺素受体激动药（long -acting β_2 adrenoreceptor agonists，LABA）：包括福莫特罗（formoterol）和沙美特罗（salmeterol）。

长效 β_2 受体激动药吸入后产生的支气管扩张作用可持续 12 h 以上，但起效慢，不适用于哮喘急性发作的治疗。该类药物可改善肺功能、减轻哮喘症状和夜间哮喘严重程度、减少吸入性短效 β_2 受体激动药的使用量。本类药物对气道炎症无显著缓解作用。此外，长期、单一应用 β_2 受体激动药可造成细胞膜 β_2 受体下调，表现为临床耐药现象。糖皮质激素不仅具有强大的抗炎作用，还能通过增加呼吸道组织中 β_2 受体的转录，减缓耐药现象的产生。因此，慢性持续性哮喘患者在使用本类药物的同时必须联合吸入糖皮质激素，可发挥抗炎和平喘作用，获得相当甚至优于加倍剂量吸入激素的疗效，并减少不良反应，增加患者的依从性。

2. 茶碱类 本类药物为甲基黄嘌呤类衍生物，主要药物有茶碱（theophylline）、氨茶碱（aminophylline）、胆茶碱（choline theophylline）等。随着吸入型拟肾上腺素药用于急性哮喘、糖皮质激素用于慢性哮喘的治疗方案建立并显示成效，茶碱类在哮喘中的治疗地位已居次席。

【作用机制】茶碱类药物抑制磷酸二酯酶（phosphodiesterase，PDE）。PDE 可分别催化 cAMP 和 cGMP 降解为 5′-AMP 和 5′-GMP，药物抑制 PDE 将导致细胞内 cAMP 和 cGMP 蓄积，并通过此种途径增加信号转导。故本类药物具有兴奋心脏、松弛支气管平滑肌等作用。目前认为 PDE 是至少含 11 个基因特异性酶家系的超家族成员。茶碱和有关的甲基黄嘌呤类抑制 PDE 亚型基本无选择性。另外一种作用机制是本类药物可抑制细胞表面的腺苷受体，而腺苷受体可以调节 AC 的活性，使支气管平滑肌收缩，增加肺组织中组胺的释放。因此茶碱类药物又被称为细胞表面腺苷受体拮抗药。茶碱类药物还可通过促进内源性肾上腺素释放，发挥扩张支气管的作用。此外，茶碱类药物具有免疫调节和抗炎作用，并能促进纤毛运动，加速黏膜纤毛的清除速度，有助于哮喘急性发作时的治疗。

【药理作用和临床应用】茶碱能松弛支气管平滑肌，兴奋心肌，兴奋中枢，并兼有利尿作用。其松弛平滑肌的作用对处于痉挛状态的支气管更为突出。本药临床用于治疗支气管哮喘、喘息性支气管炎、肺气肿和其他阻塞性肺部疾患所引起的支气管痉挛，也可用于心源性哮喘、心源性水肿及急性心功能不全。

茶碱难溶于水，与乙二胺或胆碱制成复盐即为氨茶碱和胆茶碱，可提高水溶性。

茶碱的安全范围较小，尤其是静脉注射过快易引起心律失常、血压骤降、兴奋不安甚至惊厥。茶碱类不良反应的发生率与其血药浓度密切相关，血药浓度超过 20 µg/ml 易发生不良反应。通过监测血药浓度并及时调整剂量是避免茶碱中毒的有效措施。

3. M 胆碱受体阻断药 各种刺激所引起的内源性乙酰胆碱（ACh）释放在诱发哮喘中起重要作用。肺部有 4 种毒蕈碱受体亚型（M_1、M_2、M_3 和 M_4）表达，气道中 M_3 受体是最重要的介导平滑肌收缩和黏液分泌的受体。M 胆碱受体阻断药可竞争性抑制内源性 ACh 对 M 受体的兴奋作用，阻断 ACh 引起的呼吸道平滑肌收缩和黏液分泌，因此是有效的支气管扩张剂，可用于治疗哮喘。经典的 M 胆碱受体阻断药阿托品等静脉给药或吸入给药均可使支气管扩张，提高气道管径的基数，但 M 胆碱受体阻断药的全身不良反应限制了其在治疗哮喘方面的应用。现已开发出选择性作用于支气管平滑肌的 M 受体阻断药——异丙托溴铵（ipratropium bromide）和噻托溴铵（tiotropium）。

异丙托溴铵（ipratropium bromide）

【药理作用和临床应用】异丙托溴铵对各毒蕈碱受体亚型无明显选择性，但其对支气管平滑肌具有较高的选择作用。口服不易吸收，一般采用气雾吸入给药。松弛支气管平滑肌的作用强，可增加第一秒用力呼气量（forced expiratory volume in first second，FEV_1），而不影响痰液分泌。无明显全身性不良反应。对伴有迷走神经亢进的哮喘和喘息型慢性支气管炎疗效较好。也可作为 β_2 受体激动药疗效不满意时的替代药，用于防治支气管哮喘。

（三）抗过敏平喘药

抗过敏平喘药（anti-asthmatic drugs by antianaphylaxis）对支气管平滑肌无直接松弛作用，也无糖皮质激素样抗炎作用。该类药物主要通过稳定肥大细胞膜，抑制抗原诱导的脱颗粒反应，减少组胺和白三烯等炎症介质从敏感的肥大细胞中释放，抑制炎性细胞功能而发挥平喘作用。因此，此类药物起效缓慢，不适用于哮喘急性发作的治疗，主要用于控制哮喘发作的预防用药。

1. 色甘酸钠（sodium cromoglycate）又名咽泰（intal）

【药理作用】色甘酸钠无松弛支气管及其他平滑肌的作用，也不能对抗组胺、白三烯等过敏介质的作用。但在接触抗原前用药，可预防 I 型变态反应所致的哮喘，也能预防运动或其他刺激所致的哮喘。它能抑制肺肥大细胞对各种刺激（包括 IgE 与抗原结合）所引起的脱颗粒作用，防止抗原刺激导致的炎性介质释放，故又称为肥大细胞膜稳定剂。其作用机制目前尚不完全清楚，但可能与抑制氯离子转运和钙离子内流有关。它还能逆转哮喘患者白细胞功能的改变。

【体内过程】口服吸收仅 1%，治疗支气管哮喘主要用其微粒粉末（直径约 6 μm）吸入给药。5%～10% 达肺深部组织并吸收入血，经 15 min 血药浓度达峰值。本药血浆蛋白结合率为 60%～75%。$t_{1/2}$ 为 45～100 min。以原形随胆汁和尿液排出。

【临床应用】主要用于支气管哮喘的预防性治疗，能防止变态反应或运动引起的速发和迟发型哮喘。应用 2～3 天后，能降低支气管的较高反应性。也可用于治疗过敏性鼻炎、溃疡性结肠炎及其他胃肠道过敏性疾病。

【不良反应】毒性很低。少数患者因粉末的刺激可引起呛咳、气促甚至诱发哮喘，与少量异丙肾上腺素同时吸入可以预防。

2. 奈多罗米（nedocromil）　奈多罗米能抑制支气管黏膜炎症细胞释放多种炎症介质，作用比色甘酸钠强。吸入给药能降低哮喘患者的气道反应，改善症状和肺功能。本药可预防性治疗哮喘、喘息性支气管炎。不良反应轻微。本药偶可致头痛。儿童、妊娠期妇女慎用。

3. 酮替芬（ketotifen）　酮替芬可保护肥大细胞或嗜碱性粒细胞的细胞膜，减少膜的变构，减少过敏活性介质的释放。酮替芬有较强的 H_1 受体拮抗作用，其 H_1 受体拮抗作用为氯苯那敏的 10 倍，可作为抗组胺药应用。另外，酮替芬还有抑制白三烯的作用。

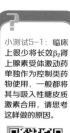

小测试5-1：临床上很少将长效β₂肾上腺素受体激动药单独作为控制类药物使用，一般都将其与吸入性糖皮质激素合用，请思考这样做的原因。

【临床应用】本药对皮肤、胃肠、鼻部变态反应有效，对预防各类哮喘有效，对儿童疗效较好。但本药亦有一定的中枢神经系统抑制作用及抗胆碱能作用。驾驶员、精密仪器操作者应慎用。

平喘药物除根据药理机制分类外，根据支气管哮喘防治指南（2020 年版），还可按照其临床使用特点分为两大类：①控制类药物（controller）：此类药物需要长时间每天使用，从而达到临床上控制哮喘发生频率的目的，主要包括：吸入性糖皮质激素、白三烯调节剂、长效 β_2 肾上腺素受体激动剂、缓释茶碱、色甘酸钠等；②缓解类药物（reliever）：又称急救药物，此类药物在哮喘症状发生时按需使用，通过迅速解除支气管痉挛从而缓解哮喘症状，包括速效吸入型 β_2 肾上腺素受体激动剂、吸入性抗胆碱药物、短效茶碱、全身性糖皮质激素等。近年来针对细胞因子的单克隆抗体药物在哮喘治疗中的应用发展迅速，如抗 IgE 单克隆抗体（奥马珠单抗）、抗 IL-5 单克隆抗体（美泊利单抗）等，常用作重度哮喘的附加治疗药物，为常规药物疗效不佳的哮喘患者带来了新的希望，甚至有望对某些哮喘患者实现个性化治疗。

框 5-3　单克隆抗体药物与哮喘治疗

　　奥马珠单抗（omalizumab）是高度人源化的抗 IgE 单克隆抗体，也是首个批准用于治疗哮喘的生物技术药物，主要用于吸入糖皮质激素不能有效控制的严重哮喘患者。其作用机制是通过靶向结合 IgE，使之不能与肥大细胞、嗜碱性粒细胞、嗜酸性粒细胞等效应细胞表面的 IgE 受体结合，抑制免疫细胞活化，阻断后续的炎症级联反应。该药物主要用于致敏原反应呈阳性且吸入糖皮质激素控制不佳的中 - 重度哮喘患者，也可用于慢性特发性荨麻疹的治疗。美泊利单抗（mepolizumab）是用于治疗重度嗜酸性粒细胞性哮喘的生物技术药物。重症嗜酸性粒细胞哮喘是重症哮喘的一种表型，部分患者使用高剂量糖皮质激素后哮喘症状仍恶化并伴有持续性嗜酸性粒细胞炎症。白细胞介素 -5（IL-5）在嗜酸性粒细胞的分化、成熟、迁移、活化中发挥关键性的调节作用。美泊利单抗通过特异性结合人体的 IL-5，阻断 IL-5 与嗜酸性粒细胞表面 IL-5 受体的相互作用，降低血液和局部组织中的嗜酸性粒细胞水平。单克隆抗体类药物治疗哮喘大多通过皮下注射给药，每 2～4 周注射一次，价格昂贵是限制本类药物临床应用的主要原因。近年来随着奥马珠单抗等生物技术药物陆续被纳入国家医保药品目录，患者对本类药物的可及性明显提升。

二、镇咳药

　　咳嗽（cough）是呼吸系统疾病的常见症状。作为一种重要的生理防御性反射，咳嗽可以排出呼吸道内的痰液和异物，保持呼吸道畅通，因此正常适度的咳嗽对人体有益，非过于频繁、剧烈的咳嗽，一般不必用镇咳药（特别是强力镇咳药）。痰液黏稠或痰液过多的情况也不宜单用镇咳药，以免因黏痰大量堆积造成支气管阻塞。对无痰的剧咳，为减轻患者痛苦，防止原发疾病发展，或避免剧烈咳嗽引起的并发症（肋骨骨折、腹直肌撕裂、气胸等），应采用镇咳药物进行治疗。注意止咳措施为对症治疗而非根治措施，应用镇咳药前，首先应积极寻找咳嗽的原因，针对病因进行对因治疗。

　　镇咳药按其作用机制分为：中枢性镇咳药（central antitussive），主要作用于中枢，抑制延髓咳嗽中枢，根据其是否具有成瘾性分为依赖性和非依赖性镇咳药；外周性镇咳药（peripheral antitussive drugs），主要作用于外周，抑制咳嗽感受器、传入神经或传出神经等咳嗽反射弧的任一环节。有些药物兼有中枢和外周的镇咳作用。

（一）中枢性镇咳药

　　1. 可待因（codeine）　目前临床常用的阿片类镇咳药，属于阿片生物碱之一。吗啡是作用最强的中枢镇咳药，但因其成瘾性和呼吸抑制等不良反应，仅用于晚期支气管癌、急性肺梗死或左心衰竭引起的剧烈咳嗽。可待因与吗啡有相似的镇咳、镇痛作用，对咳嗽中枢的作用为吗啡的 1/4，镇痛作用为吗啡的 1/10～1/7。镇咳剂量为镇痛剂量的 1/3～1/2，镇咳剂量下对呼吸中枢的抑制作用较微，成瘾性也较吗啡弱。临床主要用于剧烈的刺激性干咳，也用于中等强度的疼痛，对胸膜炎干咳伴胸痛者尤为适用。镇咳作用强而迅速，作用持续 4～6 h。久用也能成瘾，应控制使用，避免形成依赖性。反复使用可引起胃肠道反应，如恶心、呕吐、便秘，大剂量应用可致中枢神经系统兴奋、烦躁不安，过量还可引起小儿惊厥。同类药物还有福尔可定（pholcodine），其成瘾性较可待因弱，可用于治疗儿童剧烈干咳和中度疼痛。

2. 右美沙芬（dextromethorphan） 为中枢性镇咳药，作用强度与可待因相当，但成瘾性弱，无镇痛作用，用于治疗干咳。偶有头晕、嗳气。治疗量对呼吸中枢无抑制作用，中毒剂量时才有中枢神经系统抑制作用。口服后 15 ～ 30 min 起效，作用维持 3 ～ 6 h。

3. 喷托维林（pentoxyverine） 为人工合成的非成瘾性中枢镇咳药。兼有中枢和外周的镇咳作用。本药可选择性抑制咳嗽中枢，强度为可待因的 1/3，并有阿托品样作用和局部麻醉作用，能松弛支气管平滑肌，抑制呼吸道感受器及传入神经末梢。适用于上呼吸道感染引起的急性咳嗽。偶有轻度头痛、头晕、口干、便秘等不良反应。本药有阿托品样作用，青光眼、前列腺肥大患者慎用。

（二）外周性镇咳药

1. 苯丙哌林（benproperine） 为非成瘾性镇咳药，能抑制咳嗽中枢，也能抑制肺及胸膜牵张感受器引起的肺 - 迷走神经反射，且有平滑肌解痉作用，属于中枢性和末梢性双重作用的强效镇咳药。其镇咳作用比可待因强，口服后 1 ～ 20 min 起效，镇咳作用维持 4 ～ 7 h，可用于治疗各种原因引起的刺激性干咳。不良反应有轻度口干、头晕、胃部烧灼感和皮疹等。

2. 苯佐那酯（benzonatate） 为丁卡因的衍生物，有较强的局部麻醉作用，抑制肺牵张感受器及感觉神经末梢。本药止咳剂量下不抑制呼吸，反而能增加肺每分通气量。用药后 20 min 左右起效，维持 3 ～ 4 h。本药治疗干咳、阵咳效果良好，也可用于支气管镜等检查前预防咳嗽。有轻度嗜睡、头晕、鼻塞等不良反应，偶见过敏性皮炎。服用时勿将药丸咬碎，以免引起口腔麻木。

3. 那可丁（noscapine） 为阿片所含的异喹啉类生物碱，能解除平滑肌痉挛，抑制肺牵张反射引起的咳嗽，从而产生镇咳作用。本药无镇痛、镇静作用，无成瘾性，无中枢抑制作用，相反，兼具呼吸中枢兴奋作用。不良反应有嗜睡、头痛等。

三、祛痰药

痰液是呼吸道受到刺激后分泌的液体，痰液生成和黏度增加是呼吸系统疾病的常见症状。支气管哮喘患者周围末梢支气管若有黏稠的痰栓堵塞，会引起哮喘发作加重，甚至造成肺不张。气道中的痰液刺激气管黏膜引起咳嗽。黏痰积于小气道内可使气道狭窄而致喘息。祛痰药（expectorant）是一类使痰液易于排出的药物。通过祛痰药促进呼吸道内痰液的排出，可减少痰液对气管黏膜的刺激，间接起到镇咳和平喘的作用，也有利于控制继发感染，是治疗呼吸系统疾病的重要措施之一。

祛痰药按机制可分为：痰液稀释药和黏痰溶解药。痰液稀释药通过增加呼吸道腺体分泌浆液，使痰液稀释、易于咳出，包括恶心性祛痰药和刺激性祛痰药；黏痰溶解药通过改变痰液中的黏性成分，降低痰液黏稠度，使之易于排出。

（一）痰液稀释药

1. 氯化铵（ammonium chloride） 恶心性祛痰药的代表药物。氯化铵口服可对胃黏膜产生局部化学性刺激作用，反射性地引起支气管腺体分泌浆液，使痰液变稀、易于咳出。本品很少单独应用，常与其他药物配伍制成复方制剂，用于急、慢性呼吸道炎症而痰多不易咳出的患者。氯化铵吸收后可使体液及尿液呈酸性，可用于酸化尿液及纠正某些碱中毒，长期服用可造成酸中毒和低血钾。溃疡病与肝、肾功能不良者慎用。

2. 愈创甘油醚（guaifenesin） 刺激性祛痰药的代表药物。愈创甘油醚口服后可刺激胃黏膜，反射性地引起支气管分泌浆液增加，使痰液稀释。本品除祛痰作用外，兼具抗菌、防腐作用和镇咳、解痉、抗惊厥作用，用于治疗慢性支气管炎时的多痰咳嗽、肺脓肿、支气管扩张和继发性哮喘。本药多与其他镇咳平喘药合用。

（二）黏痰溶解药

1．乙酰半胱氨酸（acetylcysteine）　黏蛋白是痰液中的主要黏性成分，乙酰半胱氨酸含有的巯基可使黏痰中连接黏蛋白肽链间的二硫键（S-S）断裂为小分子肽链，从而降低痰的黏滞性，使其易于咳出。对脓性痰液中的 DNA 也有降解作用。本药以雾化吸入方式可用于黏稠痰阻塞气道致咳嗽困难者。紧急时气管内滴入可迅速使痰液变稀，便于吸引排痰。本药滴入气管可产生大量分泌液，故应及时吸引排痰。雾化吸入不宜与铜、铁、橡胶、氧化剂等接触，一般采用玻璃或塑料制品作喷雾器。本药也不宜与青霉素、头孢菌素、四环素混合，以免降低抗生素活性。本药有特殊臭味，对呼吸道有刺激性，支气管哮喘患者慎用。

2．溴己新（bromhexine）　可裂解黏痰中的黏多糖，并抑制支气管腺体、杯状细胞合成黏多糖，促进其分泌小分子黏蛋白，使痰液变稀、易于咳出。本药也有镇咳作用，适用于慢性支气管炎、哮喘及支气管扩张症痰液黏稠不易咳出的患者。可口服、雾化或静脉给药。少数患者可有胃部不适，偶见转氨酶升高。消化性溃疡、肝功能不良者慎用。其有效代谢产物氨溴索和溴凡克新也是目前临床常用的祛痰药。氨溴索的作用强于溴己新，且毒性更小，并能增加抗菌药在肺组织的分布，与抗菌药有协同作用。

3．羧甲司坦（carbocisteine）　本药可产生与溴己新相似的促使小分子黏蛋白分泌增加的作用，并能裂解黏蛋白肽链间的二硫键（S-S），共同引起痰液黏滞性降低，有利于痰液排出。广泛用于慢性支气管炎、支气管消除、慢性阻塞性肺疾病等引起的咳痰困难以及痰堵气管所致的肺通气功能不全等。

4．脱氧核糖核酸酶（deoxyribonuclease）　痰液中 DNA 含量是影响其黏稠度的重要因素。脱氧核糖核酸酶是从动物胰腺组织中提取的核酸内切酶，雾化吸入后可迅速水解痰液中的 DNA 至低分子量的核苷酸片段，使痰液黏度降低，易于咳出。适用于伴有大量脓痰的呼吸系统感染治疗。

5．泰罗沙泊（tyloxapol）　本药为一种非离子型表面活性剂，其水溶液雾化吸入后可降低痰液表面张力，降低痰液黏稠度。

四、呼吸中枢兴奋药

呼吸中枢兴奋药指直接或间接兴奋延髓呼吸中枢的药物，是临床抢救呼吸衰竭的急救药物，主要用于中枢抑制为主、肺通气不足引起的呼吸衰竭，对以换气功能障碍为主的呼吸衰竭不宜使用。使用呼吸中枢兴奋药需保持气道通畅，否则会促发呼吸肌疲劳，加重 CO_2 潴留。代表药物有尼可刹米（nikethamide）、洛贝林（lobeline）、多沙普仑（doxapram）和二甲弗林（dimefline）。近年来随着机械通气技术的快速发展，呼吸机等更加安全有效的措施大量用于临床治疗呼吸衰竭，呼吸中枢兴奋药的应用范围已明显减少。

尼可刹米可直接兴奋延髓呼吸中枢，并通过兴奋颈动脉体和主动脉体化学感受器、反射性地兴奋呼吸中枢，提高呼吸中枢对二氧化碳的敏感性，使呼吸加深、加快。临床首选用于阿片类药物中毒解救，也可用于中枢性呼吸衰竭、麻醉药及其他中枢抑制药中毒。尼可刹米作用时间短暂，静脉注射后作用只能维持 5 ～ 10 min。反复或大剂量使用可引起血压增高、呕吐、心悸、震颤、肌僵直甚至诱发惊厥。若出现惊厥，可注射地西泮解救。

洛贝林对延髓呼吸中枢无直接兴奋作用，主要通过兴奋颈动脉体和主动脉体化学感受器，反射性地兴奋呼吸中枢，使呼吸加深、加快。洛贝林作用迅速而短暂，临床用于解救新生儿窒息、一氧化碳中毒、吸入麻醉剂或其他中枢抑制药（如阿片类、巴比妥类）中毒及肺炎、白喉等传染病引起的呼吸衰竭。临床常将其与尼可刹米联用抢救急性呼吸衰竭患者。大剂量使用可引起心动过速、传导阻滞，甚至惊厥。

多沙普仑为新型呼吸中枢兴奋药，其在较小剂量下通过兴奋颈动脉体和主动脉体化学感受器，反射性地兴奋呼吸中枢，大剂量时则直接兴奋呼吸中枢，起效快，静脉注射后立刻起效，作用强于尼可刹米，代谢迅速，维持时间短，临床用于麻醉药或中枢抑制药引起的中枢抑制性呼吸衰竭。

二甲弗林对延髓呼吸中枢有较强的直接兴奋作用，作用强度是尼可刹米的 100 倍，也强于洛贝林，适用于各种原因引起的中枢性呼吸衰竭，中枢抑制药所致的呼吸抑制，并对肺性脑病有较好的促苏醒作用。

（吴鹏飞　毛一卿　杨宝学）

第二节　呼吸系统常用抗感染药

案例 5-2

案例解析 5-2

　　患儿，女，7 岁。因咳嗽 1 周，加重伴发热 4 天入院。1 周前因受凉出现咳嗽。4 天前咳嗽明显加重，咳白色黏痰，并出现发热，体温波动于 38.5 ～ 39.5℃，精神欠佳。查体：HR 112 次 / 分，R 27 次 / 分，BP 99/73 mmHg，SPO$_2$ 96%。听诊呼吸音粗，无啰音。血常规：白细胞计数 $6.49×10^9$/L，血小板计数 $419×10^9$/L，中性粒细胞百分比 45.7%，血红蛋白 132 g/L，C 反应蛋白 3.10 mg/L。病原学检测：咽拭子显示肺炎支原体抗原阳性。血肺炎支原体抗体 IgM 1∶160。胸部 X 线检查显示右下肺实变。诊断：支原体肺炎。

　　入院后嘱患儿卧床休息，吸氧、心电监护。用药：阿奇霉素、氨溴索，另外采用硫酸特布他林＋丙酸氟替卡松雾化吸入。

问题：

1. 应用阿奇霉素的目的是什么？其作用机制什么？
2. 还可以使用什么抗生素？

呼吸系统感染性疾病包括气管炎、支气管炎、支气管扩张症、肺炎、肺结核、新发呼吸道传染病等，应积极采用血培养、痰培养等方法明确致病病原体，根据感染的病原体和药物敏感性选择合适的药物。目前，新发和耐药致病原问题日益凸显。因此，要正规使用抗感染药和加速研发抗感染新药。

治疗病原微生物所致感染性疾病的药物称为抗微生物药（antimicrobial drug），主要包括抗菌药、抗真菌药和抗病毒药。抗菌药物（antibacterial drugs）是指对机体内致病的细菌（包括分枝杆菌）有杀灭或抑制作用的药物。抗菌药物包括由微生物（细菌、真菌、放线菌属）产生的抗生素和人工合成抗菌药。抗生素（antibiotics）包括天然抗生素和半合成的抗生素。非微生物起源的喹诺酮类和磺胺类属于人工合成抗菌药。

一、常用抗菌药物

（一）β- 内酰胺类抗生素及 β- 内酰胺酶抑制剂

β- 内酰胺类抗生素（β-lactam antibiotics）是指化学结构中含有 β- 内酰胺环的一大类抗生素。母核中的 β- 内酰胺环为其抗菌活性必需结构，一旦该环被破坏，药物的抗菌活性即消失。

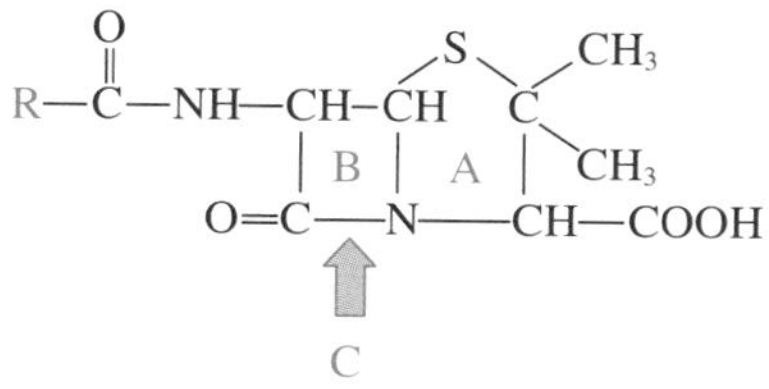

A：噻唑啉环

B：β-内酰胺环

C：青霉素酶的作用靶点

图 5-2　青霉素的化学结构

β- 内酰胺类抗生素的作用机制相似，即进入菌体后，可与胞质膜上的青霉素结合蛋白（penicillin-binding proteins，PBPs）结合，从而阻止细菌肽聚糖合成，造成细胞壁缺损，导致菌体膨胀、变形、破裂。由于哺乳动物无细胞壁，故本类药物对人体的毒性较小。

框 5-4　耐药性和药物选择

由于广泛接触及抗生素的广泛使用，患者感染时常面临对多种药物耐药的风险。具有多药耐药的革兰氏阴性菌包括铜绿假单胞菌、克雷伯菌和大肠埃希菌等，通常引起血液感染、肺炎、伤口感染。可能降低或消除 β- 内酰胺类抗生素活性的因素包括通过水解使 β- 内酰胺类药物失活的酶（即 β- 内酰胺酶）、青霉素结合蛋白的改变、将 β- 内酰胺类药物移出细菌细胞的泵及导致 β- 内酰胺类药物无法进入细菌细胞并到达其靶位的孔蛋白突变。临床医生在选择抗生素治疗多重耐药细菌感染时，必须考虑潜在的耐药机制和感染部位。

1. 青霉素类　天然青霉素可从青霉菌的培养液中获得，在其母核 6- 氨基青霉烷酸（6-APA）的结构基础上，采用化学合成方法连接不同基团，可得到半合成青霉素。

（1）青霉素 G（penicillin G）：青霉素 G 是天然青霉素，性质稳定，作用较强，产量较高，毒性低，价格低廉，是临床治疗敏感菌所致各种感染的首选药。青霉素 G 易被胃酸破坏，口服给药的生物利用度低；肌内注射吸收迅速而完全，吸收后主要分布于细胞外液。脑脊液中药物含量较低，但在炎症时，透入量增多，可达到有效浓度。

青霉素为细菌繁殖期的杀菌药。对大多数革兰氏阳性球菌，如溶血性链球菌、肺炎链球菌、草绿色链球菌作用强，不产青霉素酶的金黄色葡萄球菌及多数表皮葡萄球菌对青霉素亦敏感。革兰氏阳性杆菌，如白喉杆菌、炭疽杆菌及厌氧的产气荚膜杆菌、破伤风杆菌、艰难梭菌等均对青霉素敏感。对革兰氏阴性球菌如脑膜炎球菌、淋球菌均有强大的抗菌作用。梅毒螺旋体、钩端螺旋体、回归热螺旋体以及放线菌亦对青霉素高度敏感。

本药被广泛用于治疗各种敏感的革兰氏阳性球菌、革兰氏阴性球菌、革兰氏阳性杆菌、螺旋体、放线菌等感染。青霉素作为首选药，用于治疗溶血性链球菌引起的咽炎、扁桃体炎、败血症及肺炎链球菌所致的大叶性肺炎等。

变态反应为青霉素最常见的不良反应，在各种抗生素中发生率最高，最严重的表现是过敏性休克，其发生发展迅猛，患者常因抢救不及时而死于呼吸困难和循环衰竭。肾上腺素能迅速解除气管痉挛与水肿，并有升压和强心作用，为必备的抢救药品。必要时可加用糖皮质激素或 H_1 受体阻断药。

（2）半合成青霉素

1）耐酸青霉素：如青霉素 V（penicillin V），耐酸，口服吸收好。抗菌谱与青霉素 G 相同，但抗菌活性较弱；不耐酶；不宜用于严重感染。

2）耐酶青霉素：包括苯唑西林（oxacillin）、甲氧西林（methicillin）、氟氯西林（flucloxacillin）等。主要特点是其 β- 内酰胺环不易被青霉素酶水解。主要用于耐青霉素 G 的金黄色葡萄球菌感染。耐酸，可口服。

3）广谱青霉素：本类药物抗菌谱广、不耐酶，对耐药金黄色葡萄球菌感染无效。

氨基青霉素：包括氨苄西林（ampicillin）和阿莫西林（amoxicillin），对革兰氏阴性菌的作用优于青霉素，包括伤寒及副伤寒杆菌、大肠埃希菌、变形杆菌等。

羧基青霉素：包括羧苄西林（carbenicillin）和替卡西林（ticarcillin），主要用于铜绿假单胞菌、变形杆菌、大肠埃希菌引起的感染。

酰脲类青霉素：包括美洛西林（mezlocillin）和哌拉西林（piperacillin）等。本组药物抗菌谱广、抗菌作用强、对铜绿假单胞菌有强大的抗菌作用，是目前国内外应用广泛、最具临床应用价值的一组青霉素。主要用于治疗革兰氏阴性菌引起的严重感染，如肺炎、败血症等。

4）抗革兰氏阴性杆菌的青霉素：包括美西林（mecillinam）、替莫西林（temocillin），为窄谱抗革兰氏阴性杆菌青霉素。

2. 头孢菌素类　头孢菌素类（cephalosporins）抗生素的活性基团也是 β- 内酰胺环，其抗菌作用机制与青霉素类相似。与青霉素的交叉过敏反应发生率约 20%。

（1）第一代头孢菌素：包括头孢唑啉（cefazolin）、头孢氨苄（cefalexin）、头孢拉定（cefradine）、头孢羟氨苄（cefadroxil）。对肺炎链球菌、葡萄球菌等革兰氏阳性菌的作用强；对革兰氏阴性菌的作用较弱，但对大肠埃希菌、肺炎克雷伯菌、奇异变形杆菌敏感。主要用于耐药金黄色葡萄球菌感染及其他敏感菌所致的呼吸道、泌尿道及皮肤、软组织等感染。有较强的肾毒性。

（2）第二代头孢菌素：包括头孢孟多（cefamandole）、头孢呋辛（cefuroxime）、头孢克洛（cefaclor）。对革兰氏阳性菌的作用较第一代弱；对革兰氏阴性菌和厌氧菌的作用较第一代增强。肾毒性较弱。

（3）第三代头孢菌素：包括头孢噻肟（cefotaxime）、头孢哌酮（cefaperazone）、头孢曲松（ceftriaxone）、头孢他啶（ceftazidime）以及头孢克肟（cefixime）。对革兰氏阳性菌的作用较第一代、第二代弱；但对革兰氏阴性菌的作用较第一代、第二代明显增强。主要用于耐药菌引起的重症感染或以革兰氏阴性杆菌为主、兼有厌氧菌和革兰氏阳性菌的混合感染且病情危重者。另外，头孢他啶和头孢哌酮对铜绿假单胞菌的抗菌活性强。对 β- 内酰胺酶稳定。几乎没有肾毒性。

（4）第四代头孢菌素：包括头孢吡肟（cefepime）、头孢匹罗（cefepirome）、头孢噻利（cefoselis）等。对革兰氏阴性菌的作用更强，抗菌谱更广，对厌氧菌有抗菌活性。主要用于对第三代头孢菌素耐药的革兰氏阴性杆菌引起的重症感染，如呼吸道感染、肺炎等。

（5）第五代头孢菌素：包括头孢洛林（ceftaroline）和头孢吡普（ceftobiprole），抗菌谱广，对耐甲氧西林和万古霉素的金黄色葡萄球菌和耐青霉素的肺炎链球菌均有强大抗菌活性，主要用于治疗敏感菌引起的肺炎。对 β- 内酰胺酶稳定。

3. 其他 β- 内酰胺类

（1）碳青霉烯类：碳青霉烯类（carbapenem）的化学结构与青霉素相似。

1）第 1 类：代表药物是厄他培南（ertapenem），该药对多种革兰氏阴性菌和革兰氏阳性菌、厌氧菌有强大的抗菌活性，对产 β- 内酰胺酶的细菌表现出高活性。广泛用于治疗多种细菌感染，如肺炎、尿路感染、菌血症等。厄他培南与第 2 类碳青霉烯类抗菌药物不同，其对非发酵菌如铜绿假单胞菌的抗菌活性较小。

2）第 2 类：代表药物包括亚胺培南（imipenem）和美罗培南（meropenem），亚胺培南抗菌作用强，对 β- 内酰胺酶高度稳定；但不耐酸，不能口服。抗菌谱广，对革兰氏阳性菌、革兰氏阴性菌和厌氧菌均有强大的抗菌作用，主要用于治疗肠杆菌科细菌和铜绿假单胞菌引起的多重耐药感染，以及院内获得性肺炎伴免疫缺陷者引起的感染。该药能被肾脱氢肽酶降解，临床应用时需与肽酶抑制剂西司他丁（cilastatin）合用，能延长亚胺培南的半衰期。

（2）头霉素类：包括头孢西丁（cefoxitin）、头孢美唑（cefmetazole）和头孢米诺（cefminox），抗菌谱和抗菌活性与第二代头孢菌素相同，其特点是抗厌氧菌作用强。由于对 β- 内酰胺酶高度稳定，故对耐药的金黄色葡萄球菌及肺炎链球菌以及厌氧菌有较强的抗菌活性。

（3）氧头孢烯类：包括拉氧头孢（latamoxef）、氟氧头孢（flomoxef），对革兰氏阳性、阴性菌及厌氧菌，尤其是对脆弱类杆菌的作用明显增强；对 β- 内酰胺酶稳定；血药浓度维持时间久。主要用于治疗呼吸道感染、败血症及脑膜炎等。

（4）单环 β- 内酰胺类：包括氨曲南（aztreonam）、卡芦莫南（carumonam），对需氧革兰氏阴性菌具有强大杀菌作用，并具有耐酶、低毒等优点。临床主要作为氨基糖苷类的替代品，用于治疗大肠埃希菌、沙雷菌属、克雷伯菌和铜绿假单胞菌等所致的下呼吸道感染、脑膜炎及败血症等。

4. β- 内酰胺酶抑制剂　该类药物能与 β- 内酰胺酶结合，抑制 β- 内酰胺酶的活性；其与 β- 内酰胺类抗生素合用时，可使后者免遭酶的破坏而增强其疗效。

表 5-2　常用 β- 内酰胺类抗生素及 β- 内酰胺酶抑制剂

β- 内酰胺酶抑制剂	合用的 β- 内酰胺类抗生素
克拉维酸（clavulanic acid，棒酸）	阿莫西林
	替卡西林
	氨苄西林
舒巴坦（sulbactam）	头孢哌酮
他唑巴坦（tazobactam）	哌拉西林
阿维巴坦（avibactam）	头孢他啶

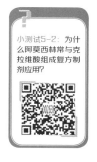

小测试5-2：为什么阿莫西林常与克拉维酸组成复方制剂应用？

（二）大环内酯类抗生素

大环内酯类（macrolides）抗生素具有多元内酯环，其代表药为红霉素及阿奇霉素。其抗菌机制是与细菌核糖体 50S 亚基上的 P 位结合，并抑制移位酶，阻止肽链从 A 位移到 P 位，使肽链延伸受阻，从而抑制细菌蛋白质的合成。因不易通过革兰氏阴性菌的细胞壁，故对革兰氏阴性菌作用较弱。

1. 红霉素（erythromycin）　红霉素是大环内酯类中发现最早的药物，由 McGuire 及其同事于 1952 年发现。该药为速效抑菌剂，高浓度时对敏感菌亦有杀菌作用。对革兰氏阳性菌，如金黄色葡萄球菌、肺炎链球菌、白喉杆菌、梭状芽孢杆菌等有强大的抗菌作用。对革兰氏阴性菌，如脑膜炎球菌、淋球菌、流感杆菌、百日咳杆菌、布氏杆菌及军团菌等都高度敏感。对某些螺旋体、肺炎支原体、非结核分枝杆菌、立克次体、衣原体、弯曲菌等也有抑制作用。

红霉素对军团菌病、弯曲杆菌所致的肺炎或败血症、支原体及沙眼衣原体所致的肺炎等呼吸系统感染、急性白喉杆菌感染及白喉带菌者的治疗非常有效。红霉素是治疗百日咳以及密切接触者接触后预防感染的首选药。还可用于耐青霉素的轻、中度葡萄球菌感染或对青霉素过敏患者的葡萄球菌感染。亦可用于其他革兰氏阳性球菌如肺炎链球菌、溶血性链球菌等感染。口服大剂量可出现恶心、呕吐等胃肠道反应，还会因引起肠道菌群失调而导致假膜性肠炎。

2. 克拉霉素（clarithromycin）　该药抗菌谱与红霉素相似，但抗菌活性强于红霉素，包括对革兰氏阳性球菌、嗜肺军团菌、肺炎衣原体、肺炎支原体及厌氧菌都有更强的抗菌作用。对革兰氏阴性杆菌也有很强的抗菌活性。克拉霉素可用于急慢性呼吸道感染、颌面部感染及小儿呼吸道感染的治疗，疗效较好。还可防治幽门螺杆菌所致的消化道溃疡。

3. 罗红霉素（roxithromycin）　该药抗菌谱、抗菌活性与红霉素相似，也有抗结核分枝杆菌的作用。对胃酸较稳定，口服生物利用度及血药浓度明显高于其他大环内酯类药物，组织渗透性好，在呼吸道、泌尿生殖系统中均可达到有效浓度。半衰期也较长，为 8.4 ~ 15.5 h。用于敏感病原体所致的呼吸道感染、非淋球菌性尿道炎及皮肤软组织感染等。

4. 阿奇霉素（azithromycin）　本品口服吸收快，分布广，在扁桃体、肺及前列腺、泌尿生殖系统浓度高，细胞内浓度也高。半衰期长达 2 ~ 3 天，每日服药一次即可。对金黄色葡萄球菌、肺炎链球菌、各型链球菌的抗菌活性较红霉素略差；对革兰氏阴性菌如流感杆菌、淋球菌、军团菌和弯曲菌属等的抗菌活性明显增强；对支原体、衣原体、螺旋体等亦有良好作用，对肺炎支原体的作用是此类抗生素中最强的。主要用于治疗呼吸道感染，是治疗支原体肺炎的首选药。

（三）林可霉素类抗生素

该类药物抗菌机制与大环内酯类相同。能够抑菌，但在高浓度下也有杀菌作用。

林可霉素（lincomycin，洁霉素）和克林霉素（clindamycin）：对革兰氏阳性需氧菌有显著抗菌活性，包括耐青霉素的金黄色葡萄球菌、各型链球菌、肺炎链球菌和白喉杆菌等均对两药敏感；对各种厌氧菌包括脆弱拟杆菌亦有良好作用；支原体、沙眼衣原体对两药敏感；对革兰氏阴性菌大都无效。

主要用于治疗对 β- 内酰胺类抗生素无效或对青霉素过敏患者的葡萄球菌感染；也用于各种厌氧菌感染或需氧菌与厌氧菌的混合感染，如吸入性肺炎或肺脓肿等的治疗。胃肠道反应多见，严重者有腹部绞痛、水样或血样便等，这与肠道内艰难梭菌大量繁殖并产生外毒素有关，可用甲硝唑或万古霉素治疗。

（四）多肽类抗生素

多肽类抗生素（polypeptide antibiotics）包括万古霉素、替考拉宁及多黏菌素类。该类药物抗菌谱较窄，但抗菌活性强，为杀菌药。但毒性较大。一般不作为常规治疗的首选药。

1. 万古霉素（vancomycin）　本品抗菌作用机制主要是抑制细菌细胞壁的合成。对青霉素和多种抗生素耐药的金黄色葡萄球菌、表皮葡萄球菌及溶血性链球菌、草绿色链球菌、肺炎链球菌等均具有强大的抗菌作用；对厌氧的艰难梭菌亦有良好作用；炭疽杆菌、白喉杆菌、破伤风杆菌等对本品亦敏感。

主要用于耐药金黄色葡萄球菌和表皮葡萄球菌所致的感染，亦可用于对 β- 内酰胺类抗生素过敏的革兰氏阳性菌所致的严重感染，如葡萄球菌引起的败血症、心内膜炎和肺部感染等。毒性较大，听力损害是本品最严重的毒性反应。静脉滴注过快可引起"红人综合征"，患者面、颊、上半身及上肢皮肤潮红，可能是本品引起组胺释放所致，可用糖皮质激素或抗组胺药治疗。

2. 替考拉宁（teicoplanin）　替考拉宁对需氧和厌氧的革兰氏阳性菌有强大的抗菌作用。对大多数金黄色葡萄球菌包括对耐药金黄色葡萄球菌亦有强的抗菌活性；对革兰氏阳性厌氧杆菌也有一定作用。每日给药一次。用于耐 β- 内酰胺类或对青霉素过敏者的革兰氏阳性菌所致严重感染。很少引起"红人综合征"。

3. 多黏菌素类（polymyxin）　本类药物中，多黏菌素 B（polymyxin B）和多黏菌素 E 比较常用。通过破坏菌体细胞膜使膜通透性增加，造成菌体内重要物质外漏导致细菌死亡。对繁殖期和静止期的细菌都有杀灭作用。抗菌谱窄，仅对革兰氏阴性杆菌有强大的抗菌作用，包括大肠埃希菌、肠杆菌属、克雷伯菌属和铜绿假单胞菌等。不易产生耐药性。主要用于治疗对其他药物耐药时由敏感菌引起的严重感染，包括铜绿假单胞菌感染、大肠埃希菌等引起的肺炎、脑膜炎和败血症。

常用剂量下多黏菌素即可产生明显不良反应，包括蛋白尿、血尿等肾毒性；眩晕、感觉异常等神经毒性及过敏反应。

（五）氨基糖苷类抗生素

氨基糖苷类（aminoglycosides）抗生素对革兰氏阴性杆菌具有强大的抗菌活性，对金黄色葡萄球菌（包括耐药菌株）较为敏感，但对其他革兰氏阳性菌的作用较弱；部分对结核分枝杆菌有效（如链霉素、卡那霉素）。主要用于敏感需氧的革兰氏阴性杆菌所致的严重全身感染，包括脑膜炎、肺炎等。

氨基糖苷类是静止期杀菌药物，主要抗菌机制是抑制细菌蛋白质的合成。极性大，口服吸收少，临床上多采用肌内注射给药。在肾皮质和内耳内、外淋巴液中高度蓄积。主要以原形经肾小球滤过而排出。最主要的不良反应是耳毒性和肾毒性，特别是在儿童和老人中容易发生。毒性的产生和药物品种、剂量及疗程有关。有些药物也可引发过敏反应和神经 - 肌肉阻滞作用。

1. 庆大霉素（gentamicin）　对大肠埃希菌、变形杆菌、痢疾杆菌、肺炎杆菌等革兰氏阴性杆菌的杀菌活性强；对铜绿假单胞菌和金黄色葡萄球菌也有很强的杀菌作用。常与 β- 内酰胺类等抗菌药合用治疗敏感菌引起的严重感染，如新生儿败血症、呼吸道和胃肠道感染等。

2. 妥布霉素（tobramycin）　本品抗铜绿假单胞菌的作用比庆大霉素强，并且对耐庆大霉素的菌株也有效；对肺炎杆菌、肠杆菌属及变形杆菌的抗菌作用比庆大霉素强 2 ～ 4 倍。在革兰氏阳性菌中仅对葡萄球菌具有良好的抗菌作用。

3. 阿米卡星（amikacin）　本品抗菌谱广，对革兰氏阴性杆菌和金黄色葡萄球菌都有较强的抗菌作用。该药对肠道革兰氏阴性杆菌及铜绿假单胞菌所产生的钝化酶稳定，因此常作为首选药控制对其他氨基糖苷类耐药的菌株所引起的感染，如对庆大霉素或妥布霉素耐药的革兰氏阴性杆菌所致的感染。本品与 β- 内酰胺类合用可产生协同作用，如与头孢菌素合用，对肺炎克雷伯菌疗效好。

4. 依替米星（etimicin）　本品抗菌谱广，作用强，耳、肾毒性和神经肌肉麻痹发生率是氨基糖苷类中最低的。对大部分革兰氏阳性菌和革兰氏阴性菌都有良好抗菌效果。大肠埃希菌、肺炎克雷伯菌、沙雷菌属、沙门菌属、流感嗜血杆菌及葡萄球菌属等对其敏感，对部分耐庆大霉素和头孢唑啉的金黄色葡萄球菌、大肠埃希菌和肺炎克雷伯菌也有抗菌活性。

（六）四环素类

四环素类药物抗菌谱广，对革兰氏阳性与革兰氏阴性需氧菌和厌氧菌、放线菌、立克次体、衣原体、支原体、螺旋体及阿米巴原虫都有抗菌作用。革兰氏阳性菌中的葡萄球菌最敏感，其次是化脓性链球菌和肺炎球菌。临床上作为首选药治疗支原体肺炎、衣原体肺炎、立克次体引起的斑疹伤寒及螺旋体引起的游走性红斑及其他感染性疾病。四环素类的抗菌机制是抑制细菌蛋白质的合成；也可增加细胞膜通透性，导致菌体内的核苷酸和其他重要物质外漏。

第一代四环素类主要包括四环素（tetracycline），是天然四环素类药物。在 20 世纪60—70 年代，四环素在临床上应用非常广泛，导致其耐药严重。第二代四环素类包括多西环素、米诺环素及美他环素等，是半合成四环素类，目前已经取代天然四环素类用于各种适应证的治疗。第三代四环素类包括替加环素、奥马环素、依拉环素等。

1. 多西环素（doxycycline） 本品对耐四环素的金黄色葡萄球菌也有效。抗菌活性比四环素强。半衰期长达 12 ～ 22 h，每日服药一次。没有明显的肾毒性，是四环素类药物的首选。可用于呼吸道感染、泌尿道及胆道感染。特别适合用于肾功能不全患者的肾外敏感菌感染治疗。

2. 米诺环素（minocycline） 本品在四环素类药物中的抗菌活性最强，对四环素、青霉素耐药的金黄色葡萄球菌、链球菌和大肠埃希菌仍敏感，对于肺炎支原体、沙眼衣原体和立克次体等也有很好的抑制作用。主要用于立克次体病、支原体肺炎、淋巴肉芽肿、霍乱、鼠疫和布氏杆菌病等。

3. 替加环素（tigecycline） 本品是首个被美国食品和药品监督管理局批准的甘氨酰四环素类抗菌药物，能克服由细菌外排及核糖体保护所导致的四环素耐药性。因此，替加环素对常见致病菌或多重耐药菌有良好的抗菌活性，包括革兰氏阳性球菌、革兰氏阴性杆菌，甚至对耐甲氧西林的金黄色葡萄球菌和表皮葡萄球菌、耐青霉素的肺炎链球菌及耐万古霉素的肠道链球菌也有效。适用于社区获得性细菌性肺炎、复杂的腹腔感染及皮肤软组织感染的治疗。禁用于已知对替加环素过敏的患者。

（七）氯霉素类

氯霉素（chloramphenicol）为广谱抑菌药，对革兰氏阴性菌特别是对伤寒杆菌、流感杆菌、百日咳杆菌、痢疾杆菌作用较强；对脑膜炎球菌极为敏感；也能有效抑制螺旋体、立克次体、支原体等；对部分厌氧菌有效。氯霉素的抗菌机制是抑制细菌蛋白质的合成。

氯霉素组织渗透力强，因此对细胞内的病菌有效。脂溶性高，容易透过血 - 脑屏障，在脑内浓度高，适合敏感菌所致的脑膜炎。氯霉素和青霉素联合应用可以用于治疗脑脓肿。氯霉素也适用于需氧菌和厌氧菌的混合感染、伤寒、立克次体感染。由于氯霉素可抑制骨髓造血功能，目前临床仅用于治疗危及生命而又无其他药物可用的感染性疾病。

（八）喹诺酮类药物

喹诺酮类（quinolones）药物系一类含有 4- 喹诺酮母核的人工合成的新型抗菌药物，具有广谱、高效、低毒、口服吸收好、组织浓度高、与其他常用抗菌药无交叉耐药性等优点，目前已成为临床治疗各种感染性疾病的重要药物。喹诺酮类药物为杀菌剂，主要作用机制是抑制 DNA 回旋酶（DNA gyrase），使细菌 DNA 合成受阻，导致细菌死亡。

早期喹诺酮类药物对革兰氏阴性菌有很强的抗菌活性，包括肺炎克雷伯菌、流感嗜血杆菌、沙雷菌属、变形杆菌、沙门菌属等，而对革兰氏阳性菌的抗菌活性有限。第三代氟喹诺酮类除了增强对革兰氏阴性菌的作用外，对金黄色葡萄球菌、链球菌、肺炎球菌、肠球菌等革兰氏阳性球菌和结核分枝杆菌也有效。第四代新氟喹诺酮类药物如左氧氟沙星、司帕沙星等的抗菌谱扩展到厌氧菌、支原体、衣原体、军团菌等病原体。

1. 环丙沙星（ciprofloxacin） 本品对铜绿假单胞菌、流感嗜血杆菌、大肠埃希菌等革兰氏阴性菌有良好的抗菌活性。对氨基糖苷类或第 3 代头孢菌素耐药的厌氧菌仍对本品敏感。主要用于耐药的革兰氏阴性杆菌所致的呼吸道、胃肠道、泌尿道及皮肤软组织感染等。

2. 氧氟沙星（ofloxacin）和左氧氟沙星（levofloxacin） 氧氟沙星口服吸收好，生物利用度可高达 95%。抗菌谱广、效果好。在抗菌作用方面保留了环丙沙星的抗菌特点和良好的抗耐药等特性，还对结核分枝杆菌、沙眼衣原体、军团菌和部分厌氧菌有效。临床上主要用于治疗敏感菌所致的呼吸道、胆道等感染。还可以与其他抗结核药合用治疗结核病。

左氧氟沙星对表皮葡萄球菌、链球菌、支原体、衣原体及厌氧菌的抗菌活性明显强于氧氟沙星，临床用于治疗敏感菌引起的各种急慢性感染、难治性感染，效果良好。

3．司帕沙星（sparfloxacin）　本品对葡萄球菌、淋球菌等革兰氏阳性球菌、革兰氏阴性菌、厌氧菌、军团菌、结核分枝杆菌、支原体、衣原体等均有强大的抗菌活性，半衰期约 17 h。主要用于上述细菌引起的呼吸道、胃肠道等感染，也用于治疗对异烟肼和利福平耐药的结核病。

4．莫西沙星（moxifloxacin）　本品是新一代喹诺酮类药，抗菌谱广，对革兰氏阳性菌、革兰氏阴性菌、厌氧菌、结核分枝杆菌、支原体、衣原体及军团菌等都有高度的抗菌活性。主要用于治疗敏感菌引起的慢性支气管炎急性发作、肺炎、耐药结核病等。

5．西他沙星（sitafloxacin）　本品是新一代广谱氟喹诺酮类抗菌药物。对其他氟喹诺酮类药物耐药的许多革兰氏阳性菌、革兰氏阴性菌和厌氧菌仍具有抗菌活性。口服吸收迅速，分布广泛，生物利用度高，主要用于治疗呼吸道和泌尿道重度感染。未见严重不良反应。

（九）磺胺类药物和甲氧苄啶

磺胺类（sulfonamides）药物是最早应用于临床的人工合成抗菌药，是治疗感染性疾病的里程碑。20 世纪 70 年代开始与甲氧苄啶合用，使得磺胺类药物在临床仍占一定地位。

磺胺药是广谱抑菌剂，对大多数革兰氏阳性和阴性菌有良好的抗菌作用。其中较敏感的是链球菌、脑膜炎奈瑟菌、淋病奈瑟菌、鼠疫杆菌和流感嗜血杆菌，对沙眼衣原体、卡氏肺孢子菌也有抑制作用。口服吸收好的磺胺类药物包括磺胺异噁唑（sulfafurazole，SIZ）、磺胺二甲嘧啶（sulfadimidine，SM2）和磺胺甲噁唑片（sulfamethoxazole，SMZ）等，可用于治疗全身性感染。磺胺嘧啶可用于治疗流行性脑脊髓膜炎；大多数呼吸道致病菌对磺胺类药物敏感。磺胺类药物特别是其乙酰代谢物在尿液中浓度高时会析出形成结晶而损伤肾功能。因此，为减少肾毒性，宜嘱患者多喝水；并补充碳酸氢钠以碱化尿液，增加磺胺类药物及其代谢物在尿中的溶解度。

磺胺类药物与叶酸合成的原料对氨基苯甲酸（para aminobenzoic acid，PABA）化学结构相似，能与 PABA 竞争二氢蝶酸合酶，阻止蝶啶和 PABA 合成二氢蝶酸，进一步阻止其与谷氨酸生成二氢叶酸，使细菌核酸合成受阻，无法分裂繁殖，从而产生抑菌作用。哺乳动物可以直接利用从食物中摄取的叶酸，因此叶酸代谢不受磺胺类药物的影响。脓液和坏死组织中都含有大量 PABA。另外，普鲁卡因在体内会水解生成 PABA，这些都可减弱磺胺药的抑菌作用。

甲氧苄啶（trimethoprim，TMP）TMP 抑制细菌二氢叶酸还原酶，而磺胺药的作用靶点是二氢蝶酸合酶，两药合用，通过双重阻断机制协同阻断菌体内四氢叶酸的合成，因此抗菌作用较两药单用时增强，甚至可出现杀菌作用，还可以减少耐药性。TMP 通常与 SMZ 按照 1∶5 的比例制成复方制剂，称为复方新诺明，临床上用于治疗敏感菌所致的呼吸及泌尿生殖系统等感染。

TMP 和细菌二氢叶酸还原酶的亲和力比和人二氢叶酸还原酶的亲和力高数万倍，因此对人体的毒性很小。但若长期大剂量使用，也可导致人体内叶酸缺乏。

框 5-5　磺胺类药物的发现

磺胺类药物的发现可以追溯到 20 世纪 30 年代。当时德国细菌学家、病理学家格哈德·多马克（Gerhard Domagk）发现，一种名为百浪多息（Prontosil）的红色染料对小鼠链球菌感染有抗菌作用。之后百浪多息在 1932—1934 年进入临床试验并获得成功。后来发现，百浪多息能够在体内代谢为有活性的对氨基苯磺酰胺发挥抑菌作用。随着百浪多息抗菌作用机制的揭示，更多磺胺类药物被合成并应用于临床。磺胺类药物具有抗菌谱广、性质稳定、使用简便等优点，对于许多细菌感染具有很好的治疗效果，包括肺炎、伤口感染、尿道感染等，尤其是在二战期间，磺胺类药物成为重要的抗生素之一，为当时战伤感染的防治做出了巨大贡献。1939 年，格哈德·多马克获得诺贝尔生理学或医学奖。

（十）硝基咪唑类

甲硝唑（metronidazole，又名灭滴灵）与替硝唑（tinidazole）为硝基咪唑类药物，在细胞内无氧状态下硝基被还原为氨基，从而抑制病原体 DNA 的合成。对厌氧菌特别是脆弱类杆菌作用强。对滴虫、阿米巴滋养体和破伤风梭菌也有杀灭作用。临床上主要用于治疗厌氧菌导致的口腔、下呼吸道、腹腔及女性生殖系统等感染。

▌二、抗结核药

结核病是由结核分枝杆菌引起的疾病，可侵及全身多个脏器，以肺结核最多见。结核分枝杆菌对药物反应缓慢，需长期联合应用抗结核药进行治疗。联合用药可增强疗效，降低毒性，延缓耐药性产生。

（一）一线抗结核药

该类药物疗效好、不良反应少。包括异烟肼、利福平、乙胺丁醇、链霉素和吡嗪酰胺。

1. 异烟肼（isoniazid）　本品对结核分枝杆菌有高度选择性，能阻止结核分枝杆菌细胞壁特有的成分分枝菌酸的生物合成，导致结核分枝杆菌的细胞壁合成受阻而死亡。对生长旺盛的活动期结核分枝杆菌有非常强的杀灭作用，对静止期的结核分枝杆菌只有抑制作用。异烟肼口服吸收后分布于全身组织和体液中，特别是脑脊液、胸腔积液、腹水、关节腔、肾、纤维化或干酪样病灶及淋巴结中浓度较高，是治疗各种类型结核病的首选药。

常见不良反应为周围神经炎，表现为手脚麻木、肌肉震颤和步态不稳等。大剂量也会引起头痛、失眠等，可能原因是异烟肼与维生素 B_6 的结构相似，导致维生素 B_6 排泄增加而体内缺乏。因此，服用异烟肼时，应注意及时补充维生素 B_6，预防不良反应的发生。本品有肝毒性，用药期间应定期检查肝功能。

2. 利福平（rifampicin）　利福平抗菌谱广且作用强。对结核分枝杆菌、耐药金黄色葡萄球菌、肺炎链球菌有强大的杀灭作用。对革兰氏阴性杆菌如大肠埃希菌、变形杆菌、流感嗜血杆菌也有抑制作用。高浓度时对沙眼衣原体和立克次体也有抑制作用。利福平对繁殖期和静止期的细菌均有抗菌作用，抗菌强度与浓度有关，高浓度杀菌，低浓度抑菌。

抗菌作用机制是利福平特异性与细菌 DNA 依赖性的 RNA 多聚酶 β 亚单位结合，从而阻碍细菌 mRNA 的合成；而对人和动物细胞内 RNA 多聚酶没有影响。

利福平穿透力强，能进入胸腔积液、腹水、结核空洞和痰液中。虽然在脑脊液中浓度低，但在患者罹患脑膜炎时通透性增加，从而可达到有效浓度。用于各种类型结核病的治疗，常与其他抗结核药联合使用。也用于治疗耐药金黄色葡萄球菌及其他敏感菌所致感染。由于利福平及其代谢产物呈橘红色，因此服药后，尿、粪便、唾液、泪液、痰和汗液等会被染成橘红色，应在使用前告知患者。

3. 链霉素（streptomycin）　链霉素是最早发现的有效抗结核药，但疗效弱于异烟肼和利福平。其作用机制是抑制菌体蛋白质的合成。穿透力弱，不易进入纤维化、干酪样和厚壁空洞病灶。长期使用后耳毒性发生率高，目前主要与其他抗结核病药联用，用于早期结核病的治疗。

4. 吡嗪酰胺（pyrazinamide）　本品在酸性环境下抗菌作用强，仅对结核分枝杆菌有较强的抗菌作用。主要用于对其他抗结核药耐药或不能耐受的患者，与异烟肼及利福平合用时可产生协同作用。

大剂量、长期应用常发生严重肝损害，用药期间应定期检查肝功能。

5．乙胺丁醇（ethambutol） 本品只对结核分枝杆菌有高度抗菌活性，对其他细菌无效。抗菌作用机制可能是和二价金属离子（如 Mg^{2+}）络合，干扰细菌 RNA 的合成，从而抑制细菌繁殖。

与其他抗结核药合用治疗各种类型的肺结核和肺外结核，特别适合对链霉素和异烟肼耐药的患者。在治疗剂量时不良反应较少，耐药性发生慢。

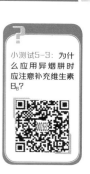

小测试5-3：为什么应用异烟肼时应注意补充维生素B$_6$?

（二）二线抗结核药

当患者对一线药物产生耐药时，需选用此类药物，包括对氨基水杨酸、丙硫异烟胺、乙硫异烟胺、阿米卡星、卡那霉素、氨硫脲、卷曲霉素、环丝氨酸等。

对氨基水杨酸钠（para-aminosalicylic acid）水溶液不稳定，见光可分解变色，静脉滴注的溶液应新鲜配制，并避光保存。吸收后可在干酪样组织和胸腔积液中达到较高浓度。仅对结核分枝杆菌有效，对其他细菌无效。化学结构类似于 PABA，可以竞争性抑制二氢蝶酸合酶，干扰二氢叶酸的合成而抑制结核分枝杆菌的繁殖生长。该药不能与利福平合用，因其会减少利福平的吸收。

（三）新一代抗结核药

近年来又开发出一些疗效较好、不良反应较小的新一代抗结核药，如利福喷汀、利福定、氧氟沙星、司帕沙星、大环内酯类等。

1．利福喷汀（rifapentine） 本品抗菌谱、作用机制和耐药性都与利福平相似，具有较强的杀菌作用。半衰期为 26 h，每周给药 1 ～ 2 次。利福喷汀还有一定的抗艾滋病能力。

2．氟喹诺酮类药物 部分氟喹诺酮类药物对结核分枝杆菌有较好的抗菌作用，对一些多重耐药的菌株也有效，并且与其他抗结核药没有交叉耐药性。主要用于复治耐多药的慢性肺结核。氧氟沙星是第一个用于治疗结核病的氟喹诺酮类药物，左氧氟沙星和司帕沙星的抗结核分枝杆菌活性比氧氟沙星强，而且司帕沙星的半衰期长达 18 ～ 21 h，每天只需给药一次。

框 5-6 结核病的药物治疗

与多数感染性疾病需要使用单一抗生素进行短期治疗不同，结核病的治疗需要几个月的多种药物的联合治疗方案。耐药结核病（耐多药结核病和广泛耐药结核病）更难治疗。因此，预防结核分枝杆菌产生耐药性是降低结核病发病率和死亡率的关键。多种药物联合并长期应用，导致患者用药困难。通过在医疗工作者干预下发现潜伏性结核病感染者并进行治疗、确保坚持积极的结核病治疗，以及优化药物治疗方案是减少耐药性产生的关键。患者要亲自或在线上与医疗工作者会面，并在其监督下服用抗结核药，这有助于患者坚持用药，减少耐药性的产生。

三、抗真菌药

抗真菌药（antifungal agents）的作用机制复杂，可通过破坏真菌细胞壁或细胞膜形成、干扰核酸的合成等不同机制起到抑菌或杀菌作用。

（一）多烯类

该类药物主要包括两性霉素 B、制霉菌素、球红霉素、美帕曲星等。本类药物抗真菌谱广、抗菌活性强。

两性霉素 B（amphotericin B）是从链霉菌培养液中分离而得的，是临床上应用最早的抗真菌药。其作用机制是结合到真菌细胞膜上的麦角固醇，使细胞膜上产生孔道，通透性增加，导致细胞内成分泄漏。几乎对所有真菌均有抗菌作用，包括白念珠菌、新型隐球菌、皮炎牙生菌、组织胞浆菌、球孢子菌属、孢子丝菌属、曲霉等，是治疗深部真菌感染最有效的药物。

本品毒性大，但又常是治疗某些致命性全身真菌感染的有效药物，因此要权衡利弊来使用。

（二）唑类

该类药物通常是抑菌药，高效、安全、广谱，对浅表和深部致病性真菌几乎都有作用。其作用机制是抑制真菌细胞膜麦角固醇的合成。包括氟康唑、伊曲康唑、伏立康唑、泊沙康唑、艾沙康唑等。

1. 伊曲康唑（itraconazole）　本品对曲霉、孢子丝菌、组织胞浆菌属抗菌活性高。适用于治疗肺部及肺外芽生菌病；组织胞浆菌病，包括慢性空洞型肺部和非脑膜组织胞浆菌病；以及不能耐受两性霉素 B 或两性霉素 B 治疗无效的肺部或肺外曲霉病。

2. 伏立康唑（voriconazole）　本品用于治疗侵袭性真菌病，特别是耐药的念珠菌引起的严重侵袭性感染；不能耐受其他药物或其他药物治疗无效的赛多孢菌和镰孢霉所致的严重真菌感染。

（三）嘧啶类

氟胞嘧啶（flucytosine）本品在真菌细胞内胞嘧啶脱氨酶作用下转变为 5- 氟尿嘧啶，从而取代了尿嘧啶，干扰细菌 DNA 合成。因哺乳动物缺乏胞嘧啶脱氨酶，因此本品对人毒性不大。

本品对隐球菌、念珠菌和拟酵母菌等具有较高的抗菌活性。对着色霉菌、少数曲霉菌有一定抗菌活性。用于治疗敏感真菌所致肺部感染和败血症等。因毒性明显，故主要用于治疗诊断明确且病情危重、呈进行性发展的深部真菌感染。

（四）棘白菌素类

1. 卡泊芬净（caspofungin）　本品作用机制主要是抑制真菌细胞壁的合成。具有广谱抗真菌活性，如对曲霉菌、念珠菌和丝状真菌都具有强大的抗菌作用。对组织胞浆菌和肺孢菌也有一定的作用。主要用于治疗念珠菌感染及难治性或不能耐受其他药物的侵袭性曲霉病。

2. 米卡芬净（micafungin）　本品对念珠菌属有广谱抗菌活性。主要用于治疗由曲霉菌和念珠菌引起的真菌血症、呼吸道感染。因本品在光线下可慢慢分解，应避免阳光直射。

四、抗病毒药

多数病毒感染具有自限性，仅需要对症支持治疗。当病毒感染严重或者易引起持续感染时，才应选用合适的抗病毒药物。病毒由蛋白外壳包裹核酸组成，不能独立进行复制和增殖。病毒吸附并穿入至宿主细胞，脱壳后以病毒 DNA 或 RNA 为模板，利用宿主细胞的酶，通过转录和（或）反转录、翻译等过程，合成蛋白质，组装产生更多的病毒颗粒，从宿主细胞释放而感染其他细胞。凡能阻止病毒复制的药物，均可起到抗病毒作用。

（一）抗流感病毒药

1. 奥司他韦（oseltamivir）　本品可抑制病毒神经氨酸酶，阻止新形成的病毒颗粒从被感染细胞中向外释放及扩散。用于成人和 1 岁及 1 岁以上儿童的甲型和乙型流感治疗。用于成人和 13

岁及 13 岁以上青少年的甲型和乙型流感的预防，能降低致病性，减轻症状，缩短病程，减少并发症。该药毒性低，较少耐药。

2．扎那米韦（zanamivir）和帕拉米韦（peramivir）　这两种药物的药理作用、机制和临床应用与奥司他韦相似。

3．金刚烷胺（amantadine）和金刚乙胺（rimantadine）　金刚乙胺是金刚烷胺的 α 甲基衍生物，具有相似药效但不良反应低。能抑制病毒外膜上具有离子通道作用的 M_2 蛋白，阻止病毒脱壳及其核酸释放入细胞质，阻断病毒进入复制周期。在某些细胞株也可抑制病毒装配。用于预防和治疗甲型流感。

4．玛巴洛沙韦（baloxavir marboxil）　本品是近年来研制的具有全新作用机制的口服抗流感病毒新药，2018 年在日本获批上市，2021 年在国内上市。流感病毒 RNA 聚合酶由 PA、PB1 和 PB2 亚基组成。本品通过抑制流感病毒 RNA 聚合酶 PA 亚基的内切酶活性，特异性阻断流感病毒的增殖过程。用于治疗 5 岁及以上、流感症状不超过 48 h 的急性无并发症流感患者。玛巴洛沙韦具有服药次数少、抗病毒疗效快、不良反应少等优点。

（二）广谱抗病毒药

广谱抗病毒药是一类对多种病毒都有抑制作用的药物。

1．利巴韦林（ribavirin）　又名病毒唑（virazole），对多种 DNA 和 RNA 病毒均有抑制作用，如甲型和乙型流感病毒、副流感病毒、呼吸道合胞病毒、腺病毒。本品能竞争性地抑制肌苷 5′-单磷酸脱氢酶，阻止肌苷酸转变为鸟苷酸，进而抑制病毒 DNA 和 RNA 的合成；也可抑制病毒 RNA 聚合酶，抑制 mRNA 的合成。用于流感病毒感染及幼儿呼吸道合胞病毒肺炎和支气管炎。

2．干扰素（interferon，IFN）　干扰素是宿主细胞在受到病毒感染或其他刺激后产生的一类具有多种生物活性的糖蛋白，分为 IFN-α、IFN-β 和 IFN-γ。干扰素不能直接灭活病毒，主要作用于靶细胞受体，诱导抗病毒基因表达，使细胞内产生抗病毒蛋白，阻断细胞内病毒复制而产生抗病毒作用。用于治疗病毒性肝炎，也用于各种病毒感染的预防和治疗以及抗肿瘤治疗。

（三）抗疱疹病毒药

疱疹病毒是具有包膜的 DNA 病毒。药物在细胞内被病毒激酶磷酸化，从而抑制病毒 DNA 合成（表 5-3）。

表 5-3　常用的抗疱疹病毒药物

药物	药理作用及临床应用	主要不良反应
阿昔洛韦（acyclovir）	抗单纯疱疹病毒（HSV）的活力强，是 HSV 感染的首选药	较少
更昔洛韦（ganciclovir）	阿昔洛韦衍生物。对巨细胞病毒（CMV）抑制作用强，用于防治免疫缺陷和免疫抑制患者的 CMV 感染	骨髓抑制、中枢神经系统毒性反应及肾损伤
阿糖腺苷（vidarabine）	对疱疹、肝炎、腺病毒和痘病毒等有效	毒性较大

（四）抗新冠病毒药

COVID-19 大流行严重威胁着人们的健康，影响着人们的正常生活。为了有效遏制病毒的传播并提高新冠感染患者的治愈率，全球科研人员一直致力于抗新冠病毒药物的研究。

1．阿兹夫定（azvudine）　本品是我国原研的抗新冠病毒药物，于 2022 年 7 月经国家药品监督管理局审核后附条件批准上市，用于对新冠病毒感染的治疗。还用于治疗高病毒载量的成年

HIV-1 感染患者。本品作用于新冠病毒的 RNA 多聚酶，从而抑制病毒复制。有抗新冠病毒的作用，并具广谱效果（包括奥密克戎株）。本品具有良好的安全性，没有明显的不良反应。

2. 莫诺匹拉韦（molnupiravir）　本品由美国公司生产，分别于 2021 年 11 月和 12 月被英国和美国紧急授权用于治疗新冠病毒感染。本品具有广谱抗 RNA 病毒活性，从而抑制病毒增殖。莫诺匹拉韦用于治疗在症状出现后 5 天内并可能进展为严重疾病的轻至中度新冠病毒感染的成年患者。本品对奥密克戎株变体及其亚变体有效。

3. 帕克斯洛韦（paxlovid）　本品由美国公司生产，于 2023 年 5 月在美国紧急授权用于治疗新冠病毒感染。可以抑制病毒增殖。应在新冠病毒感染后尽早应用，可以减轻症状，避免加重。

（杨素荣）

第三节　呼吸系统常用抗肿瘤药

案例 5-3 解析

案例 5-3

患者女性，42 岁，因右胸隐痛 3 个月入院。外院胸部 CT 检查示肺部占位。入院后行全身 PET-CT 检查：右肺下叶背段实性结节（大小约 2.0 cm×1.8 cm），代谢活跃；右侧锁骨上窝、纵隔及双侧肺门多发肿大淋巴结，代谢活跃；颅骨、左侧锁骨、双侧肩胛骨、胸骨、多个椎体及附件、双侧多根肋骨、骨盆、双侧肱骨及股骨多发骨质破坏，部分伴有软组织肿物形成，代谢活跃，考虑恶性肿瘤，以肺癌并多发淋巴结及骨转移可能性大。颅脑 MRI 检查：额骨、左顶骨多发结节影，考虑转移灶；脑实质未见异常信号影。锁骨上窝淋巴结 B 超引导下穿刺活检病理结果提示病变符合肺腺癌转移。组织二代测序（NGS）基因检测结果：*EGFR* 19del（丰度 22.08%）。诊断为：右肺下叶周围型肺癌（腺癌，T1bN3M1c ⅣB 期，*EGFR* 19del，PS 1 分）。

问题：

建议给予患者的一线抗肿瘤药物治疗方案是什么？

案例 5-4

患者男性，70 岁，因咳嗽、活动后胸闷气促 10 日入院。既往有吸烟史 30 余年，每天 1 包。入院后胸部 CT 平扫示左肺下叶背段支气管闭塞并肿物形成，双肺多发小结节，纵隔淋巴结肿大，左侧胸膜增厚并大量胸腔积液，不排除肺癌可能。全身 PET-CT 检查：左肺下叶背段肿块（大小约 5.1 cm×4.2 cm），呈分叶状，周围可见长短毛刺，代谢异常活跃，考虑中央型肺癌；并纵隔 4L、6 组淋巴结转移；左侧大量胸腔积液，左侧胸膜多发结节样、条块样增厚，代谢异常活跃，考虑转移；余所见部位 PET/CT 显像未见异常高代谢病灶。颅脑 MRI 未提示脑转移。电子支气管镜下活检病理结果提示左下叶背段病变符合低分化腺癌。组织二代测序（NGS）基因检测结果提示驱动基因突变阴性；免疫组化 PD-L1 蛋白表达阳性（PD-L1 TC 10%）。入院后给予左侧胸腔穿刺置管引流胸腔积液后患者胸闷气促症状明显好转。诊断为：左肺下叶中央型肺癌（低分化腺癌，T3N2M1a ⅣA 期，驱动基因突变阴性，PD-L1 TC 10%，PS 1 分）。

问题：
1. 建议给予患者的一线抗肿瘤药物治疗方案是什么？
2. 若患者一线治疗出现耐药，二线治疗推荐的治疗方案是什么？

案例 5-4 解析

呼吸系统恶性肿瘤包括肺癌、鼻咽癌、喉癌等，其中肺癌是全球及我国所有恶性肿瘤发病率和死亡率均位居第一的肿瘤，且治疗方案也最为复杂。常用的肺癌抗肿瘤药物包括化学治疗、靶向治疗和免疫治疗三大类。本节将介绍肺癌常用抗肿瘤药物的药理作用机制、临床应用和不良反应，以及肺癌的抗肿瘤治疗方案。

一、肺癌常用抗肿瘤药物

肺癌按组织病理分型主要分为小细胞肺癌（small cell lung cancer，SCLC）和非小细胞肺癌（non-small cell lung cancer，NSCLC）两大类，其中 NSCLC 占 80% 左右，主要包括腺癌、鳞癌、腺鳞癌、大细胞癌以及肉瘤样癌。近年来 NSCLC 抗肿瘤新药研发迅速，化疗药物、靶向药物和免疫治疗药物单药或联合组成的多线治疗方案显著提高了晚期 NSCLC 患者的生存期。广泛期 SCLC 的药物治疗仍以化疗药物为基石，近年来免疫治疗联合化疗也取得了较好疗效，改善了部分患者的预后。

（一）化疗药物

化疗药物即细胞毒性药物，其通过作用于 DNA 化学结构、影响核酸合成和转录、抑制拓扑异构酶、干扰微管蛋白合成等机制发挥抗肿瘤作用。虽然近年来新型抗肿瘤药物研发迅速，但化疗药物仍然是抗肿瘤治疗的基石，含铂双药化疗、化疗联合免疫治疗、化疗联合抗血管生成等治疗方案在肺癌治疗中占据重要地位。目前肺癌的常用化疗药物主要有作用于 DNA 分子结构的药物（如顺铂、卡铂）、影响核酸合成的药物（如培美曲塞、吉西他滨）、拓扑异构酶抑制剂（如依托泊苷、拓扑替康、伊立替康）以及影响蛋白质合成和干扰有丝分裂的药物（如紫杉醇、多西他赛、长春瑞滨等）。

1. 顺铂（cisplatin）

【药理作用机制】金属铂类络合物，属细胞周期非特异性抗肿瘤药物。具有抗瘤谱广、对乏氧细胞有效的特点。在细胞内低氯环境中迅速解离，以水合阳离子的形式与细胞内 DNA 结合形成链间、链内或蛋白质 DNA 交联，从而破坏 DNA 的结构和功能，产生细胞毒作用。

【临床应用】抗癌谱广，用于治疗 SCLC、NSCLC、睾丸癌、卵巢癌、宫颈癌、子宫内膜癌、前列腺癌、膀胱癌、黑色素瘤、肉瘤、头颈部肿瘤及各种鳞状上皮癌和恶性淋巴瘤等。

【不良反应】肾毒性、消化道毒性最常见，肾毒性表现为尿素氮、肌酐、尿酸升高，消化道毒性主要表现为恶心、呕吐。其他不良反应有神经毒性如耳鸣、听力下降、外周神经疾病，以及血液毒性、脱发。

2. 卡铂（carboplatin）

【药理作用机制】细胞周期非特异性抗肿瘤药物，具有与顺铂同样的生化特性，主要引起 DNA 链间交叉联结而影响其合成，以抑制癌细胞。

【临床应用】用于治疗 SCLC、NSCLC、头颈部鳞癌、晚期卵巢癌等。

【不良反应】血液毒性最为常见，表现为白细胞、血小板、红细胞减少，其中又以血小板降低最为常见。其他不良反应有肾毒性、消化道毒性、肝毒性、脱发、神经毒性等。

3. 培美曲塞（pemetrexed）

【药理作用机制】多靶点抗癌叶酸拮抗剂，通过破坏细胞复制所必需的关键的叶酸依赖性代谢过程，抑制细胞复制。体外研究显示，培美曲塞是通过抑制胸苷酸合成酶（TS）、二氢叶酸还原酶（DHFR）和甘氨酰胺核苷酸甲酰转移酶（GARFT）的活性发挥作用的，这些酶都是胸腺嘧啶核苷酸和嘌呤核苷酸生物再合成的关键性叶酸依赖性酶。培美曲塞通过还原型叶酸载体和细胞膜上的叶酸结合蛋白转运系统进入细胞。进入细胞后，在叶酰聚谷氨酸合成酶的作用下转化为聚谷氨酸形式。聚谷氨酸形式存留于细胞内成为 TS 和 GARFT 的更有效的抑制剂。聚谷氨酸化在肿瘤细胞内呈现时间和浓度依赖性过程，而在正常组织内浓度相对较低。聚谷氨酸化代谢物在肿瘤细胞内的半衰期延长，从而延长药物在肿瘤细胞内的作用时间。

【临床应用】用于非鳞状 NSCLC、不适合手术切除的恶性胸膜间皮瘤、复发性卵巢癌等。

【不良反应】最常见的不良反应是乏力、恶心、食欲减退，其他不良反应有血液毒性，皮肤毒性如红斑、皮疹、瘙痒、色素沉着、脱发等。叶酸可减少培美曲塞的不良反应，第一次给予培美曲塞治疗开始前 7 天至少服用 5 次日剂量的叶酸（常规用量为 350 ～ 1000 μg，最常用口服剂量是 400 μg），一直服用至整个治疗周期，在最后一次培美曲塞给药后 21 天可停服。

4. 吉西他滨（gemcitabine）

【药理作用机制】吉西他滨是脱氧胞嘧啶核苷的类似物，是核苷酸还原酶抑制剂。在细胞内经核苷激酶的作用被代谢为具有活性的二磷酸（dFdCDP）及三磷酸核苷（dFdCTP）。首先，dFdCDP 抑制核苷酸还原酶的活性，致使合成 DNA 所必需的三磷酸脱氧核苷（dCTP）的生成受到抑制。其次，dFdCTP 与 dCTP 竞争掺入至 DNA 链中，延伸的 DNA 链中就增加了一个核苷酸，从而完全抑制 DNA 链的进一步合成（隐蔽链终止），引起细胞凋亡。本品为细胞周期特异性药物，作用于 S 期，也可阻止 G_1 期向 S 期转化。

【临床应用】用于局部晚期或已转移 NSCLC；联合信迪利单抗和铂类化疗适用于不可手术切除的局部晚期或转移性鳞状 NSCLC 的一线治疗；局部晚期或已转移的胰腺癌；吉西他滨与紫杉醇联合，可用于治疗经辅助 / 新辅助化疗后复发，不能切除的、局部复发或转移性乳腺癌。

【不良反应】血液毒性和消化道毒性是吉西他滨最主要的不良反应。其他不良反应有皮疹、肾毒性、流感样症状、转氨酶升高、脱发等。

5. 依托泊苷（etoposide）

【药理作用机制】细胞周期特异性抗肿瘤药物，作用于 DNA 拓扑异构酶 II，形成药物 - 酶 -DNA 稳定的可逆性复合物，阻碍 DNA 修复。实验发现该复合物可随药物的清除而逆转，使损伤的 DNA 得到修复，从而降低细胞毒作用。因此，延长药物的给药时间，可能提高抗肿瘤活性。

【临床应用】主要用于治疗 SCLC、恶性淋巴瘤、恶性生殖细胞瘤、白血病；对 NSCLC、神经母细胞瘤、横纹肌肉瘤、卵巢癌、胃癌和食管癌等有一定疗效。

【不良反应】血液毒性：主要表现为白细胞、血小板减少。心血管毒性：心悸、心电图改变、低血压（滴注过快时更易发生）。消化道毒性：恶心、呕吐。皮肤毒性：脱发、皮疹、手足综合征。

6. 拓扑替康（topotecan）

【药理作用机制】盐酸拓扑替康是半合成喜树碱衍生物，是一种具有抑制拓扑异构酶 I 活性作用的抗肿瘤药物。拓扑异构酶 I 通过诱导 DNA 单链可逆性断裂，使 DNA 螺旋松解。拓扑替康与拓扑异构酶 I-DNA 复合物结合，从而阻碍断裂 DNA 单链的重新连接。拓扑替康的细胞毒性作用被认为发生在 DNA 合成过程中，拓扑替康 - 拓扑异构酶 I-DNA 形成的三元复合物与复制酶相互作用，造成双链 DNA 的损伤。哺乳动物细胞无法有效修复损伤的 DNA 双链，从而发挥抗肿瘤作用。

【临床应用】SCLC、NSCLC、卵巢癌、宫颈癌、慢性粒单核细胞白血病、骨髓增生异常综合征等。

【不良反应】血液毒性：白细胞、血小板、红细胞减少。消化道毒性：腹泻、恶心、呕吐、便秘。神经毒性：头痛、感觉异常。肝毒性：胆红素、转氨酶升高。皮肤毒性：脱发。此外，还可引起呼吸困难等。

7．伊立替康（irinotecan）

【药理作用机制】伊立替康是喜树碱的衍生物，特异性地作用于拓扑异构酶Ⅰ。拓扑异构酶Ⅰ通过可逆性断裂 DNA 单链使 DNA 双链解旋。伊立替康及其活性代谢产物 SN-38 结合到拓扑异构酶Ⅰ-DNA 复合物上，阻止断裂的单链再连接，从而发挥抗肿瘤活性。

【临床应用】SCLC、NSCLC、胃癌、转移性结直肠癌、卵巢癌等。

【不良反应】迟发性腹泻、中性粒细胞减少、急性胆碱能综合征（可表现为鼻炎、流涎增多、瞳孔缩小、流泪、出汗、潮红、早发性腹泻）最为常见；其他不良反应有恶心、呕吐、肝毒性、肾毒性等。

8．紫杉醇（paclitaxel，taxol）　紫杉醇制剂包括 3 种剂型，即紫杉醇普通制剂、紫杉醇脂质体、白蛋白结合型紫杉醇。三者药理作用和临床应用基本一致，不良反应方面存在差异。

【药理作用机制】新型抗微管药物，通过促进微管蛋白二聚体聚合并抑制其解聚而达到稳定微管的作用，从而抑制分裂间期和有丝分裂期对细胞功能至关重要的微管网的正常动态重组。另外，在整个细胞周期和细胞有丝分裂产生多发性星状体时，紫杉醇可导致微管"束"的排列异常，影响肿瘤细胞的分裂。

【临床应用】用于 NSCLC 患者的一线治疗、进展期卵巢癌的一线和后线治疗、淋巴结阳性的乳腺癌患者在含阿霉素标准方案联合化疗后的辅助治疗、转移性乳腺癌联合化疗失败或者辅助化疗 6 个月内复发的乳腺癌患者、艾滋病相关性卡波西肉瘤（Kaposi's sarcoma）的二线治疗等。

【不良反应】

（1）紫杉醇普通制剂、紫杉醇脂质体：①急性过敏反应：颜面红、皮疹、低血压、心动过速、喉头水肿、呼吸困难。②血液毒性：白细胞、血小板下降。③神经毒性：手足灼热、刺痛。④胃肠道反应：呕吐、腹部不适。⑤皮肤及黏膜反应：皮疹、红肿、瘙痒、脱发、口腔溃疡。⑥肌肉关节疼痛。

（2）白蛋白结合型紫杉醇：过敏反应发生率极低，包括血液毒性、消化道毒性、神经毒性均低于其他两种剂型。

9．多西他赛（docetaxel）

【药理作用机制】多西他赛为紫杉醇类抗肿瘤药物，通过干扰细胞有丝分裂和分裂期间细胞功能所必需的微管网而起抗肿瘤作用。多西他赛可与游离的微管蛋白结合，促进微管蛋白装配成稳定的微管，同时抑制其解聚，导致丧失了正常功能的微管束的产生和微管的固定，从而抑制细胞的有丝分裂。

【临床应用】NSCLC、乳腺癌、前列腺癌、胃癌、头颈部癌等。

【不良反应】①过敏反应：颜面红、局部瘙痒、低血压、支气管痉挛等。②血液毒性：中性粒细胞减少多见且较严重，作用可逆转且不蓄积。③体液潴留：水肿、体重增加。④皮肤毒性：红斑、瘙痒、手足破溃、指甲病变、色素沉着。⑤消化道毒性：恶心、呕吐。⑥神经毒性：感觉异常，手足灼热、刺痛。

10．长春瑞滨（vinorelbine）

【药理作用机制】长春花生物碱类抗肿瘤药物，主要通过阻滞细胞有丝分裂过程中的微管形成，使细胞分裂停止于有丝分裂中期，为细胞周期特异性药物。长春瑞滨还可以干扰氨基酸、环 AMP 和谷胱甘肽的代谢，钙调素依赖性钙离子转运 ATP 酶活性，细胞呼吸以及核酸和脂肪生物合成。

【临床应用】NSCLC、转移性乳腺癌。

【不良反应】①血液毒性：主要表现为中性粒细胞减少、贫血。②神经毒性：外周神经毒性一般限于深腱反射消失，感觉异常少见，自主神经毒性主要表现为小肠麻痹引起的便秘。③消化道毒性：恶心、呕吐、便秘。④皮肤：脱发、皮疹。⑤偶见心律失常、呼吸困难、支气管痉挛、间质性肺炎、肌痛、下颌骨疼痛、肝酶短暂升高。

（二）靶向药物

分子靶向药物是主要针对恶性肿瘤发生和发展的关键分子靶点进行治疗干预的药物，可以促进肿瘤细胞死亡而不影响肿瘤周围的正常组织细胞。与化疗药物相比，分子靶向药物针对性强，疗效突出，耐受性好，相对毒性反应较轻。目前临床应用较广泛的分子靶向药物主要为小分子靶向药物和单抗类靶向药物两大类。

1. 小分子靶向药物　肺癌小分子靶向药物根据作用靶点可分为表皮生长因子受体（epidermal growth factor receptor，EGFR）酪氨酸激酶抑制剂（tyrosine kinase inhibitor，TKI）、间变性淋巴瘤激酶（anaplastic lymphoma kinase，ALK）抑制剂、c-ros 原癌基因 1（c-ros oncogene 1，ROS1）抑制剂、转染重排（rearranged during transfection，RET）抑制剂、间质-上皮细胞转化因子（mesenchymal- epithelial transition factor，MET）抑制剂、鼠类肉瘤病毒癌基因同源物 B1（v-raf murine sarcoma viral oncogene homolog B1，BRAF）抑制剂、神经营养因子受体酪氨酸激酶（neurotrophic tyrosine kinase receptor，NTRK）抑制剂、Kirsten 大鼠肉瘤病毒癌基因同源物（kirsten rats arcomaviral oncogene homolog，KRAS）抑制剂、人表皮生长因子受体 2（human epidermal growth factor receptor-2，HER2）抑制剂等。

（1）小分子靶向药物的药理作用机制及临床应用

1）EGFR-TKI：*EGFR* 突变是 NSCLC 中最常出现的驱动基因突变，在亚洲人群肺腺癌患者中其突变率超过 50%。*EGFR* 突变包括常见突变（*EGFR* 19del 和 21L858R）、少见突变（S768I、L861Q 和 G719X）和 *EGFR* 20 外显子插入突变（*EGFR* 20ins）等亚型。针对 *EGFR* 常见突变，我国已有 9 种口服靶向药物获批上市，包括一代药物吉非替尼（gefitinib）、厄洛替尼（erlotinib）、埃克替尼（icotinib）；二代药物阿法替尼（afatinib）、达可替尼（dacomitinib）；三代药物奥希替尼（osimertinib）、阿美替尼（almonertinib）、伏美替尼（furmonertinib）、贝福替尼（befotertinib）。针对 *EGFR* S768I、L861Q 和 G719X 突变，优先选择阿法替尼或奥希替尼治疗，其他 *EGFR*-TKI 也可供选择。针对 *EGFR* 20ins 目前我国仅有舒沃替尼（sunvozertinib）获批用于既往经含铂化疗出现疾病进展，或不耐受含铂化疗的局部晚期或转移性 NSCLC 患者。

【药理作用机制】*EGFR* 突变是 NSCLC 中最常见的一种致癌驱动突变，该基因突变后会显著增强肿瘤细胞的生长和分裂能力，EGFR-TKI 通过与 EGFR 的酪氨酸激酶催化结构的 ATP 位点结合，阻断下游信号通路活化，从而抑制肿瘤细胞的生长，促进肿瘤细胞凋亡。第一代 EGFR-TKI 通过与 ATP 竞争位于 EGFR 激酶区的 ATP 结合位点可逆性结合，抑制 EGFR 的酪氨酸激酶活性。第二代 EGFR-TKI 则是通过共价键结合的方式与 EGFR 激酶区的 ATP 结合位点不可逆地结合，完全阻断 EGFR 信号通路，更好地抑制肿瘤细胞。第三代药物如奥希替尼通过半胱氨酸-797 残基与 *EGFR* T790M 或 *EGFR* 突变的 ATP 口袋匹配结合，不可逆地作用于苏氨酸的关键位点，从而抑制 EGFR 催化活性中心的活性，进而阻断 EGFR 下游的信号传导通路，抑制肿瘤细胞的增殖，最终导致肿瘤细胞的凋亡。

【临床应用】表 5-4 中列出了 EGFR-TKI 的临床应用，包括肺癌领域适应证及美国国立综合癌症网络（National Comprehensive Cancer Network，NCCN）指南推荐情况。

表 5-4　EGFR-TKI 在肺癌治疗中的临床应用

药物名称	肺癌领域适应证及指南推荐
吉非替尼	*EGFR* 基因敏感突变的局部晚期或转移性 NSCLC 患者的治疗
厄洛替尼	*EGFR* 基因敏感突变的局部晚期或转移性 NSCLC 患者的治疗，包括一线治疗、维持治疗，或既往接受过至少一次化疗进展后的二线及以上治疗
埃克替尼	1. *EGFR* 基因敏感突变的局部晚期或转移性 NSCLC 患者的一线治疗 2. 既往接受过至少一种化疗方案失败后的局部晚期或转移性 NSCLC，既往化疗主要是指以铂类为基础的联合化疗 3. Ⅱ～ⅢA 期伴有 *EGFR* 基因敏感突变 NSCLC 的术后辅助治疗
阿法替尼	1. 具有 *EGFR* 基因敏感突变的局部晚期或转移性 NSCLC 患者，既往未接受过 EGFR-TKI 治疗 2. 含铂化疗期间或化疗后疾病进展的局部晚期或转移性鳞状细胞组织学类型的 NSCLC 患者的治疗
达可替尼	1. *EGFR* 19 外显子缺失或 21 外显子 L858R 置换突变的局部晚期或转移性 NSCLC 患者的一线治疗 2. *EGFR* S768I/L861Q/G719X 突变的晚期或转移性 NSCLC 患者的治疗（NCCN）
奥希替尼	1. 用于ⅠB～ⅢA 期 *EGFR* 19 外显子缺失突变或 21 外显子 L858R 置换突变的 NSCLC 患者的术后辅助治疗，并由医生决定接受或不接受辅助化疗 2. 具有 *EGFR* 19 外显子缺失或 21 外显子 L858R 置换突变的局部晚期或转移性 NSCLC 成人患者的一线治疗 3. 既往经 EGFR-TKI 治疗时或治疗后出现疾病进展，并且经检测确认存在 *EGFR* T790M 突变阳性的局部晚期或转移性 NSCLC 成人患者的治疗 4. 联合培美曲塞和含铂化疗，用于 *EGFR* 19 外显子缺失或 21 外显子 L858R 置换突变的局部晚期或转移性 NSCLC 成人患者的一线治疗 5. *EGFR* S768I/L861Q/G719X 突变晚期或转移性 NSCLC 患者的治疗（NCCN）
阿美替尼 伏美替尼 贝福替尼	1. 具有 *EGFR* 19 外显子缺失突变或 21 外显子 L858R 置换突变的局部晚期或转移性 NSCLC 成人患者的一线治疗 2. 既往经 EGFR-TKI 治疗时或治疗后出现疾病进展，并且经检测确认存在 *EGFR* T790M 突变阳性的局部晚期或转移性 NSCLC 成人患者的治疗
舒沃替尼	适用于既往经含铂化疗治疗时或治疗后出现疾病进展，或不耐受含铂化疗，并且经检测确认存在 *EGFR* 20 外显子插入突变的局部晚期或转移性 NSCLC 成人患者的治疗

注：1. NMPA：National Medical Products Administration，国家药品监督管理局；FDA：Food and Drug Administration，美国食品药品监督管理局。2. 如无特殊说明，适应证均为 NMPA 批准适应证；3. 肿瘤分期采用国际抗癌联盟 / 美国癌症联合会分期系统 IASLC/AJCC 第 7 版分期；4. *EGFR* 敏感突变一般是指 19 外显子缺失、21 外显子 L858R 突变以及 *EGFR* S768I/L861Q/G719X 突变；5. NCCN 指南具体指《NCCN NSCLC 指南（2024.V3）》。

2）ALK 抑制剂：*ALK* 融合在 NSCLC 患者中的发生率为 3%～8%，携带 *ALK* 融合突变的 NSCLC 患者在 ALK 抑制剂的临床试验中显示出较长的生存期，故将该突变称为"钻石突变"。目前已有 7 种靶向药物获批上市，包括一代药物克唑替尼（crizotinib）；二代药物塞瑞替尼（ceritinib）、阿来替尼（alectinib）、布格替尼（brigatinib）、恩沙替尼（ensartinib）、伊鲁阿克（iruplinalkib）；三代药物洛拉替尼（lorlatinib）。

【药理作用机制】ALK 是一种跨膜受体酪氨酸激酶，ALK 激活与细胞增殖分化的多种信号转导通路有关，包括 PI3K、RAS/MEK 和 JAK/STAT 通路。ALK 抑制剂作为 ATP 类似物，通过与 ALK 的 ATP 结合位点结合，阻断 ATP 与 ALK 结合，阻断酪氨酸激酶的磷酸化过程，从而抑制癌细胞增殖、生存等信号通路的传导，最终诱导癌细胞凋亡。第三代 ALK 抑制剂具有与一、二代不同的大环酰胺结构，使药物与激酶域相互结合的作用力更强，且可柔性结合多位点，增强了抗肿瘤和抗耐药活性。

【临床应用】表 5-5 中列出了 ALK 抑制剂的临床应用，包括肺癌领域适应证及 NCCN 指南推荐情况。

表 5-5　ALK 抑制剂在肺癌治疗中的临床应用

药物名称	肺癌领域适应证及指南推荐
克唑替尼	1. *ALK* 阳性的局部晚期或转移性 NSCLC 患者的治疗 2. *ROS1* 阳性的晚期 NSCLC 患者的治疗 3. *MET* 14 外显子跳跃突变的晚期或转移性 NSCLC 患者的治疗（NCCN）
塞瑞替尼	1. *ALK* 阳性的局部晚期或转移性 NSCLC 患者的治疗 2. *ROS1* 重排的晚期或转移性 NSCLC 患者的治疗（NCCN）
阿来替尼	1. *ALK* 阳性的局部晚期或转移性 NSCLC 患者的治疗 2. *ALK* 阳性 NSCLC 成人患者肿瘤切除后的辅助治疗（肿瘤 ≥ 4 cm 或淋巴结阳性）（FDA）
布格替尼	*ALK* 阳性的局部晚期或转移性 NSCLC 患者的治疗
恩沙替尼	*ALK* 阳性的局部晚期或转移性 NSCLC 患者的治疗
伊鲁阿克	适用于既往接受过克唑替尼治疗后疾病进展或对克唑替尼不耐受的 *ALK* 阳性的局部晚期或转移性 NSCLC 患者的治疗
洛拉替尼	1. *ALK* 阳性的局部晚期或转移性 NSCLC 患者的治疗 2. *ROS1* 重排的晚期或转移性 NSCLC 患者的后线治疗（NCCN）

注：1. FDA：Food and Drug Administration，美国食品药品监督管理局。2. 如无特殊说明，适应证均为国内批准适应证；3. NCCN 指南具体指《NCCN NSCLC 指南（2024.V3）》

3）ROS1 抑制剂：*ROS1* 融合在 NSCLC 患者中的发生率为 1% ~ 2%。ALK 和 ROS1 在激酶结构域有 49% 的氨基酸序列同源性，在 ATP 结合位点上有 77% 的同源性，所以作用于 *ALK* 融合的靶向药物亦可能对 *ROS1* 融合突变有效。针对 *ROS1* 融合获批上市的靶向药物有克唑替尼和恩曲替尼（entrectinib）。此外，塞瑞替尼和洛拉替尼对 *ROS1* 融合亦有效。

【药理作用机制】ROS1 是一种跨膜受体蛋白酪氨酸激酶，具有调节细胞凋亡、分化、增殖、迁移和转化的功能，当 ROS1 发生融合 / 重排时，*ROS1* 基因表达的蛋白缺失细胞膜外的部分，只保留细胞膜内的激活区域，并与其他蛋白发生融合，长期处于过度激活状态，持续传递生长增殖的信号，导致细胞异常增殖。ROS1 抑制剂作用机制与 EGFR-TKI、ALK 抑制剂类似，通过与 ROS1 酪氨酸激酶 ATP 结合位点竞争性结合，阻断 ROS1 通路激活，从而发挥抗肿瘤作用。

【临床应用】克唑替尼、塞瑞替尼、洛拉替尼的临床应用见上述 ALK 抑制剂部分。恩曲替尼：用于 *ROS1* 融合阳性局部晚期或转移性 NSCLC 成人患者；也可用于符合下列条件的成人和 12 岁及以上儿童实体瘤患者：①经充分验证的检测方法诊断为携带 *NTRK* 融合基因且不包括已知获得性耐药突变；②患有局部晚期、转移性疾病或手术切除可能导致严重并发症的患者；③无满意替代治疗或既往治疗失败的患者。

4）RET 抑制剂：*RET* 融合在中国肺癌患者中的发生率为 1.4% ~ 2.5%，在年轻非吸烟肺腺癌患者中更为常见，目前获批上市的靶向药物有普拉替尼（pralsetinib）和塞普替尼（selpercatinib）。

【药理作用机制】*RET* 属于原癌基因，编码的 RET 蛋白是一种跨膜蛋白，属于受体酪氨酸激酶家族，可以激活下游多种信号途径，如 RAS、PI3K 及 STAT 等，诱导细胞增殖。*RET* 常以本身断裂再与另一基因融合，重组成一新基因，通过自身磷酸化过度激活酪氨酸激酶，进而增强信号转导级联途径以驱动肿瘤发生。RET 抑制剂与其他 TKI 的作用机制类似，竞争性与 ATP 结合位点结合，阻断 RET 酪氨酸激酶激活，发挥抗肿瘤作用。此外，*RET* 基因致癌突变还包含点突变及拷贝数变化。*RET* 基因融合多见于肺癌、结直肠癌、甲状腺乳头状癌等实体肿瘤；甲状腺髓样癌（MTC）常发生 *RET* 基因点突变；基因重排及拷贝数变化多见于乳腺癌。

【临床应用】普拉替尼和塞普替尼可用于 *RET* 基因融合阳性的局部晚期或转移性 NSCLC 成人患者的治疗。此外，两药还可用于需要系统性治疗的晚期或转移性 *RET* 突变型 MTC 成人患者和 12 岁及以上儿童患者的治疗，以及需要系统性治疗且放射性碘难治（如果放射性碘适用）的晚期或转移性 *RET* 融合阳性甲状腺癌成人患者和 12 岁及以上儿童患者的治疗。

5）MET 抑制剂：*MET* 变异主要包括 *MET* 14 外显子跳跃突变、*MET* 扩增、*MET* 融合和 MET 蛋白过表达等，其中 *MET* 14 外显子跳跃突变在 NSCLC 患者中发生率约 3%，针对该突变类型国内获批上市的靶向药物有赛沃替尼（savolitinib）、伯瑞替尼（vebreltinib）、谷美替尼（glumetinib）、特泊替尼（tepotinib）和卡马替尼（capmatinib）。此外，克唑替尼对 *MET* 14 外显子跳跃突变亦有效。

【药理作用机制】*MET* 基因编码合成蛋白 c-MET，属于受体酪氨酸激酶，可与肝细胞生长因子结合，激活下游信号通路，进而参与调节细胞增殖、迁移以及血管生成，当 MET 通路异常激活时则可促进肿瘤细胞的增殖与转移。MET 抑制剂可抑制 MET 激酶的磷酸化，选择性抑制 MET 激酶活性，对 MET 通路异常的肿瘤细胞增殖有明显的抑制作用。

【临床应用】赛沃替尼用于含铂化疗后疾病进展或不耐受标准含铂化疗的 *MET* 14 外显子跳跃突变的局部晚期或转移性 NSCLC 成人患者的治疗。谷美替尼、伯瑞替尼、特泊替尼、卡马替尼用于 *MET* 14 外显子跳跃突变的局部晚期或转移性 NSCLC 患者的治疗。

6）BRAF 抑制剂：根据突变信号转导机制和激酶活性可将 *BRAF* 突变分为 3 类，分别是 V600E 突变激酶激活单体（Ⅰ类）、激酶激活性二聚体（Ⅱ类）和激酶活性受损异源二聚体（Ⅲ类）。3 种突变类型的激酶活性和对靶向抑制剂的反应均存在差异。达拉非尼（dabrafenib）联合曲美替尼（trametinib）是 *BRAF* V600E 突变晚期 NSCLC 患者的一线治疗优先推荐方案。而 *BRAF* 非 V600E 突变 NSCLC 患者目前治疗参照无驱动基因 NSCLC 一线治疗方案。

【药理作用机制】*BRAF* 是人类重要的原癌基因，编码 RAF 家族苏氨酸 / 丝氨酸蛋白激酶。*BRAF* 基因负责编码一个传递细胞信号的 RAF 激酶蛋白，该蛋白属于 MAPK 信号通路的一部分。BRAF 蛋白由 783 个氨基酸组成，从 N 端到 C 端依次为 CR1、CR2 和 CR3 三个保守区。其中 CR1 区由 RAS 蛋白结合区和富含半胱氨酸区组成，这两个区域均可与 RAS 结合；CR2 富含丝氨酸 / 苏氨酸，为调节磷酸化 RAF 激酶活性；CR3 区为 ATP 结合位点和激活区，含有酪氨酸和丝氨酸残基及有多个磷酸化位点，磷酸化后可激活 BRAF 蛋白和诱导性激活 ERK，ERK 主要参与有丝分裂和细胞增殖。

【临床应用】达拉非尼联合曲美替尼用于 *BRAF* V600E 突变阳性的晚期或转移性 NSCLC 患者的一线 / 后线治疗；对于不能耐受两药联合治疗的患者，NCCN NSCLC 指南推荐达拉非尼或维莫非尼（vemurafenib）单药一线治疗。

7）NTRK 抑制剂：*NTRK* 融合在 NSCLC 患者中的发生率不足 1%，目前获批上市的靶向药物有拉罗替尼（larotrectinib）和恩曲替尼。

【药理作用机制】*NTRK* 基因包括 *NTRK1*、*NTRK2* 和 *NTRK3*，分别编码原肌球蛋白受体激酶 A、B 和 C（TRKA、TRKB 和 TRKC），均属于细胞表面受体酪氨酸激酶（RTK）家族。在健康组织中，NTRK 通路参与神经系统的发育和功能以及细胞存活。*NTRK* 基因发生融合突变，导致癌细胞异常活性，驱动肿瘤的发生。NTRK 抑制剂有效抑制 ATP 与 TRKA、TRKB 和 TRKC 催化结构域的结合，发挥抗肿瘤作用。

【临床应用】拉罗替尼适用于符合下列条件的成人和儿童实体瘤患者：①经充分验证的检测方法诊断为携带 *NTRK* 融合基因且不包括已知获得性耐药突变；②患有局部晚期、转移性疾病或手术切除可能导致严重并发症的患者，以及无满意替代治疗或既往治疗失败的患者。此外，NCCN NSCLC 指南推荐拉罗替尼用于 *NTRK 1/2/3* 基因融合阳性的晚期或转移性 NSCLC 患者的一线 / 后线治疗。

恩曲替尼临床应用同 "ROS1 抑制剂" 部分。

8）KRAS 抑制剂：*KRAS* 突变在西方肺癌人群中的发生率为 15% ～ 32%，在我国肺腺癌患

者中 *KRAS* 突变发生率约为 8.3%，其中 *KRAS* G12C 突变约占 1/3。对于 *KRAS* G12C 突变，FDA 批准的靶向药物为索托拉西布（sotorasib）和阿达格拉西布（adagrasib），国内批准的靶向药物为氟泽雷塞（fulzerasib），用于晚期或转移性 NSCLC 患者的后线治疗。

9）*HER2* 突变治疗药物：*HER2* 在我国 NSCLC 患者中变异率为 2% ~ 4%，针对 *HER2* 突变，目前 FDA 已批准静脉用抗体偶联药物德曲妥珠单抗（trastuzumab deruxtecan）用于 *HER2* 突变阳性 NSCLC 患者的后线治疗。国内尚未有针对此适应证的靶向药物获批，CSCO 指南推荐德曲妥珠单抗和吡咯替尼（pyrotinib）用于 *HER2* 突变阳性 NSCLC 患者的后线治疗。

10）安罗替尼（anlotinib）

【药理作用机制】安罗替尼是一种多靶点的受体酪氨酸激酶抑制剂，可抑制 VEGFR1、VEGFR2、VEGFR3、c-Kit、PDGFRβ 的激酶活性，产生抑制血管新生和抑制肿瘤细胞增殖和转移的作用。

【临床应用】①用于既往至少接受过 2 种系统化疗后出现进展或复发的局部晚期或转移性 NSCLC 患者的治疗。对于存在 *EGFR*、*ALK* 阳性的患者，在开始安罗替尼治疗前应接受相应的标准靶向药物治疗后进展、且至少接受过 2 种系统化疗后出现进展或复发。②用于既往至少接受过 2 种化疗方案治疗后进展或复发的 SCLC 患者的治疗。③用于腺泡状软组织肉瘤、透明细胞肉瘤以及既往至少接受过含蒽环类化疗方案治疗后进展或复发的其他晚期软组织肉瘤患者的治疗。④用于具有临床症状或明确疾病进展的、不可切除的局部晚期或转移性甲状腺髓样癌患者的治疗。

（2）小分子靶向药物的不良反应：小分子靶向药物所致不良反应与传统化疗、免疫治疗等抗肿瘤药物均存在着明显不同，常见不良反应主要为皮肤黏膜毒性如皮疹、甲沟炎、口腔黏膜炎，消化道毒性如腹泻、呕吐、便秘和肝毒性等。致命不良反应主要为心脏毒性和间质性肺病等。其他药物特异性不良反应如洛拉替尼致高脂血症，MET 抑制剂致外周水肿，安罗替尼致出血、高血压、蛋白尿等。

2. 单抗类靶向药物

贝伐珠单抗（bevacizumab）

【药理作用机制】肿瘤生长时需要形成新的血管来保持营养供给，这一过程被称为血管生成。血管内皮生长因子（VEGF）与其受体的相互作用可导致内皮细胞增殖和新生血管形成。贝伐珠单抗是 VEGF 的单克隆抗体，可特异性地与 VEGF 结合，阻止 VEGF 与内皮细胞表面 VEGF 受体（Flt-1 和 KDR）相互作用，抑制肿瘤新生血管形成，减少肿瘤细胞的氧气和营养物质供应，从而诱导肿瘤细胞凋亡、坏死，导致肿瘤缩小。

【临床应用】可用于 NSCLC、结直肠癌、胶质母细胞瘤、肝细胞癌、卵巢癌、输卵管癌、原发性腹膜癌、宫颈癌等的治疗，通常联合化疗药物使用。

【不良反应】出血、高血压、尿蛋白升高等。

（三）免疫治疗药物

肿瘤免疫治疗通过激发和增强机体的免疫功能，最终通过机体自身的免疫系统来实现控制和杀灭肿瘤细胞。根据是否主动促进机体抗肿瘤的免疫应答，肿瘤免疫治疗可以分为主动免疫治疗和被动免疫治疗。主动免疫治疗主要包括治疗性肿瘤疫苗，被动免疫治疗包括抗体药物治疗、过继性免疫细胞治疗、细胞因子治疗等。免疫检查点抑制剂（immune checkpoint inhibitors，ICIs）是目前研究和应用最广泛的肿瘤免疫疗法，包括程序性死亡受体 -1（PD-1）及其配体 PD-L1 的抑制剂、细胞毒性 T 淋巴细胞抗原 -4（CTLA-4）抑制剂等。

1. ICIs 的药理作用机制　免疫检查点（immune checkpoint）本是人体免疫系统中起保护作

用的分子，起类似"刹车"的作用，可防止 T 细胞过度激活导致的炎症损伤等；而肿瘤细胞利用人体免疫系统这一特性，通过过度表达免疫检查点分子，抑制人体免疫系统反应，逃脱人体免疫监视与杀伤，从而促进肿瘤细胞的生长。免疫检查点抑制剂治疗通过抑制免疫检查点活性，释放肿瘤微环境中的免疫"刹车"，重新激活 T 细胞对肿瘤的免疫应答效应，从而达到抗肿瘤的作用。

（1）PD-1、PD-L1 抑制剂作用机制：T 细胞表达的 PD-1 受体与其配体 PD-L1、PD-L2 结合，可以抑制 T 细胞增殖和细胞因子生成。部分肿瘤细胞的 PD-1 配体上调，抑制激活的 T 细胞对肿瘤的免疫监视。PD-1 单抗可与 PD-1 受体结合，阻断 PD-1 与 PD-L1、PD-L2 的相互作用，而 PD-L1 单抗可与 PD-L1 结合，阻断 PD-1 与 PD-L1 的相互作用，最终阻止 PD-1 通路介导的免疫应答抑制，发挥抗肿瘤作用。

（2）CTLA-4 抑制剂抗肿瘤作用机制：CTLA-4 是 T 细胞活性的重要调节因子，CTLA-4 单抗可阻断 CTLA-4 通路诱导的 T 细胞抑制信号，增加活性效应 T 细胞的数量，同时降低调节 T 细胞功能，有助于抗肿瘤免疫应答增强。CTLA-4 单抗可选择性地耗尽肿瘤部位的调节 T 细胞，导致肿瘤内效应 T 细胞 / 调节 T 细胞的比例增加，从而导致肿瘤细胞死亡。

2. ICIs 的临床应用 免疫治疗在抗呼吸系统恶性肿瘤治疗中占据重要地位。临床常用的肺癌免疫检查点抑制剂主要有 PD-1 抑制剂如帕博利珠单抗（pembrolizumab）、纳武利尤单抗（nivolumab）、信迪利单抗（sintilimab）、替雷利珠单抗（tislelizumab）、卡瑞利珠单抗（camrelizumab）、特瑞普利单抗（toripalimab）、斯鲁利单抗（serplulimab）；PD-L1 抑制剂如阿替利珠单抗（atezolizumab）、度伐利尤单抗（durvalumab）、舒格利单抗（sugemalimab）、阿得贝利单抗（adebrelimab）以及 CTLA-4 抑制剂伊匹木单抗（ipilimumab）。ICIs 可单药、双免疫治疗、免疫治疗联合化疗以及抗血管生成药物等用于 NSCLC 的治疗；阿替利珠单抗、度伐利尤单抗、阿得贝利单抗和斯鲁利单抗可联合依托泊苷和顺铂（或卡铂）用于 SCLC 的治疗。

3. ICIs 的不良反应 由于 ICIs 独特的作用机制导致的不良反应事件，称为免疫相关不良事件（immune-related adverse events，irAEs），所有级别 irAEs 的发生率为 65% ～ 76%，3 级以上 irAEs 的发生率为 3% ～ 5%，尽管大部分毒性为轻度且可逆，但仍存在 0.3% ～ 1.3% 的严重致死性毒性，是造成肿瘤患者非预期死亡的重要原因。ICIs 相关毒性可累及全身所有器官和组织，其中皮肤、结肠、内分泌器官、肝和肺毒性更为常见，而神经系统和心血管系统毒性较为罕见。CTLA-4 抑制剂与 PD-1/PD-L1 抑制剂常见的毒性类型有所区别。接受 CTLA-4 抑制剂治疗的患者更容易出现结肠炎、垂体炎及皮疹，而接受 PD-1 抑制剂治疗的患者更容易出现肺炎、甲状腺炎，不同 PD-1/PD-L1 抑制剂的毒性谱也存在区别。

在 ICIs 单药或联合治疗过程中，监测毒性与评价疗效同样重要。毒性监测包括治疗前监测、治疗中监测和治疗后随访，ICIs 治疗结束后，应至少监测症状及血液学指标 1 年。监测项目包括一般情况、影像学检查、一般血液学检查、皮肤黏膜、胰腺、甲状腺、肾上腺、垂体、肺、心血管、类风湿性 / 骨骼肌等。irAEs 的监测、诊断、评估、治疗、随访方案可参考 NCCN、ESMO、CSCO 等权威组织发布的免疫检查点抑制剂毒性管理指南。

二、肺癌抗肿瘤治疗方案

（一）SCLC 的治疗方案

SCLC 的临床分期可分为局限期和广泛期，不同分期的治疗方案如下。

1. 可手术局限期 SCLC 患者（T1 ～ 2N0） 推荐根治性手术（肺叶切除术 + 肺门、纵隔淋巴结清扫术）。术后行辅助化疗（依托泊苷＋顺铂／卡铂）或辅助化疗联合胸部放疗。可根据患者的实际情况决定是否行预防性脑放疗（PCI）。不适宜手术或者不愿意手术的患者，可给予立体定向放射治疗（SBRT/SABR）后化疗，或者化疗同步／序贯胸部放疗，治疗后疗效达到完全缓解（CR）或者部分缓解（PR）的患者可考虑 PCI。

2. 不可手术局限期 SCLC 患者　标准治疗方案为化疗同步／序贯胸部放疗。放、化疗后疗效达到 CR 或者 PR 的患者可考虑 PCI。

3. 广泛期 SCLC 患者　初始一线治疗方案推荐免疫检查点抑制剂（阿替利珠单抗、度伐利尤单抗、阿得贝利单抗或斯鲁利单抗）联合依托泊苷和铂类（顺铂或卡铂）的治疗方案。免疫检查点抑制剂不可及时可使用依托泊苷＋铂类化疗。有脑转移或者有上腔静脉综合征、脊髓压迫、骨转移伴重度疼痛等严重局部症状的患者需要加上局部放疗，同时给予支持、对症治疗。广泛期 SCLC 对于初始一线治疗通常非常敏感，但多数患者在接受初始治疗后会出现复发或耐药情况。距离一线治疗结束后 6 个月内复发或进展者，二线治疗可选择拓扑替康、伊立替康、紫杉醇、多西他赛、吉西他滨、口服依托泊苷、长春瑞滨或替莫唑胺等药物治疗；距离一线治疗结束超过 6 个月复发或进展者，可选择原一线治疗方案。二线治疗失败后，如 PS 评分为 0 ~ 2 分，三线治疗可选择安罗替尼治疗或给予纳武利尤单抗或帕博利珠单抗单药治疗。

（二）NSCLC 的治疗方案

NSCLC 的临床分期采用国际肺癌研究学会（IASLC）公布的肺癌 TNM 分期系统，分为 Ⅰ 期（ⅠA、ⅠB）、Ⅱ 期（ⅡA、ⅡB）、Ⅲ 期（ⅢA、ⅢB、ⅢC）和 Ⅳ 期（ⅣA、ⅣB），不同分期的治疗方案如下。

1. Ⅰ 期 ~ Ⅲ 期 NSCLC　Ⅰ 期和 Ⅱ 期 NSCLC 患者首选的治疗手段是根治性手术切除。Ⅲ 期 NSCLC 是否手术切除需要多学科团队综合评估。大部分 ⅢA 期和少部分 ⅢB 期被认为是可手术切除或潜在可切除的 Ⅲ 期 NSCLC。对于肿瘤 ≥ 4 cm 或淋巴结阳性的 ⅠB 期 ~ Ⅲ 期驱动基因阴性、可切除的 NSCLC 患者，术前可使用化疗或纳武利尤单抗联合含铂双药化疗进行新辅助治疗。对于 Ⅱ、ⅢA 或 ⅢB（N2）期驱动基因阴性、可切除的 NSCLC 患者，也可使用术前免疫检查点抑制剂联合含铂双药化疗新辅助治疗并术后免疫检查点抑制剂辅助治疗的围术期治疗方式。在可直接手术的患者中，有高危因素的 ⅡA 期患者和 ⅡB 期、Ⅲ 期 NSCLC 患者在完全切除术后应给予含铂双药术后辅助化疗，其中对于非鳞癌患者推荐培美曲赛＋顺铂／卡铂，对于鳞癌患者推荐吉西他滨／多西他赛＋顺铂／卡铂，也可选用长春瑞滨／紫杉醇＋顺铂／卡铂；然后可给予阿替利珠单抗（PD-L1 TC ≥ 1% 患者）或帕博利珠单抗免疫辅助治疗 1 年。术后检测有 *EGFR* 敏感突变的患者可行埃克替尼（Ⅱ 期 ~ ⅢA 期）或奥希替尼（ⅠB 期 ~ Ⅲ 期）的辅助靶向治疗，有 *ALK* 融合突变的患者（ⅠB 期 ~ ⅢA 期）可行阿来替尼的辅助靶向治疗。

2. 不可切除的 Ⅲ 期 NSCLC　推荐根治性同步放化疗，若不可耐受同步放化疗，可采取序贯放化疗或单纯放疗。化疗方案可选择依托泊苷／多西他赛＋顺铂、紫杉醇＋顺铂／卡铂，非鳞癌还可选择培美曲赛＋顺铂／卡铂。同步放化疗后推荐免疫检查点抑制剂度伐利尤单抗进行巩固治疗；同步或序贯放化疗后推荐舒格利单抗进行巩固治疗。若患者不能耐受放疗，药物治疗方案可参考 Ⅳ 期 NSCLC 患者。

3. Ⅳ 期具有可以靶向的驱动基因突变 NSCLC　推荐一线靶向治疗。*EGFR* 敏感基因突变患者可使用的靶向治疗药物有奥希替尼等三代药物，也可选择二代药物和一代药物，另外也可考虑奥希替尼联合化疗（培美曲塞＋顺铂／卡铂）或厄洛替尼＋贝伐珠单抗治疗。*ALK* 融合基因阳性的患者可使用的靶向治疗药物有三代药物（洛拉替尼）、二代药物（阿来替尼、布格替尼等）和一代药物（克唑替尼）。*ROS1* 融合基因阳性的患者可使用的靶向治疗药物为克唑替尼、恩曲替尼或瑞普替尼。*RET* 融合基因阳性的患者可使用的靶向治疗药物为普拉替尼或塞普替尼。*MET*

14外显子跳跃突变的患者可使用的靶向治疗药物有特泊替尼、卡马替尼和赛沃替尼等。*BRAF* V600E突变的患者可使用的靶向治疗药物为达拉非尼联合曲美替尼。*NTRK*融合基因阳性的患者可使用的靶向治疗药物为拉罗替尼和恩曲替尼。如果患者靶向药物不可及，则可使用含铂双药化疗的治疗方案；对于非鳞癌患者可选择含铂双药化疗联合贝伐珠单抗治疗。

对于一线靶向治疗出现耐药的患者，若为寡进展或中枢神经系统进展，可考虑在原靶向药物继续治疗的基础上联合局部治疗（放疗或者手术治疗）；若为广泛进展，推荐再次活检明确耐药机制后再给予相应治疗，比如*EGFR*突变一代/二代靶向药物耐药后，再次活检发生T790M阳性者可给予三代靶向药物治疗。

4. Ⅳ期驱动基因阴性NSCLS 一线治疗方案可根据PD-L1表达水平选择免疫检查点抑制剂单药治疗（推荐用于PD-L1 TC ≥ 50%的患者）或免疫检查点抑制剂联合含铂双药治疗方案。免疫检查点抑制剂不可及时，可使用含铂双药化疗的治疗方案；对于非鳞癌患者可选择含铂双药化疗联合贝伐珠单抗治疗。

一线免疫单药或免疫联合化疗治疗失败后的二线治疗方案一般选择多西他赛单药治疗；若一线未使用免疫治疗，则二线治疗可选用纳武利尤单抗或替雷利珠单抗单药治疗，对于PD-L1 TC ≥ 1%的患者也可选用帕博利珠单抗单药治疗。2个化疗方案失败患者的三线治疗可选择安罗替尼治疗（鳞癌若使用仅限于外周型鳞癌患者）。

（唐可京）

小 结

平喘药、镇咳药、祛痰药和呼吸中枢兴奋药都是呼吸系统疾病常用的对症治疗药物。根据药物作用机制的不同，可将平喘药分为抗炎平喘药、支气管扩张药和抗过敏平喘药3类。镇咳药可抑制咳嗽反射，包括中枢性镇咳药和外周性镇咳药。祛痰药通过降低黏痰黏稠度使痰液易于排出。呼吸中枢兴奋药主要用于中枢抑制及肺通气不足引起的呼吸衰竭。除对症治疗外，呼吸系统疾病还需针对病因进行治疗。抗感染药物是指对病原微生物具有抑制或杀灭作用的药物，包括抗菌药物、抗结核药物、抗真菌药物和抗病毒药物，其中抗菌药物分别通过抑制细菌细胞壁的合成、抑制菌体蛋白质合成、破坏菌体细胞膜和影响细菌核酸代谢而发挥抗菌作用。多数抗生素对结核分枝杆菌无效。常用的肺癌抗肿瘤药物包括化学治疗、靶向治疗和免疫治疗三大类。化疗药物即细胞毒性药物，分别通过作用于DNA化学结构、影响核酸合成和转录、抑制拓扑异构酶、干扰微管蛋白合成等机制发挥抗肿瘤作用。分子靶向药物主要针对恶性肿瘤发生和发展的关键分子靶点而选择性促进肿瘤细胞死亡，主要分为小分子药物和单抗两大类。肿瘤免疫治疗通过激发和增强机体的免疫功能来实现控制和杀灭肿瘤细胞。肿瘤免疫治疗可以分为主动免疫治疗和被动免疫治疗，免疫检查点抑制剂（ICIs）是目前研究和应用最广泛的肿瘤免疫疗法。

整合思考题

1. 平喘药的分类及作用机制如何？请各举出一个代表药。
2. 异丙肾上腺素治疗支气管哮喘的机制是什么？临床应用时需要注意哪些事项？
3. 沙丁胺醇属于哪类平喘药？它的抗哮喘的作用机制如何？沙美特罗与沙丁胺醇的区别是什么？

4．请思考支气管哮喘患者能否使用下列药物，为什么？①阿司匹林；②普萘洛尔。

5．半合成青霉素的分类及特点是什么？请各举出一个代表药。

6．各代头孢菌素的特点有哪些？请各举出一个代表药。

7．新一代抗结核药有哪些？其作用机制及主要适应证是什么？

8．多西环素和米诺环素的特点有哪些？

9．简述培美曲塞的药理作用机制。

10．通过列举 5 个非小细胞肺癌驱动基因，分析哪些靶向药物可用于 *ALK* 突变阳性的非小细胞肺癌患者。

11．免疫检查点抑制剂的常见不良反应有哪些？

主要参考文献

[1] 王辰，陈荣昌．呼吸病学．3 版．北京：人民卫生出版社，2022.

[2] 郑煜，陈霞．呼吸系统．北京：人民卫生出版社，2015.

[3] 张卫光，张雅芳，武艳．系统解剖学．4 版．北京：北京大学医学出版社，2018.

[4] 丁文龙，刘学政．系统解剖学．9 版．北京：人民卫生出版社，2018.

[5] 李为民，陈霞．呼吸系统与疾病．2 版．北京：人民卫生出版社，2022.

[6] 唐军民，张雷．组织学与胚胎学．4 版．北京大学医学出版社，2018.

[7] 石玉秀．组织学与胚胎学．3 版．高等教育出版社，2018.

[8] Moore K L，Persaud T V N，Torchia M G. The developing human-clinically oriented embryology.11th ed. Philadelphia：Elsevier，Inc. 2019.

[9] 管又飞，朱进霞，罗自强．医学生理学．4 版．北京：北京大学医学出版社，2018.

[10] 王庭槐．生理学．9 版．北京：人民卫生出版社，2018.

[11] 姚泰．人体生理学．4 版．人民卫生出版社，2015.

[12] Hall J E，Hall M E. Guyton and Hall textbook of medical physiology. 14th ed. Philadelphia: Elsevier Saunders，2020.

[13] 郑煜，陈霞．呼吸系统．北京：人民卫生出版社，2015.

[14] Lefrançais E，Ortiz-Muñoz G，Caudrillier A.The lung is a site of platelet biogenesis and a reservoir for haematopoietic progenitors. Nature，2017，544（7648）：105-109.

[15] 王建枝，钱睿哲．病理生理学．9 版．北京：人民卫生出版社，2018.

[16] 王建枝，吴立玲，陈琪．疾病机制．北京：人民卫生出版社，2019.

[17] 吴立玲，刘志跃．病理生理学．4 版．北京：北京大学医学出版社，2019.

[18] 陈灏珠，林果为．实用内科学．16 版．北京：人民卫生出版社，2022.

[19] Bos L D J，Ware L B. Acute respiratory distress syndrome：causes，pathophysiology，and phenotypes. Lancet，2022，400（10358）：1145-1156.

[20] Gorman E A，O'Kane C M，McAuley D F. Acute respiratory distress syndrome in adults：diagnosis，outcomes，long-term sequelae，and management. Lancet，2022，400（10358）：1157-1170.

[21] 中华医学会呼吸病学分会，中国医师协会呼吸医师分会．间质性肺疾病多学科讨论规范中国专家共识．中华结核和呼吸杂志，2023，46（12）：1176-1188.

[22] 中华医学会呼吸病学分会间质性肺疾病学组，中国医师协会呼吸医师分会间质性肺疾病工作委员会．中国肺结节病诊断和治疗专家共识．中华结核和呼吸杂志，2019，42（9）：685-693.

[23] Raghu G，Remy-Jardin M，Richeldi L，et al. Idiopathic pulmonary fibrosis（an update）and progressive pulmonary fibrosis in adults：an official ATS/ERS/JRS/ALAT clinical practice guideline. Am J Respir Crit Care Med，2022，205（9）：e18-e47.

[24] 李玉林. 病理学. 9 版，北京：人民卫生出版社，2018.

[25] Kumar V，Abbas A K，Aster J C. Robbins basic pathology.10th ed. Philadelphia：Elsevier，2017.

[26] Ettinger D S，Wood D E，Aisner D L，et al. Non-small cell lung cancer，Version 3.2022，NCCN Clinical Practice Guidelines in Oncology. J Natl Compr Canc Netw，2022，20（5）：497-530.

[27] 杨宝峰，陈建国. 药理学. 9 版. 北京：人民卫生出版社，2018.

[28] 李为民，陈霞. 呼吸系统与疾病. 2 版. 北京：人民卫生出版社，2022.

[29] 曹永孝，陈莉娜. 药理学教程. 7 版，北京：高等教育出版社，2021.

[30] 陈灏珠，钟南山，陆再英. 内科学. 9 版. 北京：人民卫生出版社，2018.

[31] 中国临床肿瘤学会指南工作委员会. 中国临床肿瘤学会（CSCO）非小细胞肺癌诊疗指南. 北京：人民卫生出版社，2023.

[32] 中国临床肿瘤学会指南工作委员会. 中国临床肿瘤学会（CSCO）小细胞肺癌诊疗指南. 北京：人民卫生出版社，2023.

[33] 中国临床肿瘤学会指南工作委员会. 中国临床肿瘤学会（CSCO）免疫检查点抑制剂相关的毒性管理指南. 北京：人民卫生出版社，2023.

[34] Galanter J M，Boushey H A. Chapter 20：Drugs Used in Asthma. Basic & Clinical Pharmacology.14th ed.New York：McGraw-Hill Education，2018.

[35] Brunton L L，Knollmann B C. Goodman & Gilman's：the pharmacological basis of therapeutics.14th ed. New York：McGraw-Hill Education，2023.

[36] 中华医学会呼吸病学分会哮喘学组. 支气管哮喘防治指南（2020 年版）. 中华结核和呼吸道杂志，2020，43（12）：1023-1048.

[37] Tiwari A，Tiwari V，Sahoo B M，et al. Carbapenem antibiotics：recent update on synthesis and pharmacological activities. Curr Drug Res Rev，2023，15（1）：35-61.

Note

中英文专业词汇索引